Prof. Dr. Michaela Axt-Gadermann

Natürlich! SCHÖNE HAUT

Für meine fantastische Familie

Prof. Dr. Michaela Axt-Gadermann

Natürlich! SCHÖNE HAUT

Strahlend gesund mit der richtigen Ernährung, Kosmetik und Lebensweise

südwest

INHALT

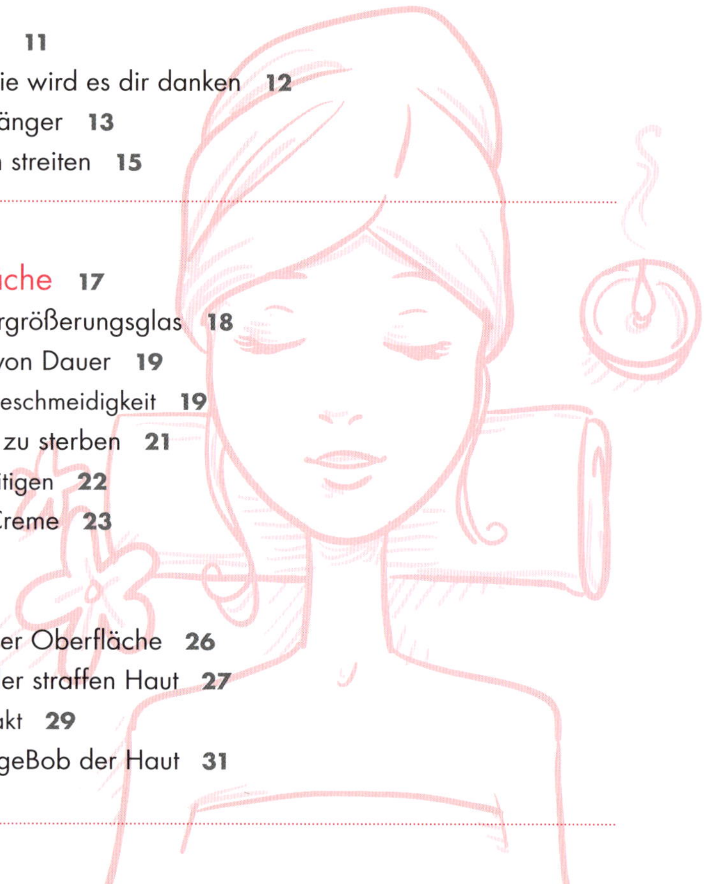

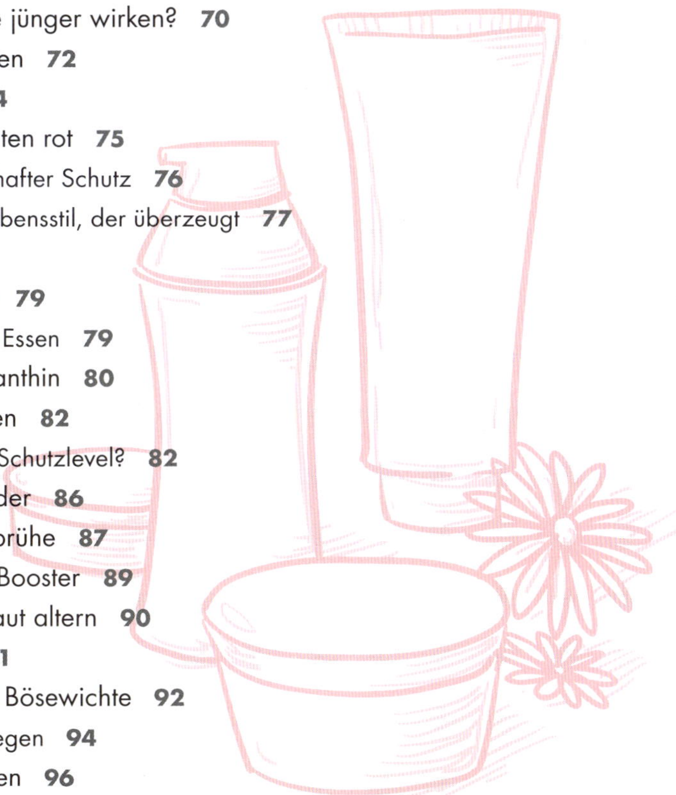

VORWORT

Wer will das nicht?

* Sie möchten jünger aussehen, Falten und Altersflecken reduzieren?
* Sie wollen eine schönere Haut mit weniger Pickeln, roten Flecken und schuppigen Stellen?
* Sie leiden unter Hauterkrankungen und möchten, dass diese endlich besser werden?
* Sie wünschen sich, dass Ihre Haut mehr Glanz und Ausstrahlung hat?
* Sie möchten frischer, erholter und vitaler erscheinen?

Voilà! Hier ist es. Ihr Komplettprogramm für strahlende Haut.

Vielleicht geht es Ihnen wie den meisten Verbrauchern: In Apotheken, Drogeriemärkten oder Parfümerien stehen Sie ratlos vor den Regalen und Auslagen. Welche Pflege braucht meine Haut im Moment? Was hat es mit den vielen neuen und altbewährten Wirkstoffen auf sich – ist alles nur ein Marketinggag oder gibt es wissenschaftliche Belege für deren Effekte auf Falten, Pickel, Ekzeme und Altersflecken? Und wie sieht es aus mit der Ernährung? Kann das, was ich esse, die Haut schöner machen, oder sollte ich gezielt Nahrungsergänzungsmittel zu mir nehmen? Kann man die Veränderungen wirklich sehen oder lassen sich vielleicht erst nach einem Jahr minimale Verbesserungen erzielen, die keiner meiner Mitmenschen mit bloßem Auge feststellt, sondern die nur im Labor mit 20-facher Vergrößerung messbar sind?

Um dem Geheimnis schöner Haut auf die Spur zu kommen, durchforste ich seit Jahren die Forschungsergebnisse von Hautexperten und Kosmetikfirmen und schaue mir die wissenschaftlichen Veröffentlichungen dermatologischer Kliniken und Institute dazu an.

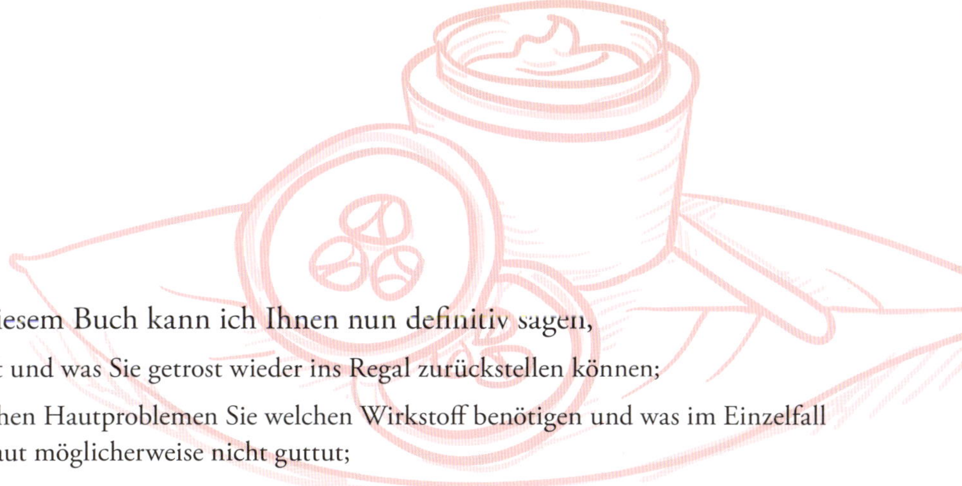

Hier in diesem Buch kann ich Ihnen nun definitiv sagen,

* was hilft und was Sie getrost wieder ins Regal zurückstellen können;
* bei welchen Hautproblemen Sie welchen Wirkstoff benötigen und was im Einzelfall Ihrer Haut möglicherweise nicht guttut;
* nach welcher Zeit Sie Wirkungen erwarten können;
* welche Nahrungsmittel Sie wie oft essen müssen, um die Hautalterung zu verzögern und ein Strahlen auf Ihren Teint zu zaubern;
* was man von Nutrikosmetika erwarten kann;
* welchen Beitrag eine gesunde Darmflora für schöne Haut leistet und welche probiotischen Keime Sie bei welchen Hautproblemen zu sich nehmen müssen.

Dieses ganzheitliche Programm für schöne Haut macht Sie gleichzeitig auch fitter und gesünder, denn eine bessere Nährstoffversorgung zeigt sich nicht nur im Gesicht, sondern lässt Sie auch schneller denken, schneller laufen und besser schlafen. Hier in diesem Buch finden Sie ausschließlich Tipps und Empfehlungen, die sich entweder in der dermatologischen oder kosmetologischen Praxis bewährt haben oder durch wissenschaftliche Studien gut belegt wurden.

Viel Freude beim Ausprobieren!

Michaela Axt-Gadermann

Mehr Tipps, Infos und ausgewählte Produkte gibt es unter *www.natuerlich-schoene-haut.de.*

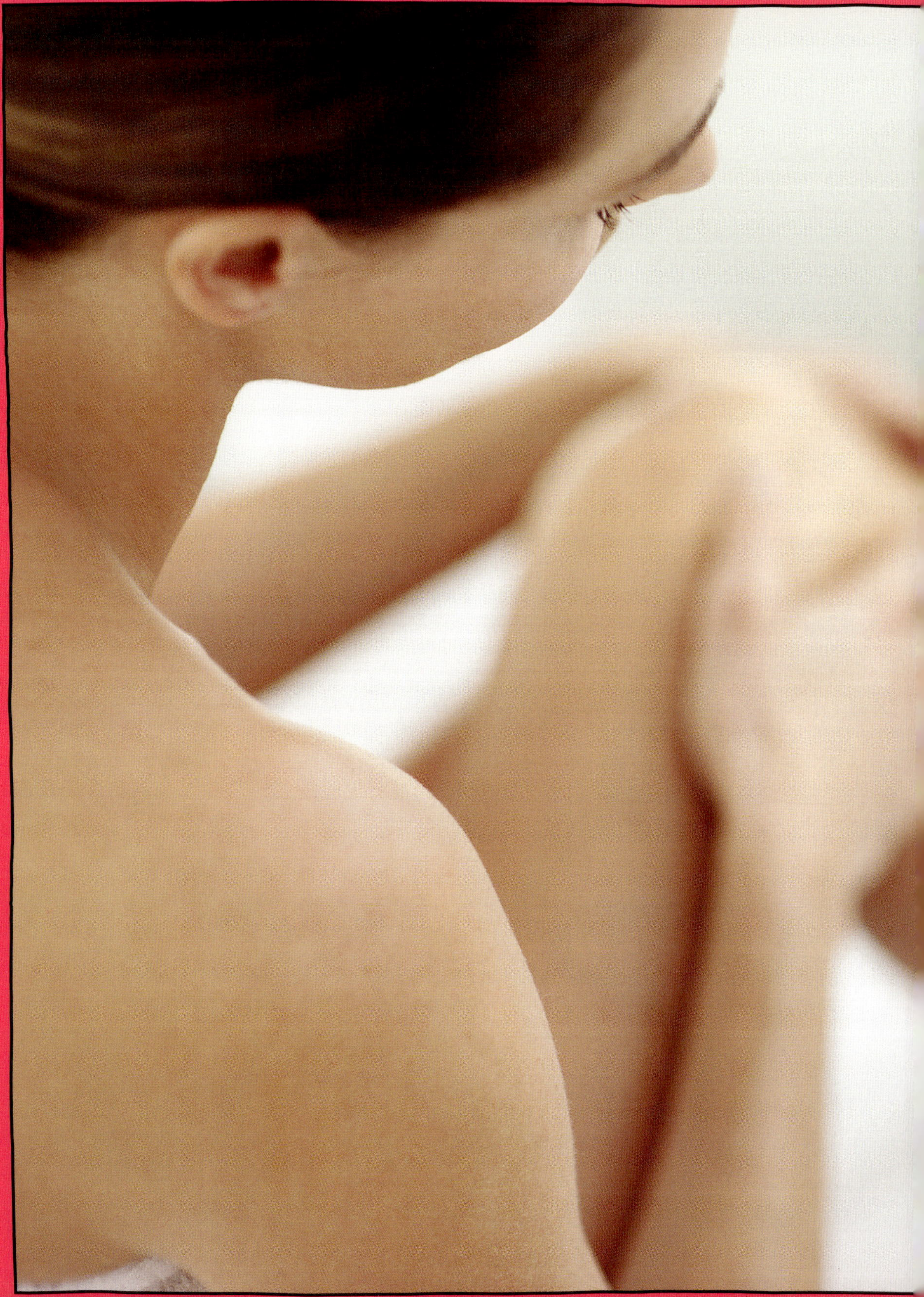

Kapitel 1

DIE HAUT, IN DER WIR LEBEN

Unsere Haut zeigt, wie es uns geht und wie wohl wir uns in ihr fühlen. Dieses erstaunliche Organ, das uns nahtlos umgibt, ist an manchen Stellen dünner als ein Blatt Papier. Am Augenlid ist die obere Hautschicht, die Epidermis, nur 0,03 Millimeter dick, an der Fußsohle kann sie hundertmal stärker sein (bis zu 4 Millimeter). Das zeigt, wie verletzlich die Haut an manchen Stellen ist – eigentlich viel zu zart, um uns vor all den Umwelteinflüssen zu schützen, denen wir im Lauf des Lebens ausgesetzt sind.

SEI NETT ZU DEINER HAUT – SIE WIRD ES DIR DANKEN

Unsere Haut ist ein spannendes Organ. Sie bietet uns Schutz, produziert Hormone und dient unserem Körper als Klimaanlage. Mit zwei Quadratmetern ist sie ungefähr so groß wie ein Tischtuch. Die Haut ist unsere Verbindung und zugleich Abgrenzung zur Außenwelt. Sie ist der Spiegel der Seele. Ein Blick auf die Haut verrät unserem Gegenüber sehr schnell, wie es uns wirklich geht. Wenn wir uns erschrecken, wird sie blass, schämen wir uns, schimmert sie rötlich und bei Stress lässt unsere Haut Pickel sprießen. Die Stimme können wir verstellen, die Körpersprache beherrschen, aber unsere Emotionen lassen sich dennoch nicht verbergen: Unsere äußere Hülle verrät gnadenlos, wie es in unserem Inneren aussieht.

Die Haut ist neben all dem ebenfalls ein wichtiger Attraktivitätsfaktor. Dabei geht es gar nicht um Faltenfreiheit, sondern vielmehr um einen Teint, der strahlt und frisch und vital erscheint. Eine glatte und ebenmäßige Haut signalisiert Gesundheit – und das finden wir begehrenswert. »Makellose Haut ist das am häufigsten gewünschte menschliche Merkmal« – eine äußerst zutreffende Aussage, die dem bekannten Zoologen Desmond Morris zugeschrieben wird. Sie zeigt, wie wichtig der Zustand unserer Haut auch für die Kommunikation mit unseren Mitmenschen ist. Unsere äußere Hülle stellt quasi unsere »Visitenkarte« dar, mit der wir unsere Umwelt über die eigene Gesundheit, Wohlbefinden, Lebensstil und sogar Fruchtbarkeit informieren.

Die Haut zeigt – anders als unsere inneren Organe – gnadenlos, was ihr fehlt. Ob wir unter einer Zuckerkrankheit leiden, die Arterien nicht mehr gut durchblutet oder die Knochen brüchig sind, sieht man uns nicht auf den ersten Blick an (auf den zweiten manchmal schon). Hautkrankheiten, vor allem, wenn sie das Gesicht oder die Hände betreffen, lassen sich nur schlecht verbergen. Auffallende Veränderungen der Haut belasten Betroffene deshalb psychisch manchmal ähnlich stark wie viel bedrohlichere Erkrankungen der inneren Organe. Das alles macht die Haut zu etwas Besonderem, das unseren Schutz und unsere Zuwendung verdient. Und wenn wir uns gut um unsere äußere Hülle kümmern, dann werden wir dafür auch belohnt.

WER JÜNGER AUSSIEHT, LEBT LÄNGER

»Ich habe nur eine einzige Falte, und auf der sitze ich«, soll die schlagfertige Französin Jeanne Calment an ihrem 100. Geburtstag gesagt haben. Als sie 22 Jahre später starb, ging sie als der älteste Mensch, der jemals gelebt hat, in die Geschichte ein. Rückblickend hätte man ihre für ihr Alter relativ glatte und faltenarme Haut möglicherweise schon als Fingerzeig, als versteckten Hinweis auf ihre Langlebigkeit deuten können. Denn glaubt man dänischen Forschern, dann werden Menschen, die jünger aussehen, als sie tatsächlich sind, auch älter. Um die Jahrtausendwende untersuchten sie dazu fast 800 Personen, die damals zwischen 70 und 90 Jahre alt waren. Ziel war es herauszufinden, ob es einen Bezug zwischen geschätztem Alter und der Lebenserwartung gab. Um genetische Faktoren für den Alterungsprozess auszuschließen, nahmen die Wissenschaftler nur Zwillingspaare in die Studie auf. Nun sollten Krankenschwestern, junge Männer und ältere Frauen anhand von Fotos das Alter der Seniorinnen und Senioren schätzen. Außerdem wurden Tests zur körperlichen und geistigen Fitness der Zwillinge durchgeführt und ein Marker für das biologische Alter der Zellen, die Telomerlänge, bestimmt. Das Ergebnis nach sieben Jahren Forschungsarbeit: Je größer der optische Altersunterschied zwischen den Zwillingsgeschwistern geschätzt wurde, desto wahrscheinlicher war es, dass sich der jünger geschätzte Bruder beziehungsweise die entsprechende Schwester zusätzlicher Lebensjahre erfreuen konnte. Die jünger aussehenden Zwillinge erreichten nicht nur ein höheres Lebensalter, sie schnitten zudem auch in Tests zur körperlichen und geistigen Leistungsfähigkeit und bei Blutuntersuchungen besser ab.

Das geschätzte Alter, die Tiefe der Falten und die Zahl der Altersflecken sind demnach offensichtlich aussagekräftige Biomarker für den gesamten Alterungsprozess und lassen Rückschlüsse auf Gesundheit, Fitness und möglicherweise auch die Lebenserwartung zu.

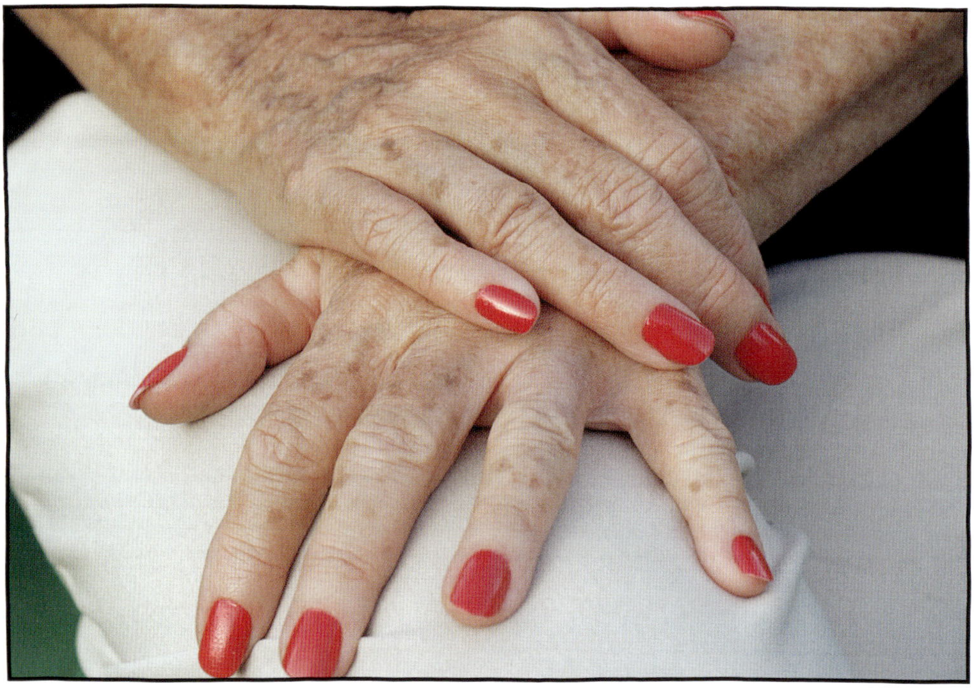

Auch alternde Haut kann einen gepflegten Glanz haben und zeigen, dass der Mensch gesund und vital ist.

Diese Studie aber zeigt sehr gut, dass wir es selber in der Hand haben, wie deutlich sich der Alltag in unser Gesicht eingräbt, und dass jüngeres Aussehen vor allem das Ergebnis eines gesunden Lebensstils ist. Denn fast alles, was uns äußerlich jung erhält (mal abgesehen von Schönheitsoperationen und Faltenunterspritzungen), bekommt gleichzeitig auch dem ganzen Körper gut. Wer nicht raucht, hat weniger Falten, aber gleichzeitig auch junge Blutgefäße. Wer sich regelmäßig bewegt, sorgt nicht nur für einen gut durchbluteten und rosigen Teint, sondern stärkt automatisch auch Knochen und Muskeln. Die richtigen Pflanzenstoffe,

Öle und Eiweiß – über die Nahrung aufgenommen – versorgen unsere Haut mit notwendigen Schutzstoffen und verzögern die Faltenbildung, gelangen aber gleichzeitig auch zu jedem Organ unseres Körpers und bewirken dort ähnlich positive Effekte. Daraus lässt sich schlussfolgern: Jung wirkt jemand, der gesund ist und das auch ausstrahlt.

Info

Die Hautalterung ist keine gerade Straße, auf der wir mit immer gleicher Geschwindigkeit entlangrollen. Wir haben es selber in der Hand, öfter mal auf die Bremse zu treten und das gemütlichere Tempo zu genießen.

ÜBER GESCHMACK LÄSST SICH STREITEN

Wenn man sich umhört, was denn der Einzelne attraktiv findet, dann scheint jedem etwas anderes zu gefallen. Die einen mögen eher schlanke Mitmenschen, andere lieben Kurven. Manche fühlen sich von muskulösen Typen angezogen, einige kuscheln sich gern an einen kleinen, gemütlichen Bauchansatz. Viele finden Lachfältchen und Sommersprossen sympathisch. Doch der gemeinsame Nenner aller klassischen Attraktivitätsmerkmale ist: Gesundheit! Menschen, die gesund erscheinen, gefallen uns besonders gut. Strahlender Teint, volles, glänzendes Haar, feste Fingernägel, eine nicht zu dünne und nicht zu dicke Figur, eine gut durchblutete Haut oder geschmeidige Bewegungen sind Attribute robuster Gesundheit und signalisieren, dass unserem Gegenüber nichts fehlt. Und das wiederum finden wir anziehend. Und hier kann jeder selber etwas tun. Wahre Schönheit kommt ja bekanntlich von innen. Insbesondere wenn es um die Haut geht, darf man diese Volksweisheit ganz wörtlich nehmen. Ernährungsexperten und Dermatologen sind sich hier nämlich einig: Wer das Falsche isst, altert schneller. Wer das Richtige auf dem Teller hat, sieht besser aus, bleibt länger jung und vital. Frisches Obst, knackiges Gemüse, duftende, aromatische Kräuter und Gewürze haben ein enormes Beauty-Potenzial. In der richtigen Menge und gut kombiniert, verschönert gesundes Essen nachweislich Haut und Haare und trägt auch dazu bei, die eine oder andere Hautkrankheit zu bessern.

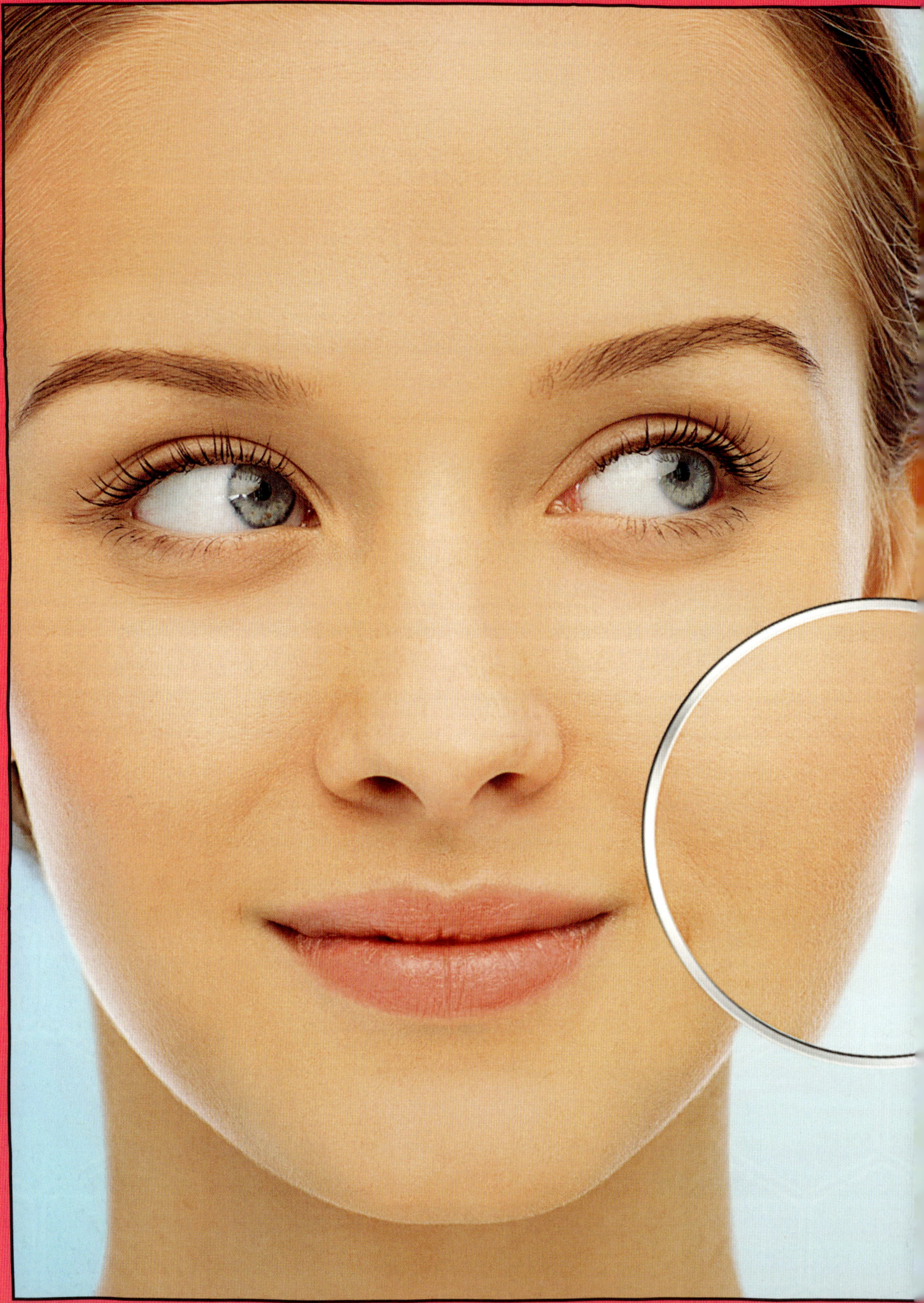

Kapitel 2

EIN BLICK UNTER DIE OBERFLÄCHE

Tagtäglich sehen wir unsere Haut und die unserer Mitmenschen. Doch worauf wir blicken, ist quasi nur die Spitze des Eisbergs, die oberste Schicht. Diese trägt entscheidend dazu bei, ob unser Hautbild ebenmäßig und strahlend oder grau und kränklich erscheint. Ob unsere Haut faltig ist und ihr die Spannkraft fehlt, entscheidet sich eine Etage tiefer im Bindegewebe. Mit unserem Lebensstil lassen sich alle Ebenen einer schönen Haut beeinflussen.

UNSERE HAUT UNTER DEM VERGRÖSSERUNGSGLAS

Um zu verstehen, was unsere Haut Großartiges leistet und wie wir sie dabei unterstützen können, gesund und schön zu bleiben, muss man sich ein bisschen damit beschäftigen, was unter der Oberfläche vor sich geht. Lassen Sie uns einfach mal das Vergrößerungsglas nehmen und einen genaueren Blick auf unsere äußere Hülle werfen.

Unsere Haut besteht aus drei Schichten: aus der Oberhaut (Epidermis), der Lederhaut (Dermis) und der Unterhaut (Subcutis).

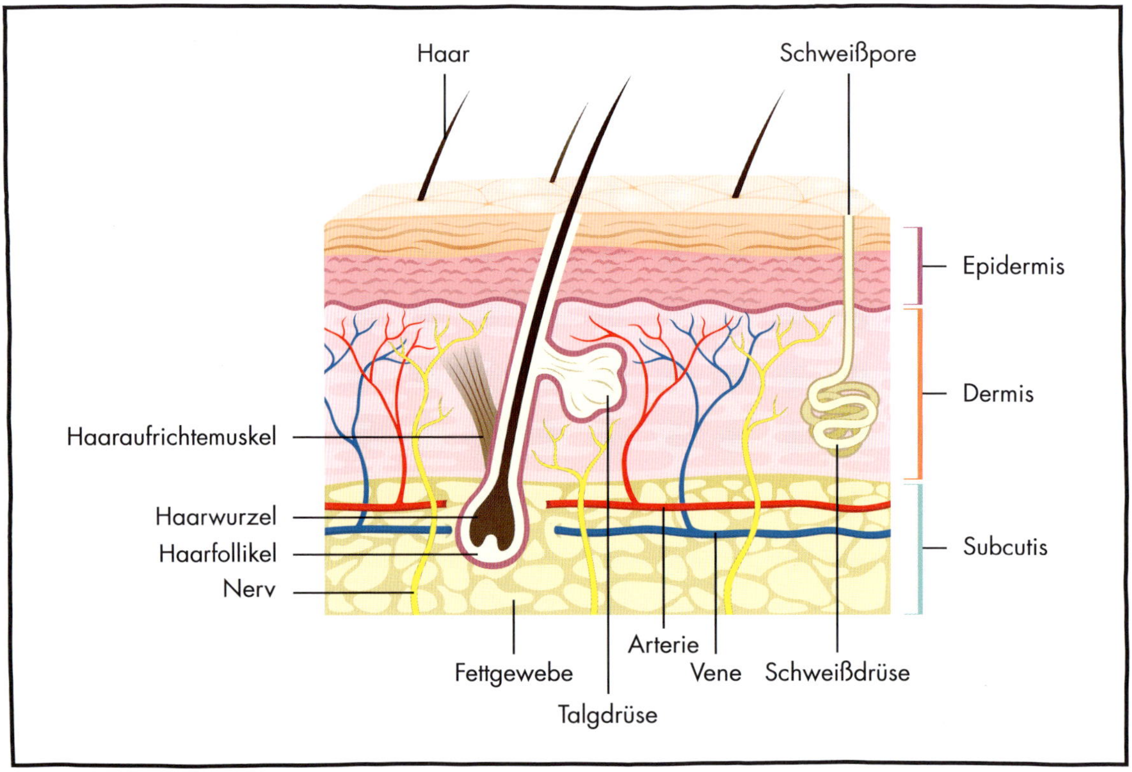

Epidermis und Dermis entscheiden über Zustand und Aussehen unserer Haut. In diesen Schichten spielen sich die meisten Hauterkrankungen sowie die Vorgänge der Hautalterung ab.

IN DER OBERHAUT IST NICHTS VON DAUER

Die Oberhaut oder Epidermis ist unser Schutzschild nach außen und für den ersten Eindruck verantwortlich. Ihre Beschaffenheit entscheidet darüber, ob unsere Haut zart und rosig oder fahl, schuppig, rau und fleckig aussieht. Das hängt davon ab, wie geschmeidig und gesund die Hornzellen, die *Keratinozyten,* sind, aus denen sie zum größten Teil besteht. Die wichtigste Funktion dieser Hautschicht ist die Barrierefunktion. Um diese Schutzfunktion zu erfüllen, ist die Epidermis wie eine Mauer aufgebaut. Die Hornzellen sind dabei die Ziegel, die in eine Mixtur aus Eiweißen und Fettstoffen – vergleichbar dem Mörtel einer Mauer – eingebettet sind. Zusammen bilden sie die sogenannte Hautbarriere. Diese Hautbarriere ist ein Schutzwall, der verhindert, dass Reiz- und Schadstoffe wie Chemikalien oder Mikroorganismen von außen über die Haut in den Körper hineingelangen oder zu viel Feuchtigkeit aus der Haut durch Verdunstung nach außen entweichen kann. Ohne diese Schutzschicht würden wir täglich mehr als 12 Liter Flüssigkeit verlieren. Eine intakte Hautbarriere ist eine wichtige Voraussetzung für eine gesunde, gepflegte und relativ robuste Haut. Empfindliche und trockene Haut oder Ekzeme sind meist Folge einer Störung in diesem äußeren Grenzposten unseres Körpers. Studien haben gezeigt, dass sich bei Kindern mit Neurodermitis der Krankheitsverlauf günstig beeinflussen lässt, wenn man dem Aufbau und dem Erhalt der Hautbarriere so früh wie möglich sehr viel Aufmerksamkeit schenkt und diese bei Reinigung und Pflege der sensiblen Haut immer im Auge behält. Die Hautbarriere lässt sich unterstützen durch bestimmte Pflanzenöle, ausgewählte Bakterienstämme, die über die Darmflora Impulse an die Haut schicken, und Maßnahmen, die den pH-Wert der Haut im sauren Bereich halten. Dazu später mehr.

Ceramide sorgen für Geschmeidigkeit

Wichtige Komponenten des »Haut-Mörtels« sind *Ceramide,* Cholesterin und freie Fettsäuren. Ceramide sind Lipide – also Fette –, die zwischen den Hornzellen der Epidermis liegen. Sie sind der Kleber, der alles zusammenhält.

Ceramide dichten Zwischenräume zu den übrigen Hornzellen ab und machen dadurch die Barriere wasserdicht. Das schützt die Haut vor dem Austrocknen und verhindert, dass schädliche und möglicherweise auch reizende Substanzen eindringen. Doch Ceramide leisten noch mehr: Sie halten wie eine wertvolle Creme die Haut weich und geschmeidig. Junge, gesunde Haut bildet ausreichend Ceramide. Wenn Ceramide fehlen, dann bröckelt die Hautbarriere. Das ist vor allem für Menschen mit trockener oder sensibler Haut, mit Ekzemen und Neurodermitis problematisch und verschärft deren Situation. Feuchtigkeit kann dann leichter aus der Haut verdunsten und Umweltstoffe können durch die löchrige Barriere eindringen und Reizungen und Allergien verursachen. Auch Falten und Fältchen werden sichtbarer, wenn die Haut trockener wird.

So dick sind die einzelnen Hautschichten

* **Epidermis** = die obere Hautschicht. Sie besteht aus mehreren Schichten Hornzellen (Keratinozyten) und ist ziemlich dünn: zwischen 0,03 Millimeter am Augenlid und bis zu 2 Millimeter am übrigen Körper. An Handflächen und Fußsohlen kann sie sogar bis zu 4 Millimeter stark sein.
* **Dermis** = die zweite Hautschicht. Die Schicht des Bindegewebes ist nur 0,5 Millimeter bis 1,5 Millimeter dick und hält doch unsere gesamte Haut straff.
* **Subcutis** = das Fettgewebe. Je nach dessen Ausprägung kann diese Schicht zwischen 0,5 Millimeter und – bei Übergewicht – bis zu 10 Zentimeter dick sein.

Nun gibt es einige Tricks, um wieder mehr dieser kostbaren Stoffe in die Haut zu bekommen. Natürliche oder hautidentische Ceramide können direkt in einer Creme der Haut zugeführt werden. *Phytosphingosin* und *Sphingolipide* sind Ceramidvorstufen, die man in Kosmetikprodukten findet und die der Epidermis helfen, selber wieder mehr Ceramid zu bilden. Auch eine intakte Hautflora schafft es, die Ceramidbildung anzuregen und lange auf einem hohen Level zu halten. In Studien ließ sich die Hautbarriere auch durch die Zugabe von Bakterienbestandteilen in Pflegeprodukten wieder regenerieren.

HORNZELLEN – GEBOREN, UM ZU STERBEN

Die Zellen der Epidermis werden geboren, um zu sterben. Ihr Lebenszyklus beträgt gerade mal 28 Tage. Sie »schlüpfen« als neue Hautzelle in der Basalzellschicht, also in der Schicht, die von der Hautoberfläche am weitesten entfernt ist. Schon bald drängen weitere »neugeborene« Hautzellen nach und schieben die jungen Zellen immer weiter nach oben. Vier Wochen nach ihrer Entstehung fällt die inzwischen gealterte Zelle als kleine Schuppe ab. Tag für Tag werden auf diese Weise rund 10 Millionen Hornzellen erneuert. Dieser Vorgang ist notwendig, um eine rasche Regeneration der äußeren Schicht zu ermöglichen. Er erklärt aber auch, weshalb in der oberen Hautschicht nichts von Dauer ist. Da in dieser Schicht auch das Hautpigment gelagert wird, ist die Bräune, wenn wir uns nicht weiter in die Sonne legen und nicht von Natur aus einen dunklen Hauttyp haben, spätestens einen Monat nach dem Sommerurlaub fast verschwunden, denn auch die Zellen mit der Hautbräune fallen dem gnadenlos nachrückenden Zellnachwuchs zum Opfer. Das Gleiche gilt für Kosmetikinhaltsstoffe. Viele von ihnen schaffen es nicht weiter als bis in die obere Hautschicht. Deshalb sind Wirkstoffe, die sich da möglicherweise anreichern, meistens nach ein bis zwei Wochen Geschichte – sie werden mit den Hautschuppen abgestoßen. Wir können aber durch regelmäßiges »Nachfüllen« dieser Kosmetikstoffe das Depot in der Haut immer gut gefüllt halten und so die Haut vor Schäden durch äußere Einflüsse schützen.

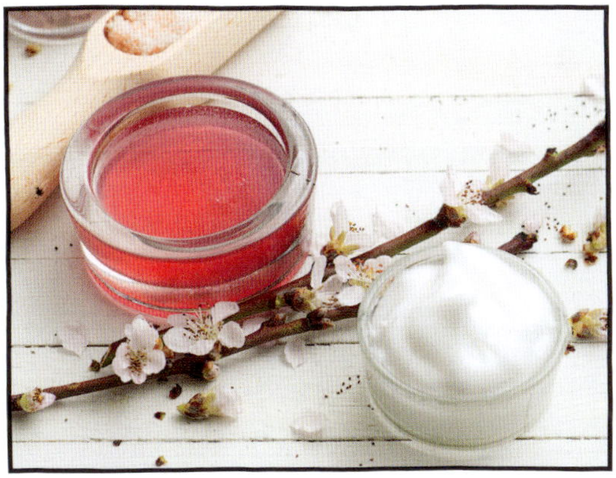

Regelmäßige Anwendung ist die Grundlage von dauerhafter Wirksamkeit, denn mit der obersten Hautschicht werden auch die meisten Inhaltsstoffe von Kosmetika mit abgestoßen.

Den Grauschleier beseitigen

Diese ständige Erneuerung der Hornschicht ist enorm wichtig für eine strahlende Haut. Mit den Jahren verlangsamt sich aber dieser Rhythmus, mit dem alte Zellen gegen junge ausgetauscht werden. Die Haut bekommt einen »Grauschleier«, der sie stumpf und glanzlos werden lässt. Auch wenn man von Kosmetikprodukten keine Wunder erwarten kann, machen sie doch einen guten Job, wenn es um die Erneuerung der Zellen in der Oberhaut geht. Retinol, Vitamin C oder auch Fruchtsäuren sind in der Lage, den Zellzyklus wieder auf ein jüngeres Level zu bringen.

Manchmal geraten aber auch die Hornzellen selber außer Rand und Band und produzieren schädliches Zeug. Wenn Keratinozyten und auch Immunzellen in dieser Hautschicht gereizt reagieren, zum Beispiel weil wir zu lange in der Sonne gelegen haben oder Hautkrankheiten bestehen, dann bilden sie wie wild Entzündungsbotenstoffe und freie Radikale, die die umliegenden Zellen beschädigen können. Wichtige Kosmetikinhaltsstoffe für diese Hautschicht sind deshalb Antioxidantien gegen freie Radikale wie die Vitamine A, C und E, Pflanzenextrakte und bestimmte Fettsäuren, die die Haut vor Entzündungen schützen.

Auf Nährstoffe aus dem Blutstrom hat die Epidermis keinen direkten Zugriff, denn die äußere Hautschicht besitzt keine eigenen Blutgefäße. Nur per Diffusion aus der nächsten Hautschicht, der Dermis, können die Zellen mehr schlecht als recht versorgt werden. Diffusion bedeutet im Prinzip ein langsames Kriechen der Moleküle durch das Gewebe. Das reicht gerade mal aus, um die ersten Zellreihen der Epidermis zu ernähren, und ist der Grund für das baldige Absterben höherer Schichten, wenn der mickerige Nährstoffstrom versiegt. Möchte man der Epidermis schützende und pflegende Substanzen zukommen lassen, sind hochwertige und ausreichend dosierte Kosmetikprodukte mit den richtigen Inhaltsstoffen durchaus ein guter Plan, denn damit lassen sich auch in den äußeren Zellschichten hohe Schutzstoffkonzentrationen erreichen. Natürlich hat auch unsere Ernährung eine wichtige Bedeutung für die Gesundheit und Schönheit der Epidermis, aber es dauert etwas länger, bis deren Effekte zum Tragen kommen.

DIE HAUT HAT IHRE EIGENE CREME

In vielen Fällen kann sich unsere Haut selber helfen. Das gilt auch fürs Eincremen. Die körpereigenen Cremeproduzenten nennen sich Talgdrüsen, und diese verteilen täglich etwa 2 Gramm Talg (Sebum) auf unserer Hautoberfläche. Dadurch wird die Haut geschmeidig, glänzend und etwas resistent gegen Wasser. Eine gute Hauttalgproduktion ist wichtig für die Stabilität der Hautbarriere. Doch 2 Gramm auf zwei Quadratmeter Hautoberfläche sind natürlich nicht so viel. Wer täglich warm duscht und schäumendes Reinigungsgel verwendet, wäscht diesen halben Teelöffel Pflegetalg ziemlich schnell wieder ab. Männer bilden in der Regel mehr Sebum als Frauen, doch im Winter wird die Haut bei beiden Geschlechtern trockener, denn Talgdrüsen reagieren empfindlich auf Kälte. Sinken die Temperaturen unter 8 Grad Celsius, stellen sie ihre Tätigkeit sogar fast völlig ein. Dadurch wird der natürliche Schutzfilm der Haut durchlässiger, die Haut rauer und die Haare trockener. Die sensible Winterhaut lässt Pflegefehler und Nachlässigkeiten, die sie im Sommer noch problemlos wegsteckte, nicht so leicht durchgehen.

Hauttalg besteht aus verschiedenen Fetten wie Cholesterin und Triglyceriden – beides gute Bekannte, denn diese Fette kommen auch im Blut vor. Weniger bekannt ist *Squalen*, ein wesentlicher Bestandteil der Hautlipide. Es macht immerhin rund 15 Prozent des Hauttalgs aus, kommt aber auch in Ziegenmilch, Olivenöl und Lebertran vor. Squalen versorgt die äußere Hülle mit »guten« Fetten und ist deshalb inzwischen auch in vielen Pflegeprodukten für trockene Haut enthalten.

LET'S GLOW!

Es klingt wenig attraktiv, dass unsere obere Hautschicht vor allem aus abgestorbenen Hornzellen und Schuppen besteht. Doch diese haben – bevor sie von der Haut abfallen – noch eine wichtige Mission in Sachen Schönheit zu erfüllen: Die obere Hornschicht ist auch für den »Glow« unserer Haut verantwortlich. *Glow* ist ein Begriff, der seit einigen Jahren in Beauty-Kreisen die Runde macht. *Glow* bedeutet eigentlich Glanz, aber hiermit ist nicht die fettig glänzende Pubertätshaut gemeint. Vielmehr geht es um ein Strahlen, das den Teint zum Leuchten bringt. Denn der Charme jugendlicher Haut beruht nicht nur auf Faltenfreiheit, sondern auch auf einem gewissen Schimmer. Um diesen Glanz zu erzielen, muss die Hornschicht das Licht reflektieren können. Das Prinzip ist dabei ähnlich wie bei glänzenden Haaren: Je glatter und enger sich die Hornzellen aneinanderschmiegen, desto intensiver kann die Haut strahlen. Hauteigene Milchsäuren, die den Säureschutzmantel aufbauen und abgestorbene Zellen lösen, sind für den Glow ebenso von Bedeutung wie Hyaluronsäure, die Feuchtigkeit bindet, und Ceramide für eine stabile Hautbarriere. Hautpflege und Ernährung gehen bei der Verbesserung des Glows der Haut Hand in Hand. Auch die richtigen Keime bringen die Haut zum Strahlen. Hin und wieder ein Peeling und Wirkstoffe wie Fruchtsäuren, Vitamin C oder Retinol in Cremes können ebenfalls dazu beitragen, den Glow zu verbessern. Pflegeprodukte und Peelings mit Fruchtsäuren sind besonders gut dazu geeignet, den Grauschleier von der Haut zu nehmen und die Zellerneuerung anzukurbeln.

EIN GROSSER VERDUNSTER

Unsichtbar gibt unsere Haut Tag für Tag ein großes Glas Wasser an die Umwelt ab. Der Experte bezeichnet das als »transepidermalen Wasserverlust« (TEWL), der Laie versteht darunter, dass die Haut atmet. Die Bezeichnung »atmen« ist allerdings irreführend, denn über die Haut findet keine nennenswerte Sauerstoffaufnahme in den Körper statt. Das Atemgas dringt höchstens

0,3 bis 0,4 Millimeter in die Haut ein. In der Filmbranche sieht man das aber nicht so eng. In *Goldfinger* tötet der gleichnamige Bösewicht eine James-Bond-Gespielin, indem er sie mit Goldlack überziehen lässt. James liefert dann auch gleich die Erklärung, nämlich dass die Frau erstickt sei, weil ihre Haut nicht mehr atmen konnte. Auch wenn er klettern, schießen und Helikopter fliegen kann, von Hautphysiologie hat Bond leider keine Ahnung. Unsere Haut ist mit weniger als 1 Prozent an Atmung und Gasaustausch beteiligt. Wir können uns also lackieren und in Plastikfolie packen – solange Mund und Nase frei bleiben, erstickt keiner daran. Die Haut ab und zu in Folie zu packen, kann bei sehr trockener Haut sogar eine gute Idee sein. Eine Folie – ganz einfache Frischhaltefolie reicht aus –, verhindert nämlich die Verdunstung von Wasser und sättigt dadurch eine trockene Hornschicht wunderbar mit Feuchtigkeit.

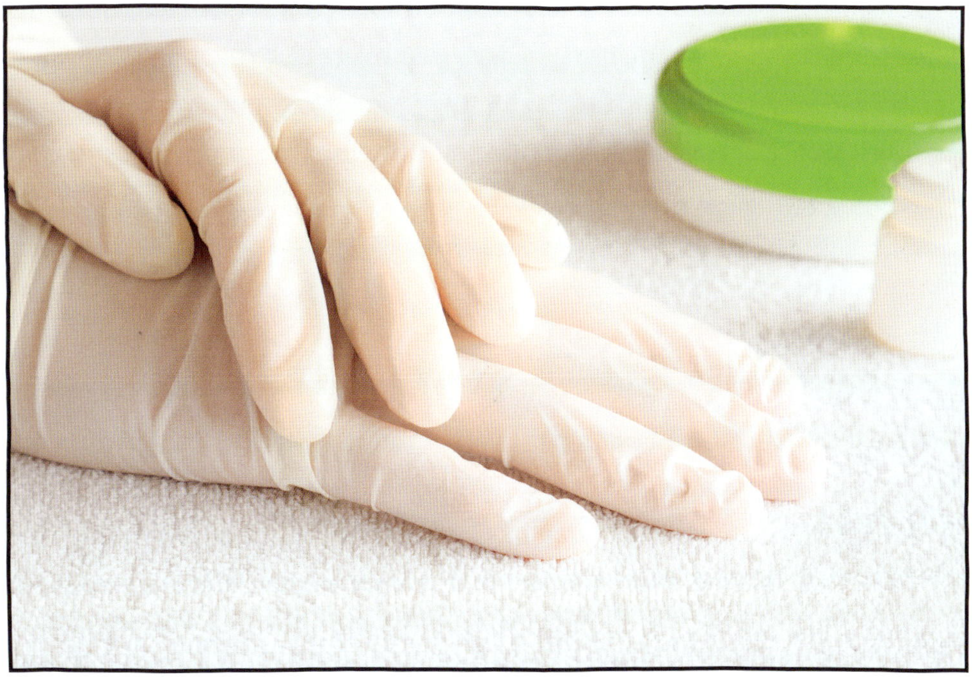

Kurzfristig lässt sich die Hautfeuchtigkeit schnell verbessern, indem man sie – eingecremt – in Plastik packt. Langfristig ist es aber wichtig für die Funktion der Haut, dass der Gasaustausch stattfinden kann.

Verstärkt wird der Effekt durch eine Pflegecreme, die zuvor dick aufgetragen wird. Folienbehandlung ist klasse für trockene Hände, raue Füße oder Ekzeme an Armen und Beinen. Man kann die betreffenden Körperteile gerne über Nacht in Folie einwickeln beziehungsweise in Folienhandschuhe stecken. Auch bei Ekzemen und trockener Haut an anderen Stellen funktioniert das gut, oft reicht es dann aus, die Hautstellen nur ein paar Stunden dick mit Creme zu bedecken und dann mit Frischhaltefolie einzuwickeln. Kurzfristig ist das eine gute Behandlungsmöglichkeit, langfristig ist es aber wichtig für die Funktion der Haut, dass sie nicht komplett von der Außenwelt abgeschirmt wird und der Gasaustausch stattfinden kann.

Den Wasserverlust über die Haut in Grenzen zu halten beziehungsweise der Haut zusätzliche Feuchtigkeit zuzuführen, ist Ziel vieler Kosmetikprodukte. Wichtige Feuchtigkeitsbinder sind Harnstoff, Glycerin, Milchsäure oder Hyaluronsäure. Darauf gehe ich später noch detailliert ein. Auch die Darmflora kann über Botenstoffe, die auf dem Blutweg vom Verdauungstrakt zur Haut gelangen, die Hautbarriere stärken und abdichten. In Studien ließ sich der transepidermale Wasserverlust durch eine achtwöchige Einnahme des Bakterienstamms *L. plantarum* messbar reduzieren.

GESUNDES GEWIMMEL AN DER OBERFLÄCHE

Ähnlich wie der Darm ist auch die Haut ein großes Biotop, in dem mindestens 10 Milliarden Keime, wahrscheinlich sogar bis zu 1 Billion mikroskopisch kleiner Organismen beheimatet sind. Ganz unterschiedliche Bakterien, Pilze und Viren leben auf der Oberfläche, in den Haarfollikeln und zwischen den Zellen der Haut. Einige haben sich dauerhaft eingenistet und sind kaum zu vertreiben. Experten bezeichnen diese als »residente Flora«. Daneben gibt es »Besucher«, die sich nur kurz bei uns aufhalten und dann weiterziehen. Sie zählen zur »transienten Hautflora«.

Die meisten Mikroben tun uns gut. Sie erhalten unsere äußere Hülle gesund, schützen sie vor den Attacken krank machender Keime und bringen Teint und Haare zum Strahlen. Wichtig ist eine vielfältige und abwechslungsreiche Besiedelung der Haut mit gesunden Bakterien. Bei Hauterkrankungen wie Neurodermitis, Akne oder Schuppenflechte ist die Zusammensetzung der Hautflora verändert. Bei Neurodermitis konnte man mehrfach feststellen, dass der Hautzustand umso schlechter ist, je mehr krank machende Keime (*Staphylococcus aureus*) nachgewiesen werden können und je geringer die Vielfalt der gesunden Bakterien ist. In einer Studie konnte ich feststellen, dass sich diese ungünstigen Hautkeime durch ein probiotisches Bad mit gesunden Bakterien von der Haut vertreiben lassen und der Hautzustand von Bad zu Bad besser wird. Wie üppig sich die Hautflora entfalten kann, hängt unter anderem davon ab, wie häufig wir duschen, welche Reinigungs- und Pflegmittel wir verwenden, ob wir häufig Antibiotika nehmen oder uns regelmäßig die Hände desinfizieren.

BINDEGEWEBE – DER HORT DER STRAFFEN HAUT

Die zweite Hautschicht ist das Bindegewebe, sie wird auch als »Lederhaut« oder »Dermis« bezeichnet. Diese kann man sich vorstellen wie einen zähen Pudding mit Zellen und Fasern. Keine schöne Vorstellung, aber im Prinzip eine wichtige Grundlage attraktiver Haut. Die »festen« Bestandteile der Lederhaut sind kollagene und elastische Fasern sowie Zellen, die diese Fasern bilden, die sogenannten Fibroblasten. Der »Pudding« füllt die Lücken zwischen den Fasern auf und kann zum Beispiel gut Wasser speichern. Bekanntester Bestandteil des »Puddings« ist die Hyaluronsäure.

Die **Kollagenfasern** geben der Haut Stabilität und Reißfestigkeit. Sie sind kaum dehnbar und verhindern dadurch, dass unsere Haut wie bei einem Faltenhund lappig herunterhängt. Ein straffes Fasernetz verhindert Falten und reduziert Cellulite. Was passiert, wenn diese straffen Fasern fehlen, sieht man bei Personen, die aufgrund einer Erkrankung zu wenige Kollagenfasern bilden. Die Haut wird dann nur von den elastischen Fasern gehalten, die extrem dehnbar sind, weshalb es an Zugfestigkeit fehlt. Die Betroffenen sind dadurch in der Lage, ihre Haut wie ein Gummiband weit vom Körper wegzuziehen und zum Beispiel die Haut vom Kinn zu den Augen hochzuziehen oder die Gelenke in alle Richtungen zu verbiegen. Ohne ausreichenden Kollagenhalt wird die Haut aber ziemlich schnell schlaff und lappig. Bereits an dieser Stelle nutze ich die Gelegenheit, Ihnen zu zeigen, wie gut eine ausgewogene Ernährung und eine sinnvolle Pflege unserer Haut tun. So ist Vitamin C unerlässlich für die Kollagenbildung, bei Vitamin-C-Mangel kommt es zu Störungen der Faserbildung. Wenn man also einen großen Bogen um Zitrusfrüchte, Erdbeeren und Kiwis macht und auch mit der Pflege diesen wichtigen Stoff nicht zuführt, kommen Falten und Cellulite schneller, als uns lieb ist. Und ohne Kupfer im Essen fällt es den Fasern schwer, sich zu vernetzen. Wer ein stabiles und belastbares Kollagengerüst möchte, sollte deshalb öfter mal zu kupferreichen Nahrungsmitteln wie Kakao, Cashewnüssen, Kichererbsen und Grünkohl greifen oder das Spurenelement über Nahrungsergänzungsmittel zuführen. Und was wir essen, kommt auch rasch in dieser Hautschicht an, denn im Gegensatz zur Oberhaut befindet sich in der Lederhaut ein weitverzweigtes Gefäßnetz, über das die Zellen mit Vitaminen, Antioxidantien, Pflanzenstoffen und Hormonen direkt versorgt werden.

Die **elastischen Fasern** (oft auch als »Elastin« bezeichnet) können – wie der Name vermuten lässt – ziemlich gedehnt werden und sind vergleichbar mit einem Gummiband. Sie lassen sich auf das 1,5-Fache ihrer Länge auseinanderziehen, ohne Schaden zu nehmen. Dadurch verhindern sie, dass die Haut reißt, wenn Bauch oder Bizeps wachsen. Und sie lassen auch nach einer Entbindung oder Diäten die äußere Hülle (fast) wieder in den ursprünglichen Zustand zurückschnellen. Kollagenfasern und elastische Fasern sind Kollegen, die gut zusammenarbeiten und sich gegenseitig bei der Arbeit unterstützen. Die straffen Kollagenfasern verhindern, dass die elastischen Freunde überdehnt werden. Alleine wären sie aber viel zu starr, um den Bedürfnissen der Haut gerecht zu werden. Die elastischen Fasern hingegen ziehen die Kollagenfasern nach einer Dehnung des Gewebes wieder zurück in die ursprüngliche Lage. Die Fähigkeiten beider Fasern ergänzen sich perfekt, sorgen für ein straffes Hautbild und formen unseren Körper. Denn nicht nur Falten im Gesicht, auch Dellen am Oberschenkel sind ein Zeichen für ein schwaches Bindegewebe.

Info

Ein Mangel an Eiweißbausteinen wie Lysin oder Prolin, dem Spurenelement Kupfer oder auch Vitamin C können Schuld an einem schlecht vernetzten, schwachen Fasersystem sein.

Der tägliche Feindkontakt

Wer Gutes leistet, hat meistens auch viele Feinde. Die bekanntesten Gegner der Fasern heißen: Sonne, Rauchen, falsche Ernährung, übermäßiger Alkoholkonsum, Schlafmangel und dauerhafter Stress. Sie lassen die einstmals straffen Fasern ausgeleiert und schlaff werden und aktivieren Enzyme, die den Abbau des Fasergerüsts beschleunigen.

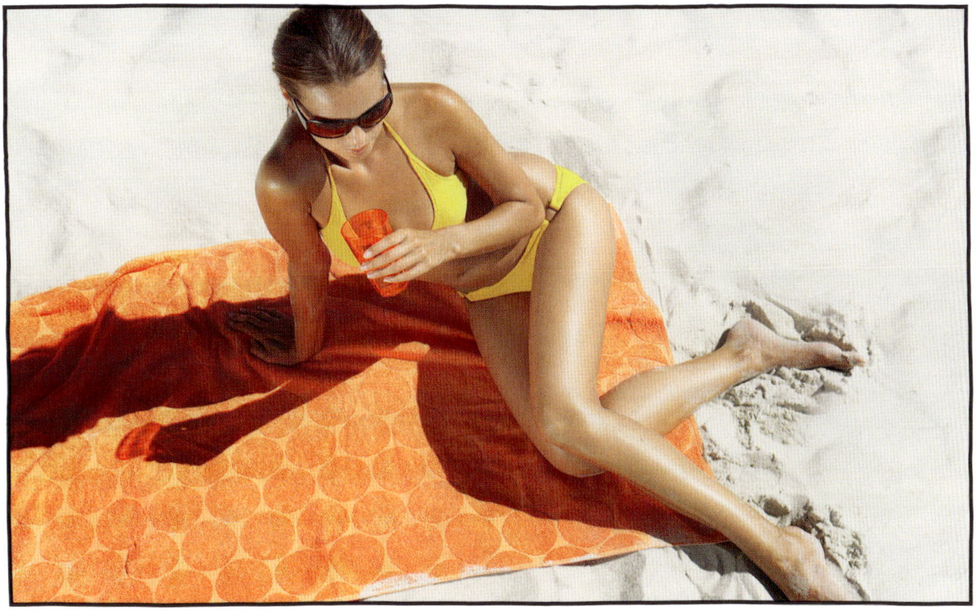

So genussreich ein ausgiebiges Sonnenbad auch ist, zu viel Sonne beschleunigt die Hautalterung deutlich.

Mit den Jahren werden auch die faserbildenden Fibroblasten immer fauler und produzieren weniger Kollagen und Elastin. Dadurch sinkt der Kollagengehalt der Haut pro Lebensjahr um etwa 1 Prozent. Durch den Hormonmangel in den Wechseljahren beschleunigt sich der Abbau der Kollagenfasern. In den ersten fünf Jahren nach Beginn der Wechseljahre verlieren Frauen bis zu 30 Prozent der hautstraffenden Fasern. Aber unsere Haut ist diesen Prozessen nicht hilflos ausgeliefert. Wir »Hautbesitzer« können den Faserabbau durch entsprechende Maßnahmen verlangsamen und sogar den Aufbau neuer Fasern (in gewissen Grenzen) fördern.

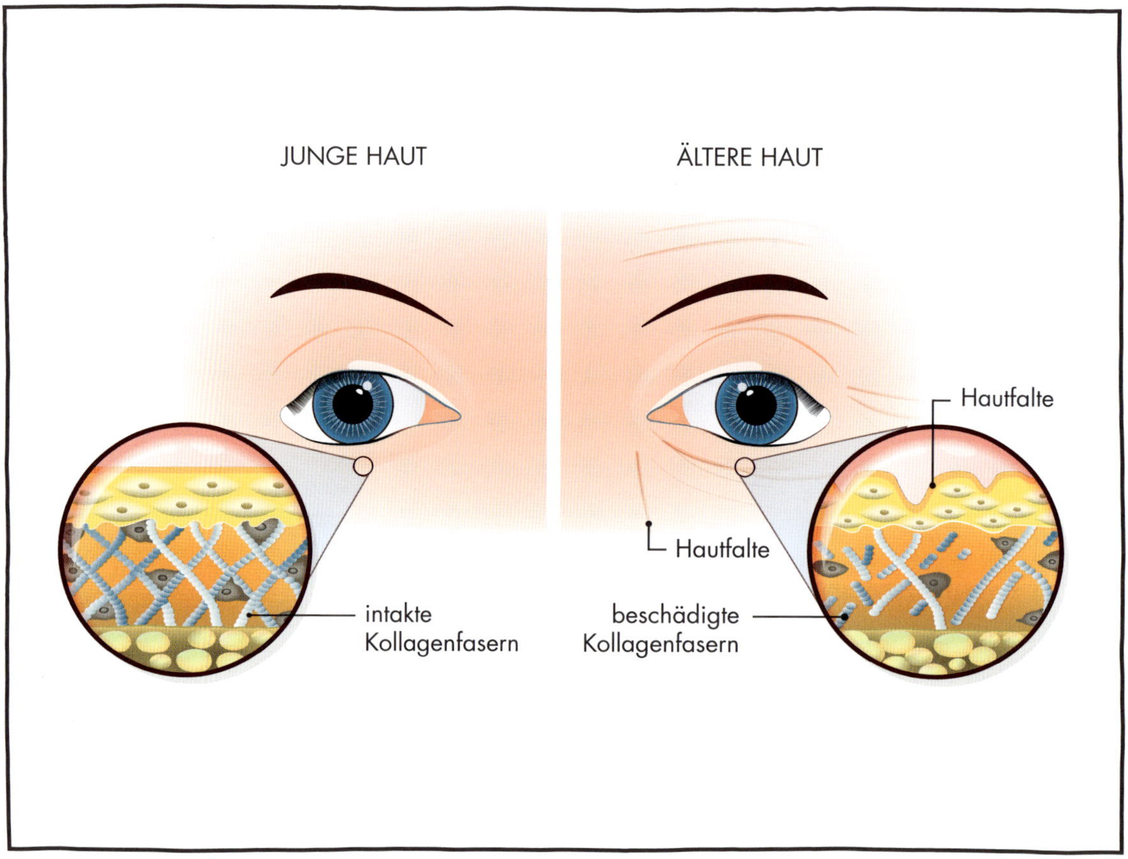

Die junge Haut verfügt über ein gleichmäßiges Fasergerüst. Mit den Jahren geht die Stabilität aber nach und nach verloren und die Haut wird faltiger und schlaffer.

HYALURONSÄURE – DER SPONGEBOB DER HAUT

Den »Pudding«, in dem sich das Fasernetz ausspannt, nennt man »extrazelluläre Matrix« oder »Grundsubstanz«. Diese gelartige Substanz ist zuständig für den Wasser- und Mineralstoffhaushalt, trägt zur Elastizität bei und puffert Stöße ab. Eine wichtige Zutat des Puddingrezepts ist die Hyaluronsäure. Diese kennt inzwischen auch der dermatologische Laie als Bestandteil von Hautcremes, Augentropfen und Nahrungsergänzungsmitteln. Auch zum Unterspritzen von Falten setzt man sie ein. Hyaluronsäure ist ein natürlicher Stoff, der beim Menschen überall dort vorkommt, wo Feuchtigkeit gespeichert wird. In der Haut ist Hyaluronsäure vor allem in der untersten Epidermis-Schicht (Basalmembran) sowie in größerem Ausmaß in der Dermis vorhanden. Sie hat die Fähigkeit, sehr große Mengen Wasser – bis zum 1000-Fachen ihres eigenen Gewichts – wie ein Schwamm zu binden und somit am Verdunsten zu hindern. Hyaluronsäure ist quasi eine Feuchtigkeitscreme, die von innen heraus wirkt. Die pralle Haut eines Babys oder Kleinkinds hängt mit dem hohen Hyaluronsäuregehalt und der damit verbundenen guten Feuchtigkeitsversorgung seiner Haut zusammen. Mit den Jahren nimmt der Hyaluronsäuregehalt der Haut ab und die Feuchtigkeitsversorgung wird schlechter. Der Hyaluronsäuregehalt in der Haut einer 40-jährigen Frau ist nur noch halb so hoch wie bei einem Baby, bei einer 60-Jährigen sind nur noch 10 bis 20 Prozent der ursprünglichen Hyaluronsäuremenge nachweisbar. Auch bei Stress oder wenn Kortisonpräparate eingenommen werden müssen, bilden die Fibroblasten weniger Hyaluron. Die hyaluronarme Haut erscheint trockener, faltiger, kaum mehr prall. Auch der Glow wird bei Hyaluronsäuremangel immer weniger, denn nur glatte Oberflächen können das einfallende Licht gut reflektieren. In einem späteren Kapitel werde ich Ihnen zeigen, wie Sie mehr Hyaluronsäure in die Haut bekommen.

Info

Aktuelle Untersuchungen zeigen, dass Hyaluronsäure nicht nur eine »Schwammfunktion« hat. Sie kann eindeutig mehr als nur Wasser binden, denn Hyaluronsäure kann auch die Kollagenproduktion in der Haut anregen, vor freien Radikalen schützen und die Elastizität der Haut erhalten.

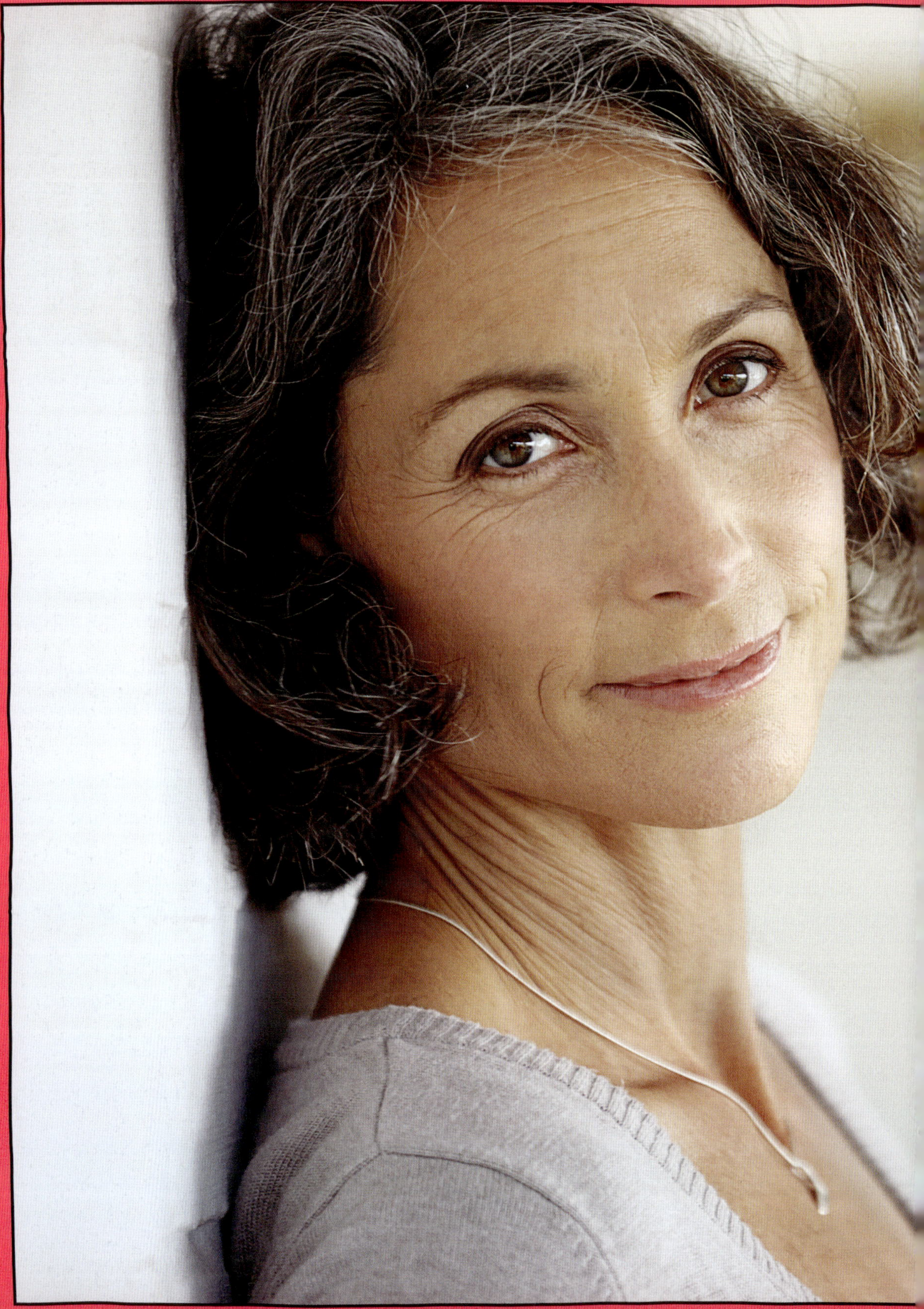

Kapitel 3

HAUTALTERUNG – NICHT JEDEN TAG EINEN TAG ÄLTER AUSSEHEN

Können wir wirklich nur wenig machen, um den Alterungsprozess der Haut zu verlangsamen? Weit gefehlt! Zum größten Teil liegt es an uns, jünger, frischer und gesünder auszusehen, als wir tatsächlich an Jahren sind. Die heutige Forschung kennt viele Faktoren, die wir direkt beeinflussen können, um unserer Haut Gutes zu tun und sie fit zu halten.

WIR BESTIMMEN, WIE UNSERE HAUT ALTERT

Kennen Sie das Bild »Dürers Mutter«? Werfen Sie noch einmal einen Blick darauf und schätzen Sie ihr Alter. Wir sehen eine vom harten und entbehrungsreichen Leben im 15. Jahrhundert gezeichnete Frau mit tiefen Falten und hängenden Gesichtszügen. Vergleichen wir sie mit älteren Menschen unserer Zeit, dann würden wir sie auf gut 80 oder vielleicht sogar fast 90 Jahre schätzen. Doch Dürer hat das Alter seiner Mutter in die rechte obere Ecke geschrieben. Sie war, als das Bild entstand, 63 Jahre alt.

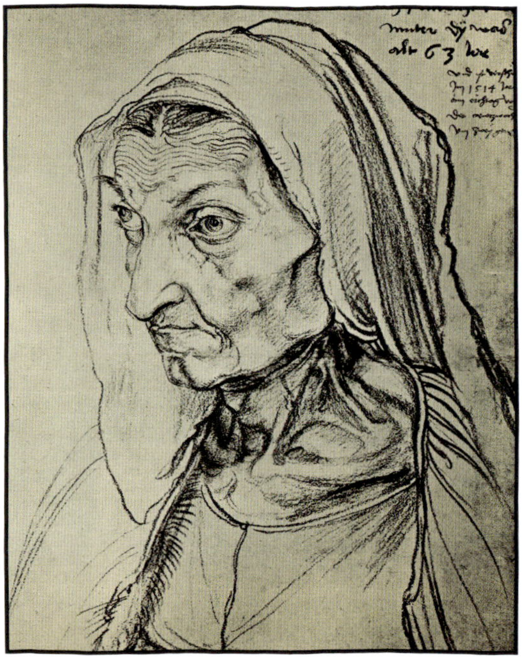

Albrecht Dürer stellte seine vom Alter gezeichnete Mutter 1514 in einem Kupferstich dar. Sie war damals 63 Jahre alt.

Wir alle altern, ob wir wollen oder nicht. Doch wie schnell diese Prozesse ablaufen, hängt nur zu einem kleinen Teil von unseren Genen ab. Eine viel wichtigere Rolle spielt, wie wir uns verhalten, was wir essen, welche Hautpflege wir verwenden, wo wir leben und sogar welchen Beruf wir haben. Nur für etwa 20 bis 30 Prozent der Hautalterung können wir unseren Erbanlagen die Schuld geben. Die restlichen 70 bis 80 Prozent liegen in unserer Hand.

Die Haut ist im Lauf des Lebens zahlreichen Faktoren ausgesetzt, die zu Falten, Altersflecken und schlaffem Bindegewebe führen. Je nach Belastungen kann das biologische Alter der Haut um gut zehn Jahre oder auch mehr nach oben oder unten von unserem realen Lebensalter abweichen. Die Alterung – und auch speziell die Hautalterung – stellt einen allmählichen Prozess dar, der mit individuell unterschiedlicher Geschwindigkeit voranschreitet. Klassentreffen können so auch ein Gradmesser unseres Lebensstils sein. Während beim Schulabschluss noch alle weitgehend gleich alt aussahen, driftet das äußere Erscheinungsbild der einzelnen Mitschüler von Jahrzehnt zu Jahrzehnt weiter auseinander. Die Haut spiegelt unser biologisches Alter wider und »alt auszusehen für sein Alter« kann auf einen (aktuell) schlechten Gesundheitszustand hindeuten. Doch auch wer sich jahrelang mies ernährt, wenig geschlafen und geraucht hat, kann das Ruder noch herumreißen. Unser Lebensstil spielt da eine wichtige Rolle. Er verursacht immer wieder kleine »Schrammen« am »Bauplan des Menschen«, der DNA. Bei jedem von uns treten Tausende solcher Schäden pro Minute auf, doch unser cleverer Körper verfügt über ausgeklügelte Reparaturprogramme. Bei jungen Menschen laufen diese Instandsetzungsarbeiten wie am Schnürchen. Mit den Jahren werden jedoch die fleißigen Reparaturenzyme in den Zellen schlampiger. Bei älteren Menschen häufen sich dadurch nach und nach nicht korrigierte Fehler in den Zellmembranen, kleine »Macken« an der Erbsubstanz und Störungen bei der Produktion wichtiger Botenstoffe. Diese Vorgänge finden in allen Organen statt und betreffen natürlich auch die äußere Hülle.

PIGMENTFLECKEN SIND DIE NEUEN FALTEN

Früher oder später – je nach Lebensweise – nimmt die Hautelastizität ab, kollagene und elastische Fasern verlieren ihre Spannkraft. Das verursacht Linien und Furchen im Gesicht. Doch Hautalterung lässt sich nicht allein an der Menge der Falten festmachen. Mit den Jahren gibt die gesamte Gesichtskontur dem Einfluss der Schwerkraft nach. Dadurch wird das Mund-Nase-Dreieck, das bei jungen Menschen auf der Spitze steht, zu einer Pyramide mit breitem Sockel. Und das lässt uns müder und kraftloser aussehen, als wir uns wahrscheinlich fühlen. Gealterte Haut unterscheidet sich von junger durch ein Nachlassen des »Glows«, das heißt, das Strahlen und die Fähigkeit, Licht zu reflektieren, gehen zurück. Außerdem verteilt sich das Hautpigment nicht mehr so gleichmäßig wie in der jungen Haut und es entstehen Altersflecken. Pigmentflecken sind in vielen Fällen die Quittung für allzu ausgedehnte Sonnenbäder. Aktuelle Studien zeigen, dass auch Stresshormone die unschönen Pigmentansammlungen fördern. Eine lokale Überproduktion des Hautfarbstoffs Melanin verursacht dann diese verräterischen Zeichen der Zeit an Händen, im Gesicht oder am Dekolleté – und auch diese lassen uns älter wirken. Wenn wir das Alter unseres Gegenübers schätzen sollen, lassen uns nämlich nicht die Falten, sondern vor allem eine unregelmäßige gefärbte Haut das vermutete Alter weiter oben ansetzen. Eine Studie der Universitäts-Hautklinik Göttingen konnte nachweisen, dass vom Computer generierte Frauengesichter von Testpersonen um bis zu 20 Jahre (!) älter geschätzt wurden, wenn der Teint sehr unregelmäßig war und die Gesichtshaut zahlreiche Pigmentflecken aufwies. Pigmentflecken hatten in der Untersuchung zudem nicht nur einen entscheidenden Einfluss auf die Alterswahrnehmung, sondern auch auf die Einschätzung von Attraktivität und Gesundheit. Kein Mensch ist vor diesen Veränderungen geschützt, aber das Tempo und das Ausmaß dieser Alterungsvorgänge haben Sie zum Teil selber in der Hand. Altersflecken kann man in gewissem Maß vorbeugen. Sonnenschutz und Antioxidantien sind hier besonders wichtig. Sind schon viele Pigmentmale auf der Haut, dann lassen sich diese auch mit kosmetischen Maßnahmen wie Vitamin C, Vitamin A oder Pflanzenextrakten aufhellen.

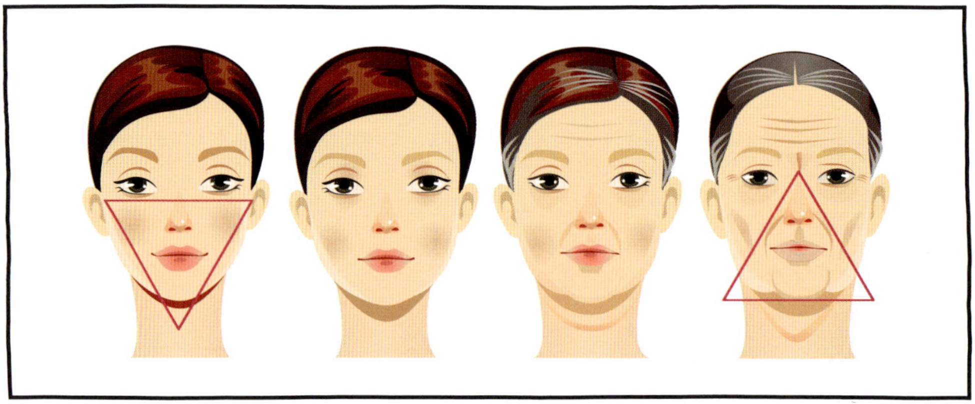

Der Eindruck eines auf der Spitze stehenden Dreiecks jugendlich straffer Haut weicht mit den Jahren einer Pyramide, die ihre Ursache im Nachlassen der Spannkraft und Elastizität hat.

ATTACKE VON ZWEI SEITEN

Unsere Haut ist nicht zu beneiden, denn sie hat gleich zwei Fronten, an denen sie angegriffen wird: von innen und von außen. Als »intrinsische Hautalterung« werden die natürlichen Alterungsprozesse durch körpereigene Stoffwechselprozesse bezeichnet. Veränderungen der Hormonspiegel, freie Radikale, die im Zellstoffwechsel entstehen, oder ungünstige Gene attackieren die Haut von innen heraus. Das geht aber eigentlich relativ langsam vonstatten. Welchen Anteil bei Ihnen diese »innere Alterung« hat, können Sie am Po oder an der Innenseite der Oberarme sehen, also an Hautstellen, die wenig mit UV-Licht in Berührung kommen. Hier bleibt die Haut weitgehend verschont vor den Angriffen aus der Umwelt. Meist ist die Haut deshalb auch im Alter an diesen Stellen noch feinporig, gleichmäßig und weitgehend frei von Altersflecken. Wenn wir unser Leben lang jedem Sonnenstrahl aus dem Weg gegangen wären und uns nur im Haus aufgehalten hätten (was natürlich kein Mensch möchte), dann wäre auch die Haut im Gesicht und an den Händen noch so jugendlich frisch wie an den lichtgeschützten Hautarealen.

Was passiert unter der Hautoberfläche?

Um zu verstehen, wie sich Alterungsvorgänge ausbremsen lassen, muss man zunächst die Einflüsse beleuchten, die die Alterung beschleunigen.

Die wichtigsten sind:

* Entzündungen,
* oxidativer Stress durch freie Radikale,
* Strahlen aller Art,
* ein schwaches Immunsystem,
* zu viel Süßes,
* Rauchen,
* Umweltschadstoffe wie Ruß und Feinstaub,
* Stress,
* Schlafmangel.

Die Vorgänge, die durch diese Einflüsse ausgelöst werden, spielen sich auf der Ebene der Zellen und Moleküle ab und bleiben uns verborgen. Viele dieser Veränderungen lassen sich aber messen – und das Beste: Gegen alle können Sie aktiv etwas tun.

Von außen setzen vor allem Sonnenlicht und andere Strahlungen, Rauchen, Stress, Rußpartikel, falsche Ernährung und Umweltverschmutzung unserer Hülle zu. Diese Form der Alterung bezeichnet man als »extrinsisch«. Während die innere Alterung langsam voranschleicht, können Alterungsprozesse, die durch äußere Faktoren angeheizt werden, im »Siebenmeilenstiefel-Tempo« heranstürmen.

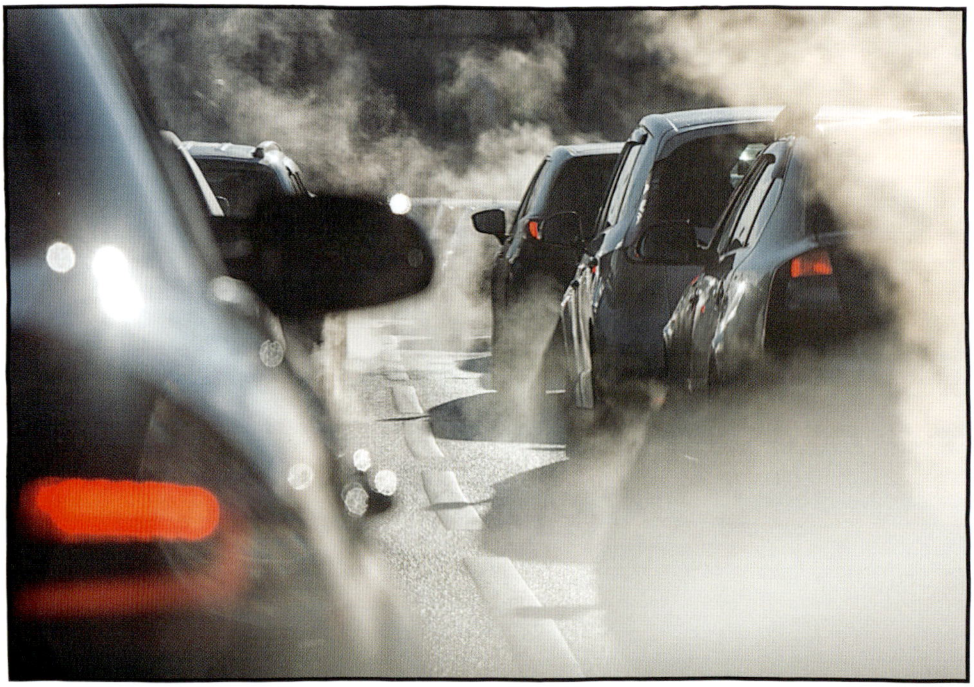

Rauch, Ruß, Feinstaub und andere extrinsische, also von der äußeren Umwelt ausgehende, Einflussfaktoren beschleunigen die Hautalterung deutlich.

INFLAMMAGING – I'M ON FIRE

Zahlreiche Hauterkrankungen gehen mit Entzündungen einher: Die Haut ist rot, möglicherweise brennt sie oder schuppt. Solche Entzündungen fordern Höchstleistungen und ständige Regeneration von jeder einzelnen Zelle. Mithilfe von Genchips, also hochmodernen Methoden zur Analyse des menschlichen

Erbguts, lässt sich feststellen, dass mit den Jahren die Aktivität derjenigen Gene zunimmt, die Entzündungen fördern. Doch selbst wenn Sie an der Haut nichts sehen, können unter der Oberfläche Veränderungen stattfinden, die am Rad der Zeit drehen. Viel häufiger als die gut sichtbaren Entzündungen sind Mikroentzündungen. Diese sind – anders als zum Beispiel eine Entzündung durch einen Wespenstich nicht zu spüren oder zu sehen. Man kann sie nur mit sehr sensiblen Methoden im Blut oder im Gewebe nachweisen. Ähnlich wie ein Auto, dessen Motor ständig auf Hochtouren läuft, »verschleißen« auch Zellen schneller, wenn sie ständig durch Entzündungen angepeitscht werden. Alle Arten von Entzündungen – ob durch Ekzeme oder Sonnenbrand bedingt – sind deshalb Alterungsbeschleuniger.

Inzwischen gilt es als sicher, dass selbst die leichten Entzündungen im gesamten Organismus viel Schaden anrichten und Alterungsvorgänge beschleunigen können. Man bringt sie in Verbindung mit Übergewicht, Herz-Kreislauf-Erkrankungen oder geistigem Abbau. Auch die Haut ist entsprechend beeinträchtigt. Entzündungen graben schneller Linien in die Haut, als uns lieb ist, und lassen vorzeitig Altersflecken entstehen. Wissenschaftler haben für dieses Phänomen das Kunstwort »Inflammaging« konstruiert. Es besteht aus den englischen Begriffen für »Entzündung« – »inflammation« – und »Alterung« – »aging«.

Genauso wie wir im Alltag einen Brand mit Holz oder Kohle, mit Wachs und Docht oder Spiritus entfachen können, treiben wir diese Prozesse im Körper durch Sonnenbäder, Rauchen, Umweltschadstoffe, freie Radikale oder zu viel Zucker im Essen an. Und ähnlich wie beim Lagerfeuer lodern die Entzündungsflammen auch im Körper höher, wenn wir mehrere »Brandbeschleuniger« kombinieren. Holz plus Kohle und Brennspiritus lässt die Flammen höher schlagen als ein paar trockene Äste. Wenn wir uns miserabel ernähren, rauchen und ohne Lichtschutz in der Sonne braten, stellen sich schneller Falten ein, als wenn wir nur hin und wieder mal den Lichtschutz vergessen.

Es gibt aber auch unterschiedliche Möglichkeiten, ein Feuer zu löschen: Wir können es austreten, mit Wasser oder Sand ersticken oder Löschschaum verwenden. Genauso lassen sich Entzündungen in der Haut und im Körper mit verschiedenen Mitteln angehen. Wichtig ist es, dass die Entzündungsförderer nicht die Überhand gewinnen. Durch einen gesunden Lebensstil und eine nährstoffreiche Ernährung können wir Entzündungen quasi »löschen« oder zumindest »eindämmen«. Entzündungshemmende Effekte haben Antioxidantien – dazu gleich mehr –, Omega-3-Fettsäuren, die wir in fetten Fischen wie Lachs, Thunfisch, Makrele oder Heringen sowie in Lein- und Rapsöl und in Walnüssen finden, und Gewürzpflanzen wie Kurkuma und Ingwer. Eine gesunde Darmflora ist zudem in der Lage, selbstständig den Entzündungen durch eine ganze Ladung Schutzstoffe Paroli zu bieten.

Die Top 3 gegen Entzündungen

* Mehr Omega-3-Fettsäuren (Fisch, Leinöl, Rapsöl) und weniger Omega-6-Fettsäuren (Schweinefleisch, Sonnenblumenöl, Weizenkeimöl, Sojaöl und Sojaprodukte) zu sich nehmen.
* Gewürze wie Ingwer und Kurkuma verwenden.
* »Brandbeschleuniger« wie Sonnenbäder, Rauchen und Feinstaub reduzieren.

RADIKALE? NEIN DANKE!

Ein anderer Feind unserer glatten Haut sind freie Radikale. Diese aggressiven Moleküle entstehen Tag für Tag in unserem Stoffwechsel, werden aber auch durch unseren Lebensstil gefördert.

Nicht ganz unschuldig an diesem Prozess ist Sauerstoff. Der ist zwar lebenswichtig, gleichzeitig aber auch schädlich! Zumindest das, was mit einem Teil unserer Atemluft in den Zellen passiert. Denn etwa 3 Prozent des Sauerstoffs, den unser Körper nutzt, um Stoffwechselprozesse am Laufen zu halten, werden in freie Radikale umgewandelt. Aber auch durch Entzündungen wird dieser »oxidative Stress« verstärkt. Von oxidativem Stress spricht man, wenn der Spiegel aggressiver Moleküle in Blut und Gewebe besonders hoch ist. Eine kleine Menge dieser hochaggressiven Teilchen nutzt unser Organismus als Waffe gegen Viren, Bakterien und Krebszellen. Doch immer geraten ein paar Radikale auf Abwege und schädigen die Erbsubstanz gesunder Zellen, demolieren Zellwände, greifen körpereigene Eiweiße an und beschleunigen somit Alterungsvorgänge aller Art. Auch die Haut bleibt davon nicht verschont. Steter Beschuss mit freien Radikalen macht irgendwann auch den schönsten Teint mürbe und die Ansammlung von Zellschäden und die Zerstörung von kollagenen und elastischen Fasern lässt mit den Jahren auch die widerstandsfähigste Haut alt aussehen. Falten, Altersflecken und fahler Teint sind die Folge.

Zudem nimmt im Lauf des Lebens die Fähigkeit des Körpers, freie Radikale unschädlich zu machen und Entzündungen einzudämmen, deutlich ab. Die Konzentration antioxidativer Schutzstoffe in der Haut geht mit der Zeit langsam zurück. Gleichzeitig lässt sich eine erhöhte Aktivität von Enzymen feststellen, die kollagene und elastische Fasern schädigen und abbauen. Und genau diese Veränderungen scheinen Hautalterung und Hautkrankheiten enorm zu beschleunigen.

Ist unser Körper miserabel versorgt und fallen gleichzeitig in Stresssituationen, beim Sport oder beim ausgiebigen Sonnenbaden im Urlaub mehr Radikale an, als unsere Haut abbauen kann, dann kommt es für so manche Zelle zum Desaster, denn unsere Haut ist den aggressiven Teilchen schutzlos ausgeliefert. Freie Radikale sorgen in der Haut dafür, dass mehr Enzyme, die Kollagen abbauen, gebildet werden. Der Alterungsprozess nimmt Fahrt auf. Wenn Sie jedoch den oxidativen Stress reduzieren, können Sie sich auch vor einem vorzeitigen und übermäßigen Abbau des Bindegewebes schützen.

Doch die freien Radikale graben uns nicht nur Falten in die Stirn. Aktuelle Studien belegen, dass sie auch an der Entstehung und Verschlechterung von Allergien und entzündlicher Hauterkrankungen wie Akne oder Schuppenflechte beteiligt sind. Bei der Weißfleckenkrankheit »Vitiligo« scheinen die Pigmentzellen besonders anfällig für oxidativen Stress zu sein.

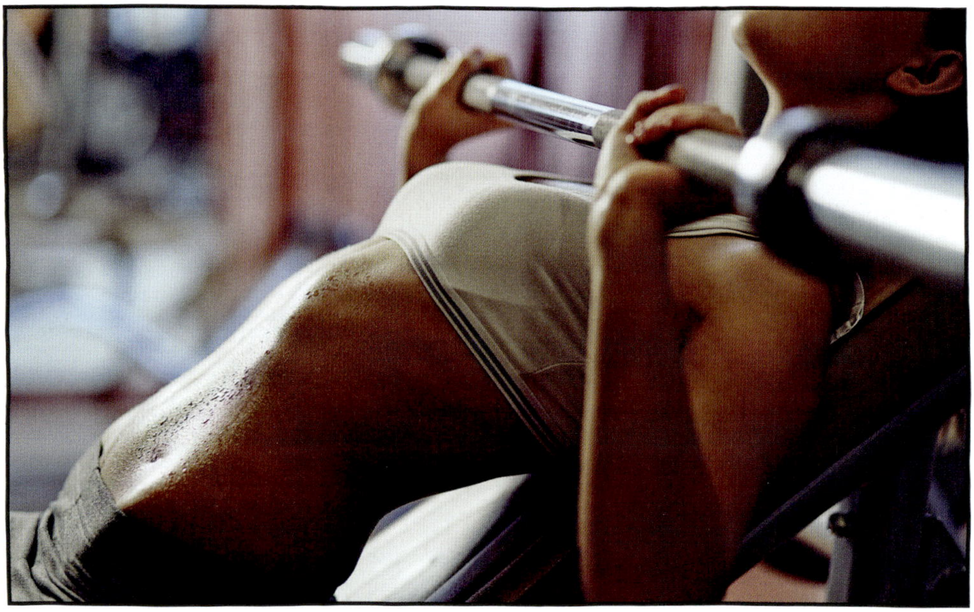

Sport ist gesund und hält fit, Schwitzen ist gut für die Haut – aber die gesteigerte Sauerstoffaufnahme sorgt auch vermehrt für freie Radikale im Körper.

Doch unser Körper weiß sich zu helfen. Natürlich besitzt er ausgeklügelte Abwehrmechanismen wie Enzyme und er kann auf ein Netzwerk aus Vitaminen, Spurenelementen und sekundären Pflanzenstoffen zurückgreifen, wenn wir ihn damit von innen – über die Ernährung – und von außen – über Kosmetika und Pflegeprodukte – gut versorgen. Unsere Haut ist also auf unsere Mithilfe angewiesen, denn weder sie noch andere Schaltstellen im Körper sind in der Lage, Vitamin C, Selen oder Carotinoide – um nur einige Vertreter der Schutzstofffraktion zu nennen – zu produzieren.

Um freie Radikale daran zu hindern, Schaden an der Haut anzurichten, sind Antioxidantien also absolut notwendig. Diese Antioxidantien sind Teamworker, die gemeinsam am schlagkräftigsten sind und sich gegenseitig in ihrer Wirkung unterstützen. Wer sich in jedem Alter ein strahlendes Aussehen bewahren möchte, sollte deshalb dafür sorgen, dass ausreichend schützende Radikalenfänger und antientzündliche Botenstoffe zur Verfügung stehen. Welche Nahrungsmittel und Kosmetikinhaltsstoffe Ihre verlässlichsten Verbündeten im Bemühen um eine gesunde Haut sind, finden Sie in den Kapiteln 4, 5 und 6.

Info

Alterung ist ein plastischer Vorgang und kann durch verschiedene Maßnahmen wie Kalorienreduktion, bestimmte Nährstoffe und – sofern es die Haut betrifft – auch durch hoch dosierte Inhaltsstoffe in Kosmetikprodukten, Sonnenschutz und Nutrikosmetik gebremst werden.

Die Top 3 gegen oxidativen Stress

* Täglich antioxidantienreich essen und trinken, zum Beispiel dunkle Beerensäfte, grünen Tee, intensiv gefärbtes Obst und Gemüse (Grünkohl, Paprika).
* Häufig Kräuter und Gewürze verwenden.
* Hautpflege mit Antioxidantien einsetzen.

STRAHLEND SCHÖN?

Ende des 19. Jahrhunderts entdeckten zwei Hautärzte, Paul Gerson Unna aus Hamburg und William Dubreuilh aus Bordeaux, etwas, das heute jedes Kind weiß. Sie verglichen die Gesichter von Landarbeitern und Seeleuten mit der von Menschen, die in geschlossenen Räumen arbeiteten, und stellten fest, dass Sonnenlicht die Hautalterung enorm beschleunigt und Hautkrebs verursachen kann. Heute ist klar: Strahlen aller Art sind nicht unbedingt die besten Freunde unserer Haut. Ob UV-, Infrarot- oder Handystrahlung – alle haben genug Energie, um Entzündungen zu verursachen, die Produktion von freien

Radikalen anzuregen und dadurch Alterungsvorgänge anzukurbeln. Und sie sind für 80 Prozent der Hautalterung im Gesicht verantwortlich.

Doch permanenter Sonnenschutz ist ein heikles Thema. Auf der einen Seite macht zu viel Sonne die Haut alt und ledrig. Da Sonnenstrahlen an der Hautalterung den größten Anteil haben, bezeichnet man die äußere Alterung manchmal auch einfach als »Lichtalterung«. Auf der anderen Seite ist Sonnenlicht unser wichtigster Verbündeter, wenn es um eine gute Vitamin-D-Versorgung geht. Und auf ausreichend Vitamin D sollten Sie achten, denn es ist wichtig für die gesunde Entwicklung der Epidermis, der oberen Hautschicht. Vitamin D kann nur unter dem Einfluss von UV-B-Strahlen in der Haut gebildet werden. (Achtung: Die UV-A-Strahlen aus dem Solarium können das nicht.) Doch die Fähigkeit der Haut, das Vitamin zu produzieren, nimmt mit den Jahren ab. Zudem verhindert die tägliche Verwendung von Lichtschutzprodukten die Bildung dieses wichtigen Vitamins. Wenn wir in geschlossenen Räumen arbeiten und nur gegen Abend rauskommen, reicht das Sonnenlicht für eine ausreichende Versorgung mit Vitamin D selbst im Sommer nicht aus. Wer also seine Haut wirkungsvoll vor UV-Schäden schützen möchte, kommt um eine Nahrungsergänzung mit Vitamin D – zumindest in der Zeit von September bis Ende März – nicht herum. Nahrungsmittel liefern davon leider nicht viel. Lediglich Fisch und Avocados und mit Abstrichen Hühnereier enthalten nennenswerte Mengen.

So wirkt Sonnenlicht

Sonnenlicht löst, sobald es auf die Haut trifft, eine ganze Kaskade von Reaktionen aus, an deren Ende der Abbau der kollagenen und elastischen Fasern, die Bildung von Pigmentflecken und ein Verlust des rosigen Glows steht. Halten wir uns ungeschützt in der Sonne auf, dann bilden sich unter dem Einfluss der Lichtstrahlen freie Radikale, die wiederum spezielle Enzyme aufscheuchen, die *Matrix-Metalloproteinasen*. Hinter dieser schicken Bezeichnung verbirgt sich die Müllabfuhr unseres Körpers. Matrix-Metalloproteinasen bauen Gewebe ab und führen es der Entsorgung zu. Natürlich machen sie auch vor unserer Haut nicht halt. Sie bauen die Kollagenfasern ab, behindern die Neubildung von Kollagen und beschädigen auch die elastischen Fasern. Sonnencreme kann die Bildung freier Radikale und die Aktivierung der Matrix-Metalloproteinasen nur teilweise verhindern, und auch ohne Sonnenbrand machen sich diese »MMPs« an ihr zerstörerisches Werk, sobald wir unsere Haut ins Licht halten. Doch es gibt gute Möglichkeiten, überaktive Enzyme zu beruhigen. Dazu später mehr.

Die klassische Sonnencreme schützt vor UV-A- und UV-B-Strahlen. Moderne Produkte sollten auch noch einen Infrarotschutz enthalten. Der ist aber normalerweise kein Filter im klassischen Sinn, sondern meistens ein Antioxidantienkomplex, der die freien Radikale, die sich auch durch Infrarotstrahlung oder durch den blauen Anteil des Tageslichtes bilden, unschädlich machen soll. Studien haben gezeigt, dass Carotinoide wie Betacarotin aus Möhren oder Lycopin aus Tomaten die Haut sowohl von innen, also über die Ernährung oder über die Einnahme von Nahrungsergänzungsmitteln, als auch von außen, als Zusatz zu Kosmetikprodukten, vor UV-Licht, Infrarotstrahlung und blauem Licht schützen können. Allerdings dauert es einige Wochen, bis ein ausreichender Schutz durch Karotten, Tomatensaft und andere Obst- und Gemüsesorten aufgebaut wird. Die Kombination mit Sonnencreme und Kosmetikprodukten mit Antioxidantien ist deshalb auf jeden Fall sinnvoll.

Vorsicht, Blaulichtstress!

Unser Bedürfnis nach sozialer Kommunikation konfrontiert uns täglich mit Tablets, Handys, PCs und Co. Ganze 4,4 Stunden schauen wir im Durchschnitt auf Bildschirme aller Art. Je jünger, desto länger, aber auch die über 60-Jährigen sind schon mehr als zwei Stunden täglich online. Das setzt nicht nur unseren Kopf, sondern auch unsere Haut unter einen ganz besonderen

Stress, nämlich den sogenannten Blaulichtstress. Noch nie gehört? Kein Wunder, denn die Erforschung des HEV-Lichts (High Energy Visible Light), das von Bildschirmen ausgestrahlt wird, steckt noch in den Kinderschuhen. Aber ein paar aktuelle Studien lassen uns aufhorchen. Offensichtlich scheint künstliche Bestrahlung, allen voran der blaue Anteil des Lichts, unserer Haut nicht besonders gut zu bekommen. Japanische Forscher stellten fest, dass blaues Licht, ähnlich wie UV-Licht, die Bildung freier Radikale in der oberen Hautschicht enorm steigert. Dadurch werden nicht nur Zellschäden hervorgerufen, die die Hautalterung beschleunigen können, sondern auch die Feuchtigkeitsversorgung der Haut leidet und die Haut ändert ihre Farbe, wird insgesamt fahler. Die Bildung von Kollagen und Elastin wird blockiert. Das blaue Licht macht nicht in der Epidermis halt, sondern gelangt auch in die nächste Etage und sorgt hier für eine Beschädigung der Fasern, die unsere Haut normalerweise schön straff halten sollen.

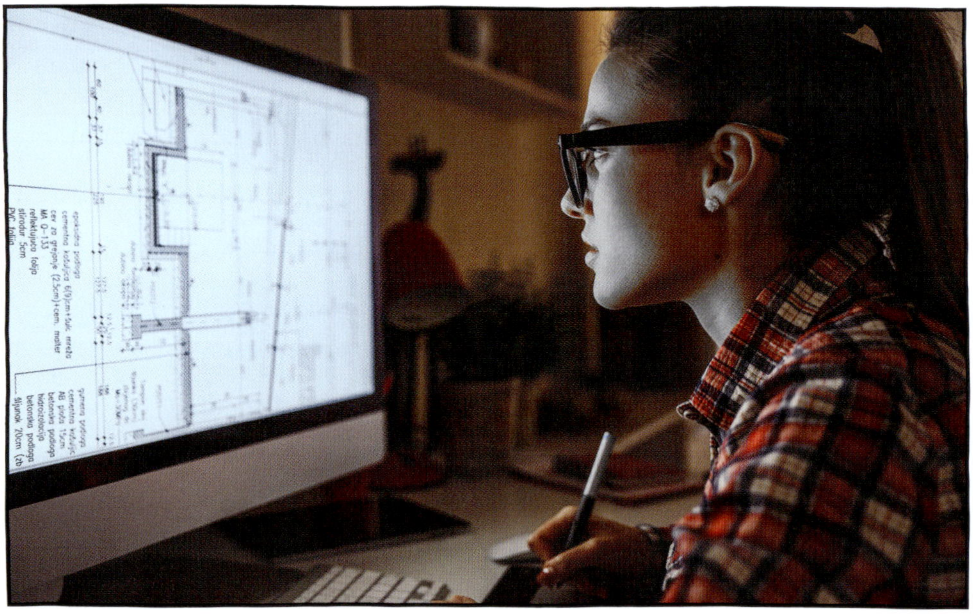

Erste Forschungsergebnisse zeigen, dass die »Blaulichtstrahlung« von Bildschirmen unsere Haut in ungeahnter Weise schädigt.

Freie Radikale und Entzündungsmoleküle, die in der Haut durch Handy- und Tabletlicht gebildet werden, schädigen zudem die Kraftwerke der Zellen, die sogenannten Mitochondrien, und stören dadurch wichtige Vorgänge wie Zellstoffwechsel, Zellerneuerung und Zellreparatur. Hautschäden scheinen auf Dauer der Preis für Selfie-Wahn und ständige Erreichbarkeit zu sein.

Die Bildschirmstrahlung summiert sich zu der Strahlendosis, die tagtäglich auf unsere Haut trifft. Ein Forscherteam aus New Mexico setzte Schaufensterpuppen der Strahlung unterschiedlicher Apple-Endgeräte aus und verglich diese mit der »natürlichen« Strahlung, der wir im Freien ausgesetzt sind. iPads erhöhten die alltägliche Strahlenbelastung um 85 Prozent, ein MacBook um 75 Prozent und ein nah ans Gesicht gehaltenes iPhone um 36 Prozent.

»Digital Aging«

Und nun? Bürojob kündigen, häufiger telefonieren, statt Textnachrichten zu schreiben, und wieder Briefe von Hand verfassen? Nicht unbedingt. Es gibt ein paar Strategien, die Sie am besten in Kombination einsetzen sollten. Damit tun Sie nicht nur der Haut, sondern auch den Augen und dem Gehirn Gutes. Denn das blaue Licht kann auf Dauer auch die Netzhaut schädigen und uns um den wohlverdienten Schönheitsschlaf bringen. Wenn wir abends noch am PC arbeiten oder am Tablet spielen, dann signalisiert der blaue Lichtanteil unserem Gehirn, dass heller Tag ist und wir eigentlich wach und fit sein müssten. Deshalb schüttet unsere Zirbeldrüse im Gehirn weniger vom Schlafhormon Melatonin aus und uns fehlt die nötige Bettschwere.

Wenn Sie sich schöne Haut, einen wachen Blick und guten Schlaf erhalten möchten, benötigen Sie hoch dosierte Antioxidantien in der Hautpflege, in der Ernährung und möglicherweise als Nahrungsergänzungsmittel. Diese können die freien Radikale, die durch den Blaulichtbeschuss vermehrt gebildet werden, zumindest teilweise abfangen, bevor sie größeren Schaden anrichten.

Auch ein paar kleine Änderungen an Ihren Einstellungen in den »mobilen Endgeräten« senken die Strahlenbelastung enorm. Spezielle Blaulichtfilter machen Bildschirme und Displays deutlich hautschonender. Schauen Sie bei den Einstellungen, ob Ihre Geräte auf »Night Shift«, »Dark Mode« oder »Nachtmodus« geschaltet werden können. Diese Einstellung sollten Sie auch tagsüber wählen. Der Bildschirm wird dann etwas oranger, da der Blaulichtanteil herausgefiltert wird.

Die Top 3 gegen schädliche Strahlen

* Wenn möglich, täglich ein Produkt mit UV-A-, UV-B- und Infrarotfilter auftragen. Viele gute Tagespflegeprodukte enthalten einen entsprechenden UV-Filter, manche Produkte integrieren inzwischen auch einen Infrarotschutz.
* Bei allen verwendeten Bildschirmen den Blaulichtanteil durch entsprechende Einstellungen senken.
* Nahrungsmittel verzehren, die die Haut vor Strahlen schützt, vor allem carotinoidreiche Obst- und Gemüsesorten (Tomaten, Grünkohl, Möhren, Wassermelone).

AUCH IMMUNZELLEN KOMMEN IN DIE JAHRE

Jedes Organ unseres Körpers kann altern, ebenso das Abwehrsystem. Die Immunzellen werden dann träge, arbeiten schlampiger, erkennen feindliche Krankheitserreger nicht mehr so gut und können bei Infektionen nicht mehr so stark und entschieden kämpfen wie früher. Inzwischen weiß man, dass alternde Abwehrkräfte auch der Haut zusetzen. Die Haut von Menschen, bei denen aus medizinischen Gründen das Immunsystem geschwächt werden muss, altert enorm schnell, wird rasch faltig und anfällig für Hautkrebs. Aber auch bei Immungesunden geht mit den Jahren die Vitalität der Abwehrzellen verloren. Und das kann weitreichende Auswirkungen haben. Allerdings lässt sich dieser Prozess verzögern. Da die Abwehrzellen enorm viele Nährstoffe benötigen, steht eine ausgewogene Ernährung im Fokus der Immungesundheit. Wenn der Bedarf bei Stress, Leistungssport, in der Erkältungszeit oder im Lauf des Lebens steigt, muss man manchmal auch mit Nahrungsergänzungsmitteln nachhelfen, um Lücken zu schließen. So führt Zinkmangel, den man bei älteren Menschen gar nicht so selten findet, zu einer deutlichen Schwächung der Abwehrfunktion. Mehr Zink bringt in diesen Fällen die Immunzellen wieder auf Trab. Sehr wirkungsvoll können auch probiotische Bakterien und präbiotische Ballaststoffe die Abwehr pushen. Studien haben gezeigt, dass diese nicht nur bei Senioren, sondern auch bei kleinen Kindern, gestressten Berufstätigen und ausgepowerten Leistungssportlern die Anzahl der Infekte und damit auch die Häufigkeit von Entzündungen reduzieren. Omega-3-Fettsäuren sind bei allen Entzündungen und Autoimmunerkrankungen sinnvoll, dürfen aber auch nicht überdosiert werden.

Interessant, sehr effektiv, aber leider nicht so einfach umzusetzen ist die »Kalorienrestriktion«, also die Reduktion der Kalorienaufnahme. Diese gilt als eine der wirkungsvollsten Maßnahmen, Alterungsvorgänge zu verzögern und das Immunsystem fit zu halten – vorausgesetzt, man kombiniert die Nahrungsmittel so geschickt, dass kein Defizit an Nährstoffen oder Eiweiß entsteht. In Studien ließ sich nachweisen, dass dadurch die Hormonwerte auch im Alter nur wenig absanken, weniger freie Radikale im Stoffwechsel produziert wurden und Entzündungen seltener auftraten In Tierversuchen fand man in Hautproben älterer Tiere, die weniger zu fressen bekamen, mehr Kollagen und elastische Fasern und die Haut war besser durchblutet als bei Tieren, die sich immer satt fressen durften. Auch bei Menschenaffen kann man sehr gut sehen, dass eine Kalorienreduktion wie ein Jungbrunnen wirkt. Die beiden Rhesusaffen Owen und Canto leben in einem Labor der Universität Wisconsin. Während Owen zeit seines Lebens essen durfte, was er wollte, wurde Canto auf eher schmale Kost gesetzt. Nun, mit weit über 20 Jahren, sieht man die Unterschiede deutlich. Canto wirkt nicht nur agiler und fitter, auch seine Blutwerte zeigen, dass er gesünder ist. Sein Fell ist glänzender und – ja – er hat auch weniger Falten als Owen.

Die Top 3 für ein gesundes Immunsystem

* Nährstoffreich essen und ausreichend Zink, Selen, Vitamin C und Vitamin D sowie sekundäre Pflanzenstoffe aus Obst und Gemüse zuführen.
* Hin und wieder Fastentage einlegen oder die Kalorien so weit reduzieren, dass man Übergewicht vermeidet und sein normales Gewicht gut halten kann.
* Unterstützung der Darmflora mit präbiotischen Ballaststoffen und eventuell probiotischen beziehungsweise synbiotischen Produkten (mehr dazu auf Seite 184f.).

FALTEN? ZUCKERSÜSS!

Nicht nur viele Kalorien, sondern vor allem auch viele schnell verdauliche Kohlenhydrate wirken bei der Alterung wie ein Zeitraffer. Schon 1945 stellte man fest, dass der Zuckergehalt der Haut ansteigt, wenn der Blutzucker hoch ist, und dass der Zuckergehalt der Haut abnimmt, wenn man fastet.

Heute weiß man: Zu viele Süßigkeiten schlagen nicht nur auf die Hüften, sondern auch der Haut bekommt Zucker schlecht. Steigt der Zuckerwert an, schüttet der Körper das blutzuckersenkende Hormon Insulin aus und beide – Insulin und »süßes Blut« – fördern Entzündungen. Studien haben gezeigt, dass Menschen mit einem hohen Blutzuckerspiegel für ihr Alter deutlich mehr Falten aufwiesen als solche mit einem niedrigen Zuckerspiegel. Grund dafür ist die sogenannte Verzuckerung, Experten sprechen auch von »Glykierung«. Ist der Blutzuckerspiegel ständig erhöht, weil wir viele Kohlenhydrate essen, zwischen den Mahlzeiten naschen oder auch eine schlecht eingestellte Zuckerkrankheit haben, heften sich Zuckermoleküle an die kollagenen und elastischen Fasern der Haut (aber auch an Proteine in Gefäßen und Organen), verkleben sie miteinander und machen sie dadurch unelastisch. Doch Zucker fördert nicht nur hängende Gesichtszüge. Auch Akne und Hautunreinheiten werden durch Süßigkeiten und Co. begünstigt, wie man kürzlich feststellen konnte.

Wie schnell der Zucker Schäden hinterlässt, hängt von der Menge ab, die wir gegessen haben, und davon, wie lange unser Blutzuckerspiegel nach einer Mahlzeit erhöht ist. Denn zunächst ist die Zucker-Eiweiß-Verbindung instabil und kann wieder rückgängig gemacht werden. Das funktioniert aber nur, wenn der Blutzuckerspiegel nicht in schwindelerregende Höhen gestiegen ist und wenn wir ihm die Möglichkeit geben, nach dem Essen schnell wieder in den normalen Bereich zu sinken. Ob sich die kollagenen und elastischen Fasern der Haut wieder aus der »Umklammerung« des Zuckers lösen können, hängt somit von unseren Essgewohnheiten ab. Wenn wir häufig schnell verdauliche Kohlenhydrate aus Kuchen und Süßigkeiten zu uns nehmen, steigt der Blutzuckerspiegel höher als nach dem Genuss von Vollkornbrot und Gemüse. Aber der gesunde Körper ist normalerweise in der Lage, auch in diesem Fall den Blutzuckerspiegel innerhalb von zwei Stunden wieder in den sicheren Bereich zu bringen. Nun würde die Chance bestehen, dass sich die Zuckerverbindungen wieder auflösen … Wäre da nicht das Croissant, das wir uns als Zwischenmahlzeit mit ins Büro genommen haben, oder die Tüte Gummibärchen oder der gezuckerte Joghurt mit Schokostückchen.

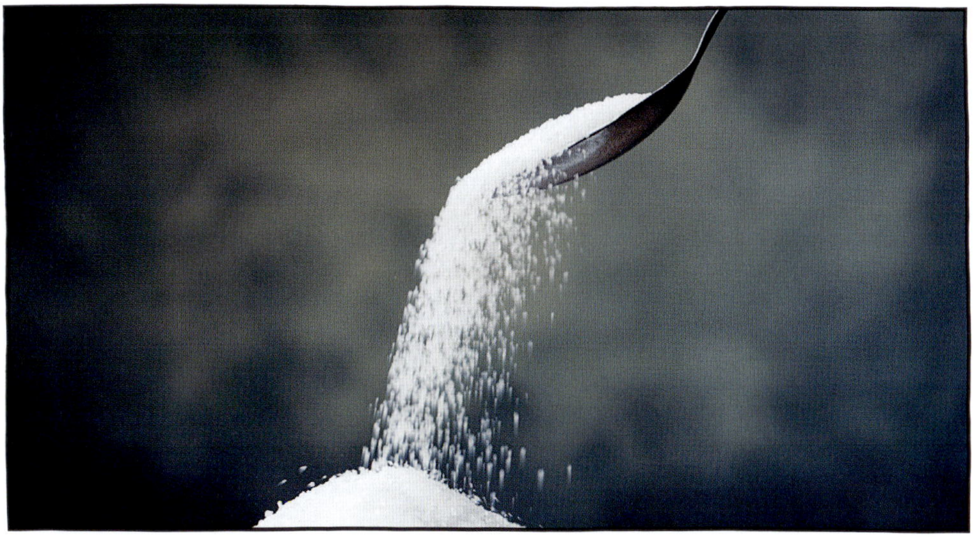

Die Kohlenhydrate aus dem Zucker, vor allem aus den süßen Zwischenmahlzeiten, können auch für die Haut fatale Folgen haben.

Wenn Sie Ihre Haut vor »Verzuckerung« schützen möchten, müssen Sie Ihrem Blutzucker die Chance geben, auf niedrige Werte abzusinken und dort auch für eine Weile zu bleiben. Deshalb sollten Sie dem ständigen Snacken und den häufigen Zwischenmahlzeiten den Kampf ansagen. Auch wenn es zunächst schwerfällt, sollte Ihr Ziel sein, nur dreimal am Tag zu essen. Der Abstand zwischen den Mahlzeiten sollte mindestens vier Stunden betragen. Das erscheint zunächst lange und fällt – wenn man sich andere Essenszeiten angewöhnt hat – am Anfang auch etwas schwer. Aber das Durchhalten lohnt sich. Zu Beginn sind »kleine« Zwischenmahlzeiten, die den Blutzuckerspiegel nur wenig anheben, erlaubt: Ein paar Mandeln oder Nüsse oder auch (sehr) dunkle Schokolade mit hohem Kakao- und geringem Zuckeranteil können den kleinen Hunger zwischendurch in Schach halten.

Die Top 3 gegen Verzuckerung

* Zucker und schnell verdauliche Kohlenhydrate aus dem Speiseplan streichen und nur hin und wieder bewusst genießen.
* Nur drei Mahlzeiten am Tag essen.
* Den Nüchtern-Blutzucker-Wert beim Arzt bestimmen lassen.

RAUCHEN UND HAUT

Raucher oder Nichtraucher? Für die meisten Menschen erübrigt sich diese Frage. Ein Blick ins Gesicht genügt, um die Antwort mit einer hohen Trefferquote schon im Voraus zu kennen. Rauchern sieht man ihre Leidenschaft an der Haut an, denn diese ist verdickt, oft gelblich verfärbt und vor allem deutlich faltiger als die Haut von gleichaltrigen Nichtrauchern. Bereits in den 1960er-Jahren, als man noch wenig über die schädlichen Auswirkungen des Rauchens wusste, stellte man fest, dass Raucher mehr »Krähenfüße« um die Augen und Falten am Mund haben. Verursacht werden diese Hautveränderungen durch einen vorzeitigen und übermäßig starken Abbau der Kollagenfasern im Bindegewebe. Nikotin führt außerdem zu einer Verengung der Blutgefäße. Kohlenmonoxid aus dem Zigarettenrauch behindert den Sauerstofftransport durch die Gefäße zum Gewebe. Wenn weniger sauerstoffhaltiges Blut durch die Gesichtshaut strömt, dann wirkt der Teint blasser, fahler und der Glow geht verloren. Und auch Regenerations- und Reparaturprozesse laufen langsamer ab. Nach Operationen heilen Wunden bei Rauchern schlechter als bei Nichtrauchern, da die Hautdurchblutung nachweisbar vermindert ist.

Und es gibt offensichtlich eine klare Dosis-Wirkungs-Beziehung zwischen Zigarettenkonsum und Faltigkeit des Gesichts. Der tägliche Konsum einer Packung Zigaretten soll bei älteren Rauchern die Hautalterung um etwa zehn Jahre beschleunigen, 30 Zigaretten bewirken eine Voralterung um etwa 14 Jahre. Ungerecht, aber wahr: Frauen sind noch stärker von den alt machenden Effekten des Rauchens betroffen als Männer. Die Kombination »Rauchen und Sonnenbaden« beschleunigt die Faltenbildung zusätzlich, denn wenn es um die Hautalterung geht, dann summieren sich die Schwächen und Nachlässigkeiten im Lebensstil. Das belegt auch eine japanische Studie. Wer sich regelmäßig mehr als zwei Stunden täglich in der Sonne aufhält und gleichzeitig stark raucht, altert deutlich schneller. Das Risiko für Faltenbildung ist dann mehr als elfmal (!) so hoch wie bei Nichtrauchern, die sich nur selten der Sonne aussetzen.

Doch was bewirkt Rauchen eigentlich in der Haut? Neben anderen Effekten erhöht Rauchen vor allem die Produktion freier Radikale. Diese aggressiven Teilchen schädigen Zellen, führen zu chronischen, unterschwelligen Entzündungen und aktivieren Enzyme, die den Abbau des Bindegewebes enorm beschleunigen. Während der Raucher genüsslich an seiner Zigarette zieht, überflutet er seinen Körper Zug um Zug mit 10^{13} sogenannten Radikalen. Ausgeschrieben bedeutet das 10 000 000 000 000 aggressive Teilchen, die den Entzündungsprozess in der Haut anheizen, die Körperzellen schädigen und damit den Alterungsprozess beschleunigen. Rauchen heizt zudem über mehrere Mechanismen Entzündungsprozesse an und aktiviert die Matrix-Metalloproteinasen, die biochemischen Scheren, deren Lieblingsbeschäftigung es ist, kollagene und elastische Fasern zu kappen.

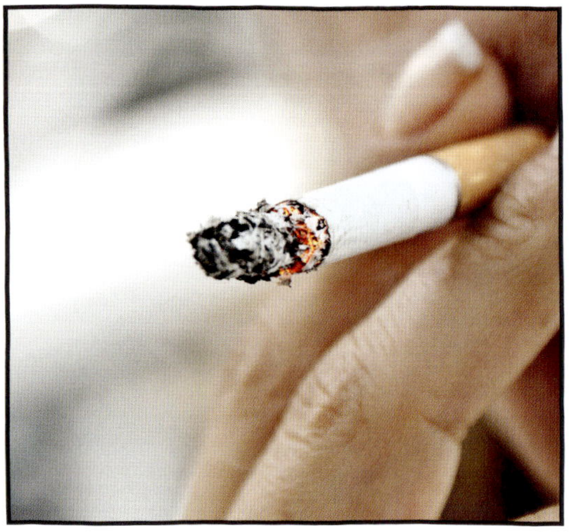

Nicht wirklich eine Überraschung: Rauchen hat sehr negative Auswirkungen auf die Haut und lässt sie vorzeitig altern.

Rauchen macht die Haut krank

Doch Rauchen kann sich auch direkt negativ auf die Entstehung oder den Verlauf zahlreicher Hauterkrankungen auswirken. Die Schuppenflechte (Psoriasis vulgaris) ist eine chronische Hauterkrankung, die an betroffenen Körperstellen zu Rötung und Schuppung führt. Tabakrauch fördert Entzündungen und kann bei Psoriasispatienten einen Schub auslösen. Gut untersucht ist der Zusammenhang zwischen Rauchen und einer Sonderform der Psoriasis, die mit Pusteln an Handflächen und Fußsohlen einhergeht (Psoriasis pustulosa palmoplantaris). Nachgewiesen ist auch der negative Einfluss auf die »normale« Schuppenflechte. Verschiedene Studien konnten zeigen, dass der Anteil der Raucher unter Psoriasispatienten größer ist als bei Personen, die unter anderen Hauterkrankungen leiden oder keine Hauterkrankung haben. Tabakverzicht ist deshalb bei allen Formen der Schuppenflechte eine wichtige Therapiemaßnahme.

Auch eine Akne verschlechtert sich häufig durch Tabakkonsum. Hier spielt ebenfalls die entzündungsfördernde Wirkung des Rauchens eine Rolle. Zigarettenrauch enthält große Mengen Arachidonsäure. Arachidonsäure ist eine mehrfach ungesättigte Fettsäure, die im Körper an zahlreichen Entzündungsprozessen beteiligt ist. Zudem scheint Nikotin direkt auf die Talgdrüsen zu wirken und auf diesem Weg zur vermehrten Bildung von Pickeln zu führen.

Neurodermitis ist eine Hauterkrankung, die vor allem bei Klein- und Schulkindern auftritt und sich in juckenden und oft stark entzündeten Ekzemen in den Gelenkbeugen äußert. Aufgrund der Altersverteilung könnte man meinen, dass Rauchen hier keine große Rolle spielt. Doch wie eine größere Untersuchung an Schulkindern zeigte, scheint sich bei Neurodermitis vor allem das Passivrauchen negativ auf den Hautzustand auszuwirken. Jüngere Kinder, die sich oft in verrauchten Räumen aufhalten müssen, leiden besonders darunter.

Top 1 gegen Falten durchs Rauchen

Hier gibt es nur eine Empfehlung: Weg mit dem Glimmstängel!

DUNKLE FLECKEN DURCH RUSS

Wer möchte nicht hin und wieder »Großstadtluft schnuppern«, um neue Erfahrungen und Eindrücke zu gewinnen? Doch unter Dermatologen gilt Stadtluft inzwischen als neuer Hautfeind, der bisher viel zu wenig beachtet wurde. Dass Sonnenlicht und Rauchen die Haut runzelig machen, ist seit Langem bekannt. Dass aber auch der blasse Nichtraucher schneller Falten und Altersflecken bekommt, wenn er an einer viel befahrenen Straße oder mitten in einer Großstadt lebt, weiß man noch gar nicht so lange. Schuld an der beschleunigten Hautalterung sind Smog, Ozon, Ruß und Feinstaub. Diese Umweltschadstoffe lassen unsere Haut im Zeitraffer altern, beschleunigen den Kollagenabbau und fördern die Entstehung von Falten und unregelmäßiger Hautpigmentierung – das konnte kürzlich ein Team des Leibniz-Instituts für umweltmedizinische Forschung feststellen. Sie untersuchten 400 Frauen, von denen die eine Hälfte aus stark belasteten Städten im Ruhrgebiet stammte, die anderen lebten in dörflich geprägten Regionen. Die Städterinnen wiesen 20 Prozent mehr Pigmentflecke auf als die Landbewohnerinnen. Die Ursachen dafür fanden die Forscher in Zellkulturen. Dazu setzten sie menschliche Haut verschiedenen

Umweltschadstoffen aus und konnten so unter anderem feststellen, dass sich die Pigmentbildung verändert. Besonders tückisch wirkte sich in den Versuchen Dieselruß aus. Erreichen Umweltschadstoffe die Haut, lösen sie wie ein umfallender Dominostein eine ganze Reihe von Ereignissen aus. Feinstaub und Co. docken an einen Rezeptor in der Haut an (an den Aryl-Hydrocarbon-Rezeptor – AhR), der wiederum bestimmte Gene aus dem Tiefschlaf weckt. Diese Erbanlagen, die an- und abgeschaltet werden können, setzen Vorgänge in Gang, an deren Ende Altersflecken und Falten stehen. Das ist wahrscheinlich der Grund, weshalb Städterinnen rund 20 Prozent mehr Falten und Pigmentflecken aufweisen als gleichaltrige Frauen, die in ländlichen Regionen leben.

Den Schutzwall der Haut stärken

Ob die zahlreichen Anti-Pollution-Produkte (Pollution = Verschmutzung), die derzeit angeboten werden, in der Lage sind, die Folgen der Luftverschmutzung an der Haut zu verhindern oder zumindest zu reduzieren, lässt sich nicht pauschal sagen. Wichtig ist, dass die Tagespflege von Stadtmenschen neben einem Lichtschutz auch hoch dosierte Antioxidantien wie Vitamin C, Vitamin E oder Pflanzenwirkstoffe – zum Beispiel Grünteeextrakte – enthält. Zusätzlich ist es sinnvoll, morgens ausreichend Schutzstoffe aufzunehmen: Dunkle Säfte, Zitrusfrüchte, grüner Tee und schwarzer Kaffee können, wenn sie regelmäßig verzehrt werden, einen Schutzwall gegen Umweltschadstoffe aufbauen. Was Kaffee alles kann, erfahren Sie später noch. Nur schon mal so viel vorweg: Kaffeetrinker entwickeln weniger Altersflecken.

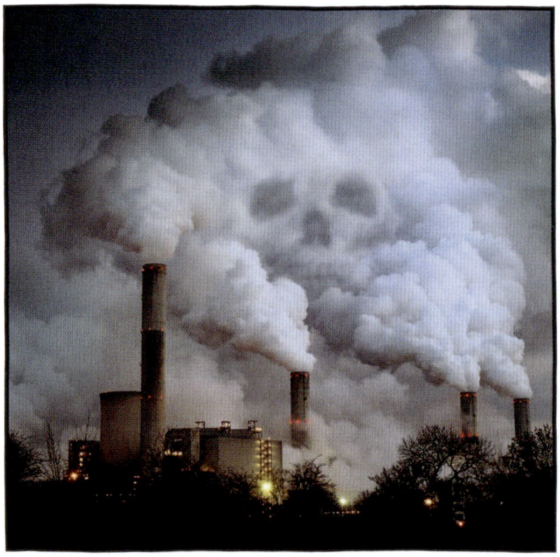

Dieselruß, Abgase aus Heizanlagen und weitere Luftschadstoffe sind wirkstarke Faktoren, die die Haut angreifen.

Ich bin kein Fan von allzu häufigem Reinigen des Gesichts, denn darunter leiden Säureschutzmantel und Hautbarriere. Morgens halte ich ein aufwendiges Reinigungsritual deshalb für kontraproduktiv. Wer aber den ganzen Tag in der Stadt unterwegs war oder in der Nähe stark befahrener Straßen arbeitet, sollte besonderen Wert auf die abendliche Reinigung legen und eventuell auch tagsüber mal mit einem Wattepad mit Reinigungswasser über die Haut gehen. Denn je weniger lang Staub und Ruß auf die Zellen einwirken, desto besser.

Top 3 gegen Hautschäden durch Luftverschmutzung

* Abends das Gesicht gründlich reinigen, um Rußpartikel zu entfernen.
* Morgens eine Pflege mit Antioxidantien auftragen und Antioxidantien über die Ernährung und eventuell Nahrungsergänzungsmittel zuführen.
* Drucker aus dem Büro verbannen, in einen Extraraum stellen. Der Tonerstaub gelangt in hoher Konzentration in die Raumluft, und das tut der Haut nicht gut.

STRESS LÄSST UNS ALT AUSSEHEN

Bei Angst tritt uns Schweiß auf die Stirn, manchmal werden wir blass vor Schreck oder grau vor Sorgen, an anderen Tagen strahlen wir vor Zufriedenheit – unsere Haut zeigt sehr gut, wie es in unserem Inneren aussieht. Probleme lassen bei vielen Menschen die Haut grau und stumpf, die Haare schlapp und dünn werden. Bei Dauerstress sprießen vermehrt Pickel und von zahlreichen Hauterkrankungen ist bekannt, dass sie bei psychischer Anspannung erstmals auftreten oder sich verschlechtern. Doch die Beziehung zwischen Psyche und Haut ist keine Einbahnstraße, der Hautzustand spiegelt nicht nur unsere Gemütsverfassung wider, häufig ist es auch umgekehrt: Dann macht uns der Zustand unserer äußeren Hülle Stress. Wenn eine Hauterkrankung für die Mitmenschen sichtbar wird, kann das für den Betroffenen zu einer starken Belastung werden, auch wenn die Probleme für die anderen nicht immer nachvollziehbar sind.

Was passiert im Körper bei Stress?

Wenn eine Prüfung ansteht, ein Vortrag droht oder ein Abschluss noch schnell fertiggestellt werden muss, versetzt das die meisten in Stress. Unser Körper reagiert darauf wie vor Tausenden von Jahren: Er spult ein Programm ab, das schon zu Urzeiten funktioniert hat, wenn die Steinzeitmenschen mit einem Bären kämpfen oder vor ihm fliehen mussten. Der Körper schüttet dazu blitzschnell das Stresshormon Adrenalin aus, das den Blutdruck erhöht, die Atmung steigert und das Herz schneller schlagen lässt. Hält der Stress länger an, wird auch das Nebennierenrindenhormon Cortisol abgegeben. Dieses stellt Energie in Form von Zucker und Fettsäuren zur Verfügung, damit wir beim Kampf oder auf der Flucht länger durchhalten können. Meist war der Stress unserer Vorfahren nach kurzer Zeit vorbei und der Körper konnte wieder auf Normalbetrieb umschalten. Die Stresshormonpegel sanken, die Körperfunktionen normalisierten sich. Der Körper nahm durch diese kurzfristige Stresssituation keinen Schaden.

Dauerstress hingegen kann krank machen. Nicht nur Herzinfarkt und Bluthochdruck treten häufiger auf, wenn die Stresshormone bei Dauerstress gar nicht mehr auf ein normales Level zurückgehen können, auch die Haut leidet. So kann Stress, wie das Ergebnis einer Studie der Ohio State University zeigt, die Wundheilung deutlich verzögern. Wunden, die den (freiwilligen) Teilnehmern mitten im Examensstress zugefügt wurden, benötigten 40 Prozent mehr Zeit zum Heilen als während der Sommerferien. Und Dauerstress beschleunigt auch die Alterung – bis hinein in die letzte Hautzelle. Eine Studie hat gezeigt, dass Stress uns biologisch um bis zu zehn Jahre älter macht. Das kann man sehr gut an den *Telomeren* feststellen. Als »Telomere« bezeichnet man die Schutzkappen der Chromosomen, die sich bei jeder Zellteilung verkürzen. Je älter ein Mensch ist, desto kürzer sind diese Telomere. Stress beschleunigt die Telomerverkürzung und somit auch die allgemeine körperliche Alterung. Personen, die unter Dauerstress leiden, weisen deutlich kürzere Telomere und dadurch ein höheres biologisches Alter auf als andere, die diesen Stressoren nicht ausgesetzt waren. Die biologischen Altersunterschiede betrugen bis zu zehn Jahre. Interessant war hier die wichtige Rolle der Stresswahrnehmung: Bei jenen, die sich am stärksten belastet fühlten, stellten die Wissenschaftler im Vergleich zu den wenig Gestressten eine vorzeitige biologische Alterung um etwa ein Jahrzehnt fest. Auch die Spannkraft der Haut lässt messbar nach. Erhöhte Cortisolspiegel führen dazu, dass in der Haut weniger Hyaluronsäure produziert wird und sich Kollagenfasern zurückbilden.

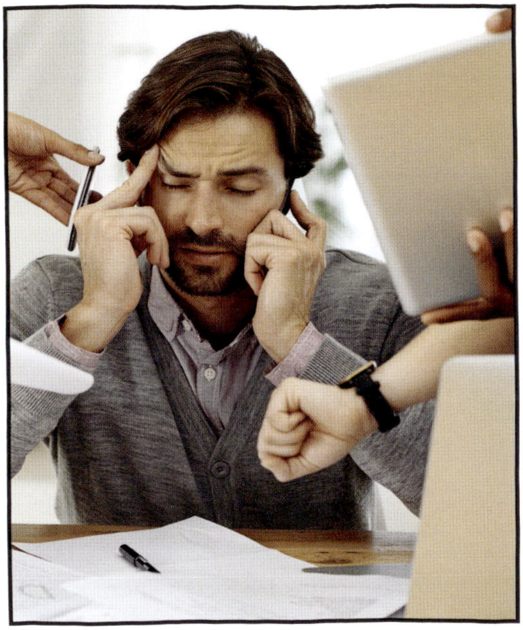

Stress, vor allem, wenn er anhält, ist ein ernsthafter Gegner unserer Gesundheit und lässt auch die Haut rapide altern.

Selbst die Spiegel anderer Hormone unterliegen verschiedenen Stresseinflüssen. Östrogene, Testosteron oder das Schlafhormon Melatonin sind Hormone, die uns länger jung aussehen lassen. Trotz ähnlicher Lebensumstände sind die Werte dieser Hormone bei älteren Menschen aber dennoch sehr unterschiedlich. Wissenschaftler der University of California in San Francisco fanden jetzt heraus, dass – neben ausreichend Schlaf und regelmäßiger Bewegung – vor allem ein guter Umgang mit Stress verbunden mit regelmäßigen Entspannungsphasen diese »Jugendlichkeitshormone« auf einem hohen Level halten können.

Gestresste Haut

Bei Stress haben auch Hauterkrankungen leichtes Spiel. Hochzeit, Vorstellungsgespräch oder Date – immer, wenn etwas wirklich Wichtiges ansteht, blüht die Haut und die Pickel sprießen. Das ist keine Einbildung: Dermatologen wissen, dass die Haut unter Stress tatsächlich verstärkt zu Entzündungen und Unreinheiten neigt und dass es einen Zusammenhang zwischen der Ausschüttung von Stresshormonen und der Talgproduktion der Haut gibt. Insbesondere Frauen in stressigen Berufen mit permanenter Anspannung leiden unter der Problematik. Wissenschaftler vermuten deshalb, dass unter chronischem Stress vermehrt männliche Hormone produziert werden und dass das Stresshormon Adrenalin die Wirkung der Männerhormone, die bekannt dafür sind, dass sie Pickel begünstigen, im Gewebe noch zusätzlich verstärken kann. Gleichzeitig kurbelt Cortisol die Talgproduktion an und schwächt das Immunsystem und die Hautbarriere.

Der Zusammenhang zwischen psychischer Belastung und dem Ausbruch von Hautkrankheiten ist vor allem für die Schuppenflechte (Psoriasis) gut belegt. Es gibt eine ganze Reihe Hinweise, die vermuten lassen, dass das erste Auftreten oder auch neue Schübe durch Stress ausgelöst werden können. Solche Stressoren können Arbeitsplatzverlust, eine Trennung vom Partner oder Operationen sein. Ein bis zwei Wochen später blüht plötzlich die Haut. Während des Bosnienkriegs beispielsweise trat die Schuppenflechte bei Soldaten an der Front deutlich häufiger auf als bei Personen, die weniger in die Kriegsgeschehnisse einbezogen waren.

Stress und psychische Belastungen wurden außerdem von mehr als 10 Prozent der Patienten als Hauptursache einer Nesselsucht, einer mit juckenden Quaddeln einhergehenden Hauterkrankung, angegeben. Mehr als die Hälfte der Patienten berichtet, dass Stress neue Schübe beziehungsweise eine Verschlechterung des Hautzustandes auslöst. Kein Wunder, dass zahlreiche Studenten vor dem Examen unter den lästigen Quaddeln leiden. Werden Patienten, die zu Nesselsucht neigen, in Stresssituationen gebracht, lässt sich bei ihnen dadurch häufig ein neuer Quaddelschub auslösen.

Die Top 3 gegen Stress

- Regelmäßige Bewegung und Sport ohne Leistungsdruck senken den Stresshormonspiegel.
- Entspannungsverfahren erlernen – und dann auch anwenden.
- Soziale Kontakte pflegen. Dutzende Studien haben gezeigt, dass Menschen, die ihre Beziehungen zu Freunden und Familie pflegen, weniger gestresst und insgesamt glücklicher sind, weniger Gesundheitsprobleme haben und länger leben.

SCHLAFMANGEL

Der Prinz hat sich nicht umsonst in Dornröschen verliebt, denn sie konnte sich 100 Jahre ausschlafen. Der Schönheitsschlaf trägt seinen Namen zu Recht. Nachts läuft der Regenerationsprozess der Haut auf Hochtouren, Schlaf- und Wachstumshormone, die Schäden reparieren können, werden ausgeschüttet. Niemand, der eine Nacht durchgefeiert hat, würde behaupten, dass er am nächsten Tag besser aussieht. Doch was in so einer tollen Nacht alles mit unserem Gesicht passiert, haben schwedische Forscher erst kürzlich herausgefunden. Die Erkenntnis ist vielleicht nicht neu, aber man sollte sie dennoch im Hinterkopf haben: Ausgeschlafen wirken wir deutlich schöner, attraktiver und gesünder auf unsere Mitmenschen. Um das zu beweisen, mussten sich 23 männliche und weibliche Teilnehmer zwischen 18 und 31 Jahren einmal ausgeschlafen nach acht Stunden Schlaf und einmal nach einer kurzen Nacht und 31 Stunden ohne Schlaf fotografieren lassen. Das erste Foto wurde gemacht, nachdem sie sieben Stunden wach waren, das zweite nach 31 Stunden ohne Schlaf. Der Gesichtsausdruck, Haare/Frisur und Kleidung waren auf den Fotos möglichst ähnlich. Testpersonen bekamen diese Bilder nun sechs Sekunden auf einem Bildschirm eingeblendet und sollten spontan entscheiden, wie attraktiv und gesund ihnen die Personen auf den Bildern erschienen. Das wenig erstaunliche Ergebnis: Übernächtigt schnitten die Personen auf den Fotos in allen Punkten wesentlich schlechter ab als ausgeschlafen.

Erstaunlicher ist, dass auch chronisch schlechter Schlaf an der Haut sichtbar wird. 60 Frauen zwischen 30 und 49 Jahren wurden zu Schlafdauer und Schlafqualität befragt. Die Hälfte der Teilnehmerinnen fiel unter die Kategorie »schlechte Schläfer«. Die Untersuchung zahlreicher Hautparameter zeigte deutliche Unterschiede zwischen guten und schlechten Schläfern.

Wer nachts nicht zur Ruhe kommt, muss auf Dauer mit mehr Falten, Pigmentflecken und nachlassender Elastizität rechnen. Insgesamt sahen die »Schlaflosen« älter aus. Weitere Tests zeigten: Die Hautbarriere regeneriert sich schlechter und UV-Licht richtet größeren Schaden an, wenn die Nächte regelmäßig kurz sind. Schlaf ist offensichtlich nicht nur wichtig für unser Wohlbefinden, sondern stellt auch eine Verbindung zwischen Attraktivität und Gesundheit dar.

Die Top 3 gegen schlechten Schlaf

* Nach 19 Uhr keine Geräte mehr benutzen, die Blaulicht abgeben (Handy, PC, Tablet) beziehungsweise diese nur im Nachtmodus verwenden. Durch das blaue Licht wird die Ausschüttung des Schlafhormons Melatonin deutlich heruntergefahren.
* Allgemeine Empfehlungen für guten Schlaf berücksichtigen, zum Beispiel abends nur eine Kleinigkeit essen, noch einen Abendspaziergang machen, das Schlafzimmer gut lüften.
* Auf natürliche Schlafhelfer setzen wie Baldrian und Hopfen (als Tee oder Kapsel) oder auf schlaffördernde Eiweißbausteine wie die Aminosäure Tryptophan (Achtung: nicht zusammen mit Alkohol oder Antidepressiva einnehmen).

WAS ZWILLINGE UNS ZEIGEN KÖNNEN

Was wäre, wenn wir uns unser ganzes Leben lang vor Sonne geschützt, jede Nacht ausreichend geschlafen, uns gesund ernährt und Stress so weit wie möglich gemieden hätten? Wahrscheinlich hätten wir eine superglatte Haut, aber nichts erlebt, nichts zu erzählen und wenig Spaß gehabt. Genau lässt sich das aber nicht sagen, da bei der Alterung so viele Faktoren eine Rolle spielen. Und nicht nur die durchzechten Nächte, sondern auch unsere Erbanlagen haben ihren Anteil an den Alterungsprozessen. Das Studium eineiiger Zwillinge bietet eine gute Möglichkeit, zumindest die genetischen Ursachen der Alterung auszuschließen. Eineiige Zwillinge sehen sich nicht nur äußerlich zum Verwechseln ähnlich, sie gleichen sich auch innerlich wie ein Ei dem anderen. Ihre genetischen Anlagen sind identisch und alle Unterschiede, die sich im Lauf der Jahre an der Haut einstellen, sind Folgen des Lebensstils.

Das lässt sich besonders gut in Twinsburg beobachten. Twinsburg (Twins = Zwillinge) ist eine US-amerikanische Kleinstadt in Ohio und sie macht ihrem Namen alle Ehre. Jahr für Jahr fahren Tausende von Zwillingspaaren zum weltweit größten Zwillingstreffen in den Ort. Von Säuglingen bis zu Hundertjährigen kommen hier Menschen zusammen, von denen es nicht nur eine äußerlich, sondern auch eine genetisch identische Kopie gibt. Und das macht dieses Fest für Wissenschaftler hochinteressant. An eineiigen Zwillingen lässt sich nämlich sehr gut ermitteln, welcher Lebensstil uns jung erhält und was die Alterung beschleunigt oder begünstigt. Die genetischen Einflussfaktoren auf Falten, Hautkrankheiten, graue Haare oder Pickel sind hier gleich. Unterschiede in Aussehen und Alterungsgeschwindigkeit müssen deshalb von anderen Faktoren herrühren. Denn nicht immer machen die »Doppelgänger« das Gleiche. Wenn zum Beispiel der eine raucht und der andere nicht, ähneln sich die beiden nach ein paar Jahren nicht mehr wie »ein Ei dem anderen«. Den rauchenden Zwilling erkennt man dann schnell an seinen vielen Falten. Fotos aus der Zwillingsforschung sind deshalb besonders für das Verständnis der Hautalterung interessant. Denn niemand weiß, ob er besser, jünger und gesünder aussehen würde, wenn er die vergangenen 40, 50 oder 60 Jahre einen anderen Lebensstil geführt hätte. Zwillinge haben es da besser (oder schlechter), denn sie bekommen manchmal einen lebenden Spiegel vorgehalten.

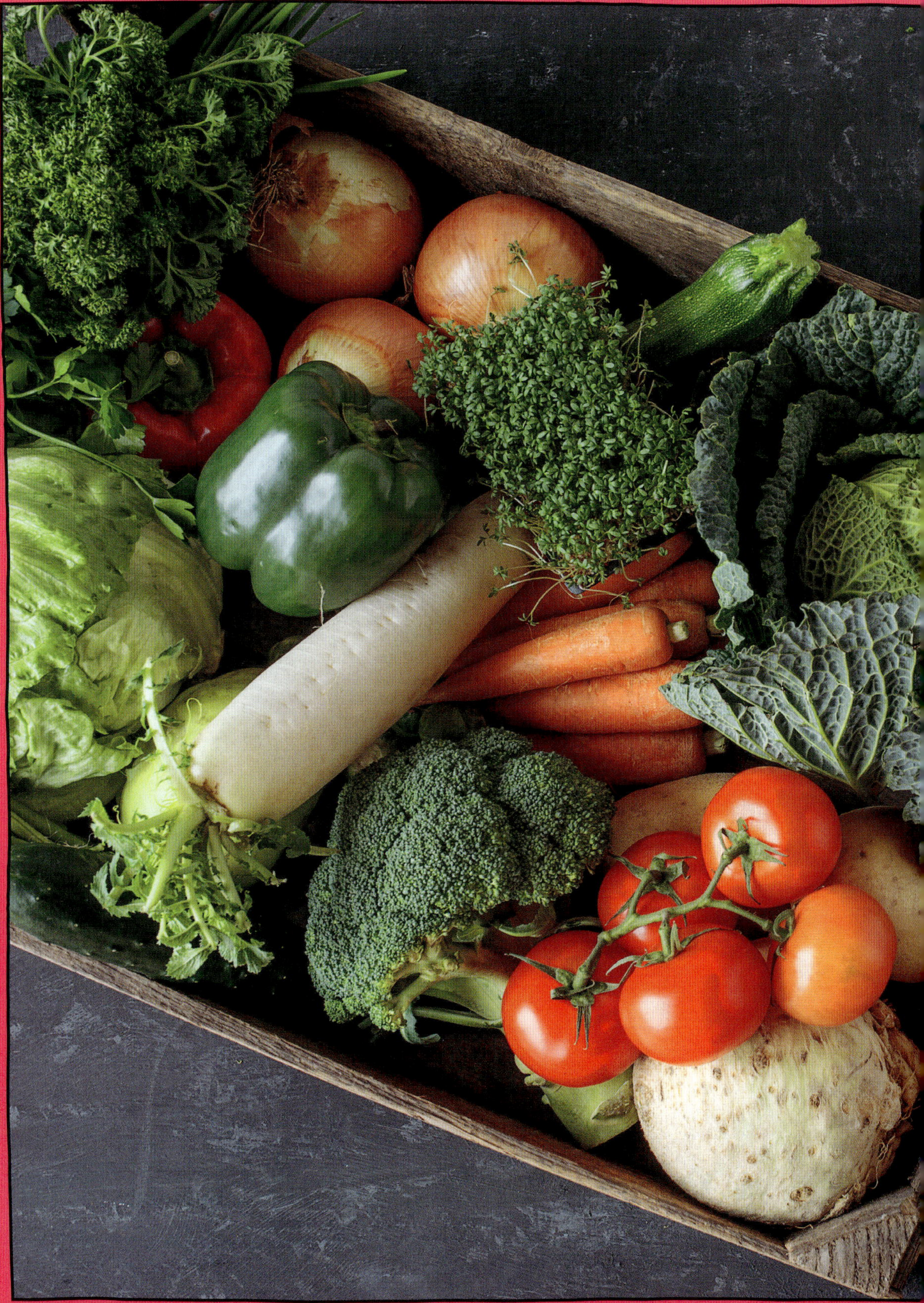

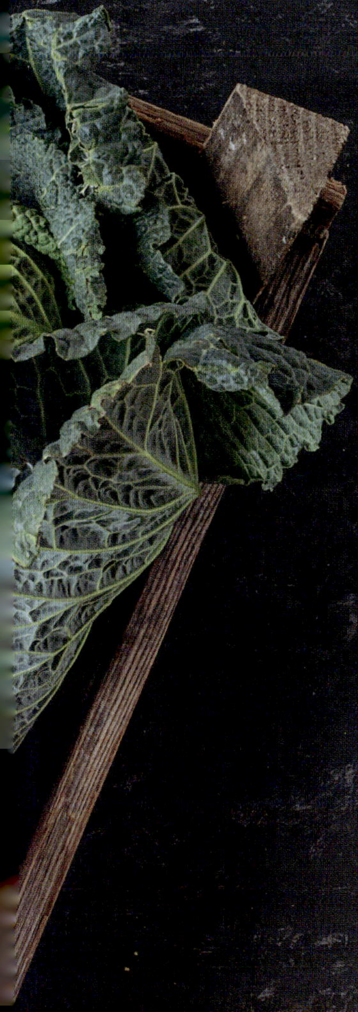

Kapitel 4

DAS SCHMECKT IHRER HAUT

Schönheit kommt von innen – das trifft bei unserer Haut in mehrfacher Hinsicht zu. Zum einen können wir mit guter Ernährung die Haut mit allem versorgen, was sie gesund und frisch erhält. Vor allem aber lässt sich mit ausgewählten Nahrungsmitteln auch ein Schutzschirm gegen schädliche Einwirkung von außen aufspannen.

SCHÖNHEIT IST ESSBAR

»Du bist, was du isst« – ein abgedroschener Spruch, aber dennoch sehr wahr. Das, was wir täglich auf dem Teller haben, ist die Grundlage für Attraktivität, Wohlbefinden und Gesundheit – oder für das Gegenteil. Eine ausgewogene, nährstoffreiche Ernährung lässt unsere Haut strahlen, verbessert die Feuchtigkeitsversorgung und schützt uns vor den Einflüssen, die unsere Haut altern lassen, wie freien Radikalen, Entzündungen, Verzuckerung, Strahlung oder Mangelerscheinungen. Auch viele Hauterkrankungen lassen sich durch ein Ernährungskonzept bessern. Unser Körper und speziell auch die Haut benötigt rund ein Dutzend unterschiedlicher Vitamine und ähnlich viele Mineralstoffe und Spurenelemente. Hinzu kommen acht essenzielle Eiweißbausteine (Aminosäuren), die der Organismus nicht selber synthetisieren, und noch mal zehn, die er notfalls selber zusammenbauen kann, wenn wir ihm die Ausgangsmaterialien zur Verfügung stellen. Außerdem gibt es noch viele Fettsäuren und Tausende Pflanzenstoffe, die unseren Motor am Laufen halten und unsere Haut aufblühen lassen. Gerade für die Haut ist auch ein breites Spektrum an Eiweißbausteinen, sogenannten Aminosäuren, enorm wichtig, denn daraus entstehen die Fasern des Bindegewebes, und sie sind Grundlage für die Bildung von Hyaluronsäure und Zellmembranen.

Im Optimalfall nehmen wir all diese wertvollen Stoffe mit unserer Nahrung zu uns – nicht täglich alle, aber doch so regelmäßig, dass die Speicher immer gut gefüllt sind. Diese Mikronährstoffe benötigt die Haut, um Botenstoffe zu synthetisieren, sich vor schädlichen Einflüssen zu schützen, die Barrierefunktion aufrechtzuerhalten und das hauteigene Immunsystem zu unterstützen. Viele Abläufe im Körper sind Kettenreaktionen, bei denen zahlreiche Enzyme und verschiedene Hormone Hand in Hand arbeiten. Aber bekanntlich ist eine Kette nur so stark wie ihr schwächstes Glied. Fehlen Nährstoffe, die an zentraler Stelle benötigt werden, dann arbeitet unser Körper unzuverlässiger, dann können nicht mehr alle Fehler repariert, nicht alle Funktionen auf einem optimalen Niveau gehalten werden. Nach einiger Zeit werden diese Defizite dann sichtbar und spürbar.

Qualität und Ausgewogenheit bestimmen die Funktionalität

Um ihre Schutzfunktion zu gewährleisten, aber auch für Wachstum, Heilung und Regeneration ist unsere Haut in allen ihren Schichten ständig auf eine ausreichende Zufuhr von Vitaminen, Mineralstoffen, Spurenelementen, aber auch von Pflanzenstoffen und Eiweißen angewiesen. Während viele Kosmetikinhaltsstoffe nur bis in die unteren Schichten der Epidermis (Oberhaut) gelangen, finden Substanzen aus der Nahrung oder aus Nahrungsergänzungsmitteln über die Blutbahn recht einfach ihren Weg bis zur Lederhaut. Dort, im Bindegewebe, liegt der Hauptschauplatz der Hautalterung und auch einiger Hauterkrankungen. Vor allem die hier vorherrschenden kollagenen und elastischen Fasern benötigen Vitamine und Spurenelemente und lassen sich sehr gut über das, was wir essen, beeinflussen.

Doch wenn es um die Versorgung mit wichtigen Nährstoffen geht, steht unsere äußere Hülle nicht unbedingt an vorderster Stelle. Eine gesunde und attraktive Haut ist klasse. Aber für unser Überleben ist es nicht wichtig, ob die Haut fahl, schuppig und faltig oder schön und strahlend ist. Da setzt unser Organismus ganz klare Prioritäten. Sind Vitamine, Pflanzenstoffe und Spurenelemente im Essen Mangelware, dann werden erst mal die lebenswichtigen Organe versorgt. Das ist auch der Grund, warum man es uns ziemlich schnell ansieht, wenn wir uns nicht besonders gut ernähren. Ein grauer, fahler Teint, Pickel, Ekzeme oder dünne Haare können deshalb immer auch ein Zeichen dafür sein, dass uns wichtige Biostoffe fehlen. Eisenmangel ist zum Beispiel eine der häufigsten Ursachen für Haarausfall, ein Defizit an B-Vitaminen kann zu Hautentzündungen führen, und fehlen uns bestimmte Schutzstoffe aus der Nahrung, sogenannte Antioxidantien, dann altern wir schneller und sind außerdem noch deutlich anfälliger für Zivilisationskrankheiten.

Es gibt inzwischen unwahrscheinlich viele Untersuchungen, welche Ernährungsweisen der Haut guttun und was schadet. Ich habe für Sie mal die aktuelle Studienlage durchforstet und stelle Ihnen die wichtigsten und im Alltag praktikabelsten Empfehlungen, die auch wirklich helfen, vor.

Der Speiseplan unserer Haut

* Möhren, Aprikosen, Tomaten: Wer viele Antioxidantien und Carotinoide im Blut und in der Haut aufweist, sieht für sein Alter jünger aus und hat weniger Falten.
* Kakao und grüner Tee: Die darin enthaltenen Catechine schützen die Haut vor UV-Strahlen, verhindern die Faltenbildung und verbessern die Versorgung der Haut mit Feuchtigkeit.
* Soja und Leinsamen: Pflanzenhormone erhöhen die Hautdichte nachweislich und festigen das Bindegewebe.
* Kaffee: Das Genussmittel liefert – man kann es kaum glauben – wertvolle Antioxidantien. Wer regelmäßig Kaffee trinkt, entwickelt weniger Altersflecken.
* Fünf Portionen Obst und Gemüse täglich: Pflanzenfarbstoffe sorgen innerhalb weniger Wochen für einen attraktiveren Teint. Die tolle Hautfarbe entsteht umso schneller, je mehr Carotinoide in der Pflanzenkost stecken.
* Fisch, Walnüsse, Raps- oder Leinöl: Omega-3-Fettsäuren verhindern Entzündungen und bremsen dadurch ebenfalls Alterungsvorgänge. Außerdem scheinen sie Hauterkrankungen wie Schuppenflechte und Neurodermitis günstig zu beeinflussen.
* Schwarze Johannisbeeren, Paprika, Brokkoli, Kiwi, Zitrusfrüchte: Wer ausreichend Vitamin C mit der Nahrung aufnimmt, entwickelt weniger Falten. Bei Akne können Antioxidantien die Entzündungen reduzieren.
* Gelatine: Das aus Proteinen bestehende Stoffgemisch versorgt unseren Körper mit Kollagenbausteinen. Nach zwei Monaten regelmäßigen Verzehrs wird die Haut straffer, elastischer und die Feuchtigkeitsversorgung verbessert sich.
* Joghurt, Kefir, Käse: Vergorene Milchprodukte oder auch vergorene »Nicht-Milchprodukte«, also zum Beispiel Joghurt aus Soja- oder Kokosmilch, enthalten probiotische Bakterien, die über den Darm den Hautzustand verbessern können. Allerdings lässt sich anhand der Angaben auf den Produkten nicht immer erkennen, wie hoch die »guten Bakterien« dosiert sind. Achtung: Bei Akne Vorsicht mit Milchprodukten. Diese können zu mehr Unreinheiten führen.

* Ingwer und Kurkuma: Beide blockieren wirkungsvoll Enzyme, die Entzündungen fördern.
* Haferflocken, grüne Bananen, Hülsenfrüchte, Topinambur und Pastinaken: Sie enthalten präbiotische Ballaststoffe, die eine gesunde Darmflora fördern, und gut gefütterte Darmbakterien versorgen unsere Haut mit Vitaminen, regen die Bildung von Ceramiden und Hyaluronsäure an.

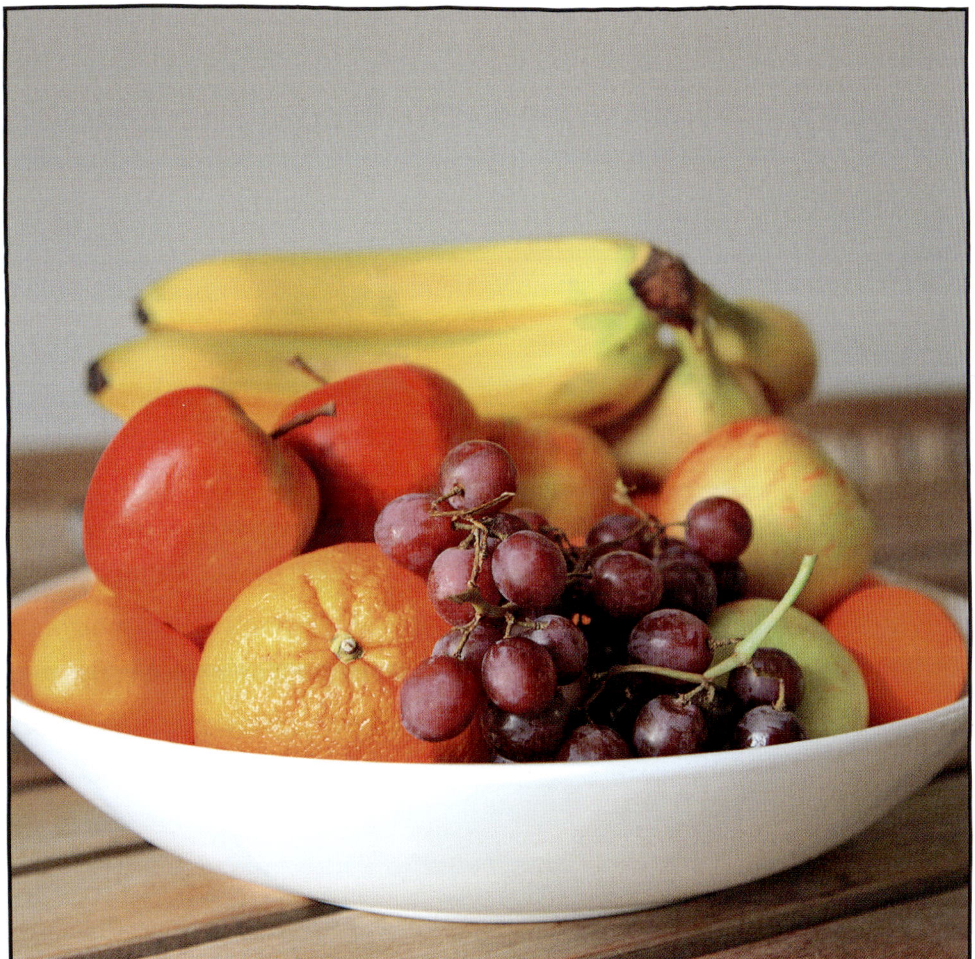

Gesunde Nahrungsmittel, frisch, biologisch, mit allen wichtigen Inhaltsstoffen – so legen Sie die Grundlage für die Gesundheit nicht nur Ihrer Haut.

WAS ESSEN MENSCHEN, DIE JÜNGER WIRKEN?

Das ist gar nicht so leicht zu sagen, denn die Studien, die das untersucht haben, unterscheiden sich teilweise enorm. Da gibt es solche, die das allgemeine Ernährungsverhalten unterschiedlicher Bevölkerungsgruppen untersucht haben und daraus Rückschlüsse auf die Hautalterung gezogen haben, andere haben sich nur einzelne Nahrungsbestandteile angeschaut wie zum Beispiel den Kaffee- oder Teekonsum oder den Verzehr bestimmter Öle. In ein paar Untersuchungen wurden auch Messungen bestimmter Blutwerte oder der Spiegel freier Radikale in der Haut oder im Blut durchgeführt. Das Thema »Haut und Ernährung« wurde demnach aus ganz unterschiedlichen Blickwinkeln beleuchtet und die Forscher haben Interessantes zutage befördert.

So nahmen mehr als 4000 Frauen zwischen 40 und 74 Jahren an einer recht großen britischen Studie teil. Sie mussten über ihr Ernährungsverhalten detailliert Auskunft geben und wurden anschließend von einem Hautarzt untersucht. Teilnehmerinnen, die sich besonders Vitamin-C-reich ernährten, wiesen auffällig wenige Falten auf. Je mehr Fett und Kohlenhydrate jedoch auf dem Teller landeten, desto früher und ausgeprägter runzelte sich die Haut. Vitamin C aus Nahrungsergänzungsmitteln und solches aus Obst und Gemüse sind chemisch ähnlich und auch bezüglich der Aufnahme in den Körper gibt es wenig Unterschiede. Wenn es nur ums Vitamin C geht, ist es für die Haut möglicherweise egal, aus welche Quelle das Vitamin stammt. Dennoch ist zu beachten, dass Früchte weitaus mehr zu bieten haben. Sie liefern noch sekundäre Pflanzenstoffe, die ebenfalls die Haut strahlen lassen und die Wirkung von Vitamin C unterstützen. Zudem sind mehrere kleine Portionen, wie man sie über die Nahrung zuführt, beziehungsweise häufiger niedrig dosierte Nahrungsergänzungsmittel pro Tag wirkungsvoller als eine hoch dosierte Tablette, denn kommen mehr als 200 Milligramm des Vitamins im Darm auf einmal an, dann nimmt die Fähigkeit, das Ganze auch in den Körper zu schleusen, messbar ab.

Top 10 der Vitamin-C-Lieferanten

Name	Vitamin-C-Gehalt in mg/100 g
Hagebutten	1200
Sanddorn	450
Schwarze Johannisbeeren	175
Paprika (rot, roh)	140
Brokkoli (roh)	110
Kiwi	100
Rosenkohl (gekocht)	90
Grünkohl	70
Erdbeeren	60
Orangen	50

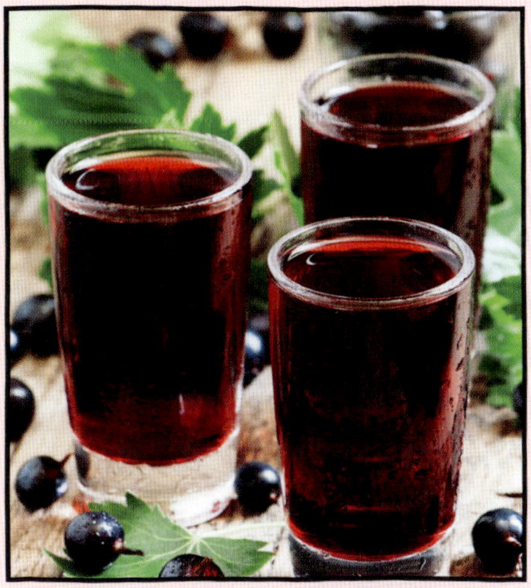

Wenn frisches Obst mit seinen Vitaminen und Pflanzenstoffen nicht verfügbar ist, sind Smoothies oder Fruchtsäfte (zumal frisch gepresste) eine gute Alternative.

Eine andere Studie verglich die Haut von Briten, Griechen und Schweden, die entweder in ihren Heimatländern lebten oder ins sonnenreiche Australien ausgewandert waren. Hier waren die, die viel Gemüse, Olivenöl und Hülsenfrüchte auf dem Teller hatten, gut vor Schäden durch UV-Strahlen geschützt. Wer hingegen vor allem bei Fleisch und Butter zulangte, beschleunigte damit seine Faltenbildung deutlich.

Auch wenn eine ausgewogene, abwechslungsreiche Ernährung mit reichlich Früchten und Gemüse unserer Haut prinzipiell guttut, so ist es doch sinnvoll, genauer hinzuschauen, was einzelne Nahrungsmittel alles auf dem Kasten haben. Denn auf dem Teller hat so manches Lebensmittel das Zeug zum Klassenprimus. Und wenn Sie diese hautfreundlichen Nahrungsmittel, die ich Ihnen auf den nächsten Seiten ans Herz legen möchte, öfters essen und miteinander kombinieren, dann macht sich das nach einiger Zeit auch am Hautzustand bemerkbar.

PFIRSICHHAUT DURCH APRIKOSEN

Carotinoide sind die wichtigsten Antioxidantien in unserer Haut. Sie kommen nicht nur in Möhren vor, obwohl die Karotte Namenspate war. Zu dieser Pflanzenstoffgruppe gehören neben dem recht bekannten Betacarotin, das auch für das Orange der Rübe verantwortlich ist, noch rund 700 weitere Stoffe, die unter dem Begriff »Carotinoide« zusammengefasst werden. Sie sind – außer in der Möhre – vor allem in Aprikosen, Paprika, Orangen, Tomaten, Wassermelonen, aber auch in Eidotter, Lachs oder Hummer vorhanden. Hier sorgen sie für die orangerote Farbe, die man bei reichlichem Genuss auch an der Haut sieht. »Karottenbabys« sind der lebende Beweis dafür, wie schnell sich diese Schutzstoffe in der Haut ablagern. Daneben sind auch Grünkohl und Spinat gute Quellen, der orange Pflanzenfarbstoff wird hier aber durch das dunkle Blattgrün verdeckt.

Carotinoidreiche Nahrungsmittel sollten täglich auf dem Speiseplan stehen. Nach einiger Zeit kann man die Unterschiede zwischen Karottenliebhabern und -verächtern dann auch sehen. Vergleicht man bei 50-Jährigen die Menge an Falten und Altersflecken und setzt diese dann in Bezug zum Antioxidantien-, vor allem mit dem Carotinoidgehalt der Haut, dann lässt sich ganz klar nachweisen, dass Menschen, die eine hohe Schutzstoffkonzentration in der Haut haben, deutlich weniger Falten und Furchen aufweisen als die weniger gut versorgten Studienteilnehmer. Das liegt vor allem an den guten Sonnenschutzeffekten der Carotinoide. Sonnenkontakt ist unvermeidbar, aber natürlich auch wünschenswert, denn Sonne macht glücklich, hebt den Vitamin-D-Spiegel an und weckt die Lebensgeister – das sind alles durchaus positive und schöne Sachen. Doch in der Sonne wird unsere Haut zu einer Art löchrigem Wasserschlauch, aus dem die Schutzstoffe nur so rauströpfeln. Unter dem Einfluss des Sonnenlichts sinken die Vitamin-A-, -C- und -E-Spiegel genauso wie die der Carotinoide. Füllen wir dann nicht rasch die sich leerenden Speicher auf, können die UV-Strahlen ihr zerstörerisches Werk beginnen. Sind wir hingegen gut mit Antioxidantien versorgt, halten sich die Schäden in Grenzen und UV-Strahlen und freie Radikale scheitern an unserer Schutzstoffbarriere. Leider steht unsere mitteleuropäische Ernährung nicht auf dem Siegertreppchen, wenn es um den Gehalt an gesunden Pflanzenstoffen geht. Menschen, die am Mittelmeer leben, und Asiaten haben da die Nase vorn. Vergleicht man den schützenden Carotinoidspiegel von Deutschen und Südkoreanern, die in Deutschland leben, mit denen von Südkoreanern in ihrem Heimatland, dann schneiden wir hier in unseren Breiten deutlich schlechter ab – egal ob gebürtiger Deutscher oder zugezogener Südkoreaner. Der Antioxidantienspiegel in der Haut der Südkoreaner, die in ihrem Heimatland die traditionell gemüsereiche Kost genießen, liegt weit über dem, der sich mit hiesigem »Durchschnittsessen« erzielen lässt.

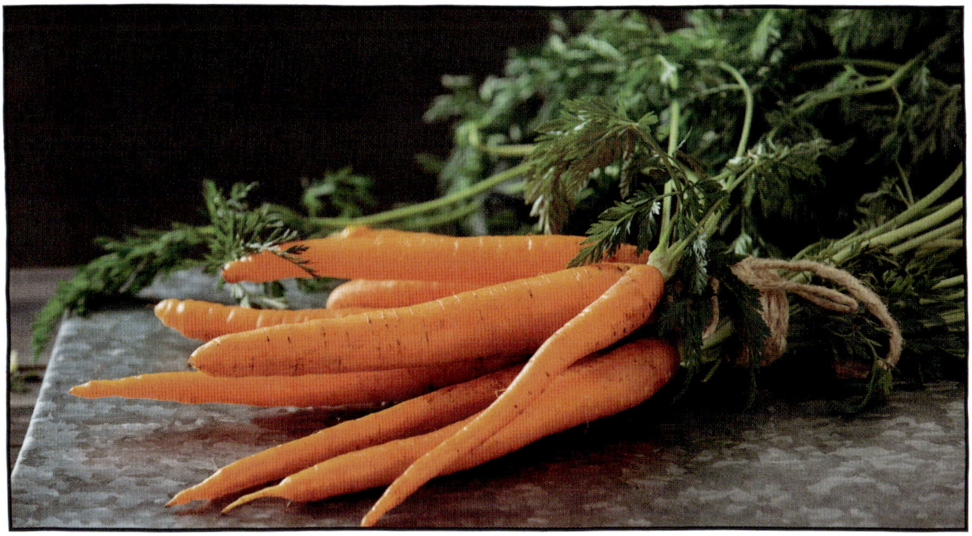

Die Namensgeber der Carotinoide – doch nicht nur sie enthalten wichtige Antioxidantien, die für die Frische und Gesundheit unserer Haut wichtig sind.

ATTRAKTIVER MIT MÖHREN

Karotten, Tomaten und Aprikosen zu essen, um Falten zu verhindern, ist allerdings eher eine Investition in die Zukunft, denn es dauert etwas, bis sich die Haut Gesundheitsbewusster von der der Fast-Food-Freunde unterscheidet. Wem das zu lange erscheint, der kann sich freuen, denn eine carotinoidreiche Ernährung wird schon viel früher belohnt. »In nur vier Wochen zu einem strahlenderen, attraktiveren Teint«, das ist kein haltloses Versprechen der Kosmetikindustrie, sondern das Ergebnis einer britischen Studie.

Pflanzenstoffe, allen voran besagte Carotinoide, scheinen für eine attraktivere Hauttönung wichtiger zu sein als Solarium und Bräunungscreme. Zu diesem Ergebnis kommt ein Forschungsteam um Dr. Ian Stephen von der Universität Nottingham. Wer täglich fünf Portionen Obst und Gemüse isst, möglichst auch solches, das Carotinoide enthält, entwickelt innerhalb von vier Wochen eine anziehendere Gesichtsfarbe. In der britischen Studie sollten Teilnehmer den Teint von Personen am Computer so verändern, dass ihnen die abgebildeten Personen möglichst gesund und hübsch erschienen. Fast immer wählten sie eine Gesichtsfarbe, die mehr Gelb- und Rotanteile besaß und heller war als auf dem Originalfoto. Noch immer denken viele, dunkle Sonnenbräune sei der Inbegriff von Schönheit. Doch die meisten Menschen empfinden instinktiv eine »gesunde« Gesichtsfarbe, wie sie durch Obst und Gemüse hervorgerufen wird, viel anziehender. Die Grundlage des goldenen Teints bilden natürliche Pflanzenstoffe aus roten und orangefarbenen Obst- und Gemüsesorten wie zum Beispiel Möhren, Süßkartoffeln, Kürbis, Aprikosen, Mangos, Papayas, Tomaten oder Wassermelonen, die in der Haut abgelagert werden.

Doch nicht nur Obst und Gemüse liefern Carotinoide. Auch Eier versorgen uns mit wertvollen Schutzstoffen. Bio-Eier punkten hier besonders. Eier von glücklichen Hühnern enthalten doppelt so viele Antioxidantien wie die von Artgenossen, die nur im Stall leben, denn was am Ende im Ei ankommt, hängt vor allem davon ab, wie die Tiere gehalten und gefüttert werden – das gilt übrigens auch für Milch und Fleisch. Berliner Wissenschaftler ließen sechs Freiwillige regelmäßig Öko-Eier essen; messbare Ergebnisse gab es schon nach einer Woche: Die schützenden Carotinoidspiegel in der der Haut stiegen um 20 Prozent an. Bio-Eier machen offensichtlich nicht nur Hühner glücklich, sondern lassen auch uns strahlen.

HIER WERDEN NUR DIE TOMATEN ROT

Schäden durch Sonnenlicht sind die größten Feinde schöner Haut. Wobei man nicht nur den ausgedehnten Sonnenbädern an den paar warmen Sommertagen oder im Urlaub die Schuld geben darf. Mindestens genauso bedeutend sind die kleinen, unbemerkten Sonnendosen, die täglich auf unsere äußere Hülle treffen. Doch wer möchte schon in der Mittagspause auf den Spaziergang im Park verzichten, nur weil er mal keinen Sonnenschutz aufgetragen hat? Deshalb ist unserer Haut ein »Grundlichtschutz« sehr willkommen, und diesen können wir ziemlich gut mit handelsüblichen Nahrungsmitteln aufbauen. Tomatensoße und Möhrensalat, dunkle Schokolade, Olivenöl und grüner Tee – im Sommer sollten diese Nahrungsmittel regelmäßig genossen werden. Tatsächlich kann man mit Lebensmitteln, die jeder im Kühlschrank oder in der Speisekammer hat, die Widerstandskraft der Haut gegen Sonnenbrand und Faltenbildung erhöhen. Das ist sogar wissenschaftlich belegt. In einer Untersuchung aß die eine Hälfte der Teilnehmer täglich 40 Gramm Tomatenmark mit etwas Olivenöl. Tomatenmark liefert, wie man in der Tabelle auf Seite 77 sehen kann, ganz ordentliche Mengen des Tomatencarotinoids Lycopin. Die andere Gruppe bekam nur Olivenöl. Nach zehn Wochen stellten die Wissenschaftler fest, dass sich die Lichtempfindlichkeit in der Tomatengruppe deutlich reduziert hatte. Allein durch den regelmäßigen Verzehr von Tomatenmark ließ sich ein Lichtschutzfaktor von 4 in der Haut aufbauen. Damit werden immerhin 75 Prozent der UV-B-Strahlen absorbiert.

Wirksamer und dauerhafter Schutz

Sogar dunkle Schokolade kann bei regelmäßigem Verzehr die Haut widerstandsfähiger gegen UV-Strahlen machen. Nach drei Monaten täglichem Genuss von 20 Gramm dunkler Schokolade mit einem hohen Polyphenolgehalt hatte sich in einer Untersuchung die Widerstandskraft der Haut gegen Sonnenbrand verdoppelt. Allerdings benötigt die Haut einige Wochen, um einen wirkungsvollen Schutz aufzubauen.

Auch wenn ein Lichtschutzfaktor von 4 zunächst nicht besonders hoch erscheint, hat der »Sonnenschutz von innen« doch einige unbestrittene Vorteile, denn dieser Schutz wirkt nahtlos von Kopf bis Fuß. Er ist absolut wasserfest und wirkt auch dann, wenn wir den kosmetischen Lichtschutz mal vergessen haben. Natürlich ersetzen die »Nahrungsmittel mit Lichtschutz« nicht den Sunblocker, aber sie stellen eine perfekte Ergänzung zu den Sonnenschutzprodukten dar.

Welche Bedeutung auch die Reflexion von Licht auf der Haut für den jugendlichen Glow hat, wissen Sie bereits. Da nur glatte, geschmeidige Haut reflektieren kann, ist alles, was die Rauigkeit der Epidermis verringert, willkommen. Tomatenlycopin scheint so ein Geschmeidigmacher zu sein. Die bereits erwähnte Forschungsgruppe der Berliner Charité hat auch hier wieder Interessantes zutage gefördert. Mit einem »Rauigkeits-Messgerät« warfen sie einen Blick auf die Haut von 40- bis 50-Jährigen und bestimmten den

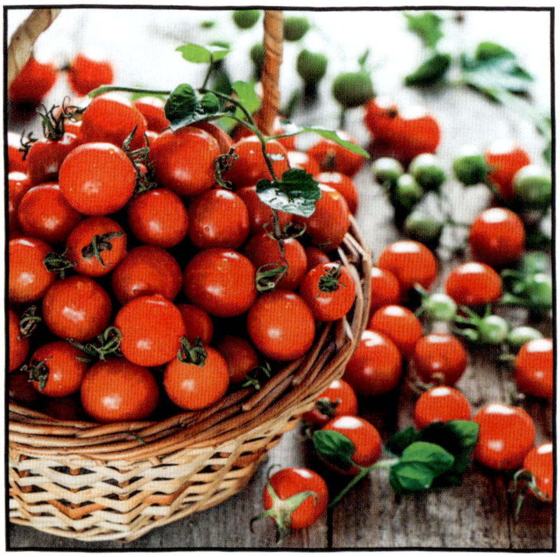

Für Ihren »Sonnenschutz von innen« und geschmeidige Haut sollten Sie sommers auf ein paar Lebensmittel setzen, die nicht nur nützlich, sondern auch lecker sind.

Lycopingehalt der Haut. Und siehe da: Je mehr Tomatenfarbstoff nachgewiesen wurde, desto geschmeidiger und strahlender war deren Haut. Das zeigt erneut, dass eine gute Versorgung mit Nährstoffen, allen voran Carotinoiden, den Alterungsprozess maßgeblich beeinflusst und man mit einfachen Lebensmitteln der vorzeitigen Hautalterung sehr gut vorbeugen kann. Wenn das nicht ein Grund ist, Tomatensaft nicht nur im Flugzeug, sondern auch mal zu Hause zu trinken!

Lycopingehalt von verschiedenen Tomatenprodukten

Tomatenprodukt	Lycopin in mg/100 g
Konzentriertes Tomatenmark	40 bis 60
Tomatenpaste	30
Ketchup	17
Tomatensoße	16
Dosentomaten	10
Tomatensaft	9

Ein hautfreundlicher Lebensstil, der überzeugt

Unsere Ernährung, aber auch unser gesamter Lebensstil bestimmt, wie jung und attraktiv wir aussehen und wie gut sich unsere Haut vor Krankheiten wehren kann. Der Spiegel an Schutzstoffen in unserer äußeren Hülle hängt zum einen davon ab, wie viele Schutzstoffe wir über die Ernährung, über Nahrungsergänzungsmittel oder Kosmetikprodukte zuführen, und zum anderen, wie schnell wir diese wieder durch unseren Lebensstil abbauen. Stressfaktoren für die Haut, die Antioxidantien und Carotinoide verbrauchen, sind die üblichen Verdächtigen: Rauchen, Alkohol, Sonnenlicht, die Strahlung von Handys und Tablets und die verschiedensten Umweltschadstoffe. Nicht nur im Sommerurlaub, nach einer Party oder bei Schlafmangel sollten wir versuchen, den Mehrbedarf an Antioxidantien möglichst gut abzudecken. Und wer regelmäßig am PC arbeitet, aufs Tablet oder Handy schaut oder in einer Großstadt lebt, dessen Haut braucht sowieso mehr davon.

Wie schnell sich der Schutzwall aufbauen lässt und welche guten Ergebnisse erzielt werden können, wenn man sich nur der Bedeutung der Ernährung bewusst ist, zeigt eine Studie mit Teenagern. Diese wurden zunächst gebeten, sich vier Wochen lang wie üblich zu ernähren und zu verhalten. Anschließend wurde das Schutzpotenzial der Haut anhand des Antioxidantienwertes bestimmt. Dann folgte die »gesunde« Phase. Die Jugendlichen sollten nicht rauchen, keinen Alkohol trinken und sich gesund ernähren. Nach zwei Monaten hatten fast alle deutlich höhere Antioxidantienspiegel. Die Schüler erhielten keine Empfehlungen, sich weiter gesund zu ernähren. Doch sechs Monate später wurden die Teenager noch mal unangekündigt nachkontrolliert. Überraschenderweise war bei fast allen das Schutzpotenzial weiter gestiegen. Das zeigt, wie schnell die Erkenntnis, dass man selber etwas für Gesundheit und schöne Haut tun kann, offensichtlich Wirkung zeigt.

ROH ODER GEKOCHT?

Beim Braten, Dünsten und Kochen bleiben manche Mikronährstoffe wie Vitamin C oder Folsäure auf der Strecke. Nicht so die Carotinoide. Ihr Gehalt steigt sogar häufig beim Zerkleinern, Dünsten oder Kochen an. Das gilt für Tomaten, Karotten und gelbe Paprika. Und wer Karotten und Paprika so gar nichts abgewinnen kann, der sollte mal zur Kartoffelsorte Rosara greifen. Diese hat eine rote Schale und ihr Carotinoidgehalt ist vergleichbar mit dem von Möhren. Rote Paprika oder Brokkoli sollte man hingegen nur kurz erhitzen,

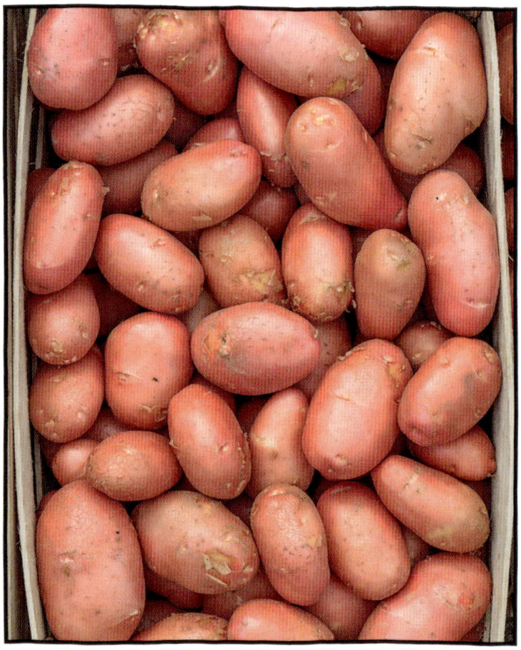

Carotinoide sind nicht so hitzeempfindlich wie andere Vitamine.

denn ihr Vitamingehalt sinkt umso stärker, je länger sie in Topf oder Pfanne schmoren. Und wer aus Pflaumen das Maximale an gesunden Carotinoiden herausholen möchte, sollte sie nicht im Kühlschrank, sondern bei Zimmertemperatur lagern, denn auch dann steigt die Verwertbarkeit der Inhaltsstoffe für uns Menschen an.

Info

Raucher und Exraucher sollten kein isoliertes Betacarotin aus Nahrungsergänzungen und angereicherten Lebensmitteln wie zum Beispiel Multivitaminsäften zuführen. Während gesunde Nichtraucher selbst höhere Dosen über eine längere Zeit ohne Nebenwirkungen tolerierten, kam es in mehreren großen Studien zu einer Zunahme der Lungenkrebshäufigkeit, wenn Raucher Vitamintabletten mit Betacarotin einnahmen. Aber: Auch starke Raucher dürfen bei betacarotinreichen Obst- und Gemüsesorten zulangen. Hier sind keine negativen Auswirkungen zu erwarten.

GRÜNES LICHT FÜR GRÜNKOHL

Grünkohl galt jahrelang als preiswertes Winteressen und Beilage zu deftigen Fleischgerichten. Doch seit Kurzem entdecken die Amerikaner Grünkohl als interessanten und vor allem gesunden Bestandteil von Trendgerichten. Grünkohl ist plötzlich der Star in Pasta-Gerichten, Smoothies, als Chips und im Salat. Diesem Trend sollten wir uns anschließen, denn Grünkohl hat eine Menge zu bieten – für unsere Gesamtgesundheit ebenso wie für unsere Haut. In Studien wurde, um gleiche Bedingungen für alle Teilnehmer zu schaffen, meistens auf Grünkohlextrakte zurückgegriffen. Dadurch ließ sich der Carotinoidgehalt der Haut um bis zu 20 Prozent steigern, die Fähigkeit der Haut, freie Radikale unschädlich zu machen, verbesserte sich und der Abbau von Kollagen und Elastin wurde vermindert.

Eine Sonnenbrille zum Essen

An dieser Stelle möchte ich noch auf zwei weitere Carotinoide mit seltsamen Namen eingehen, nämlich *Lutein* und *Zeaxanthin*. Lutein und Zeaxanthin lagern sich in unserem Auge an der Stelle des schärfsten Sehens (Macula oder auch »gelber Fleck«) ab und schützen diese Region vor Sonnenschäden. Je

Luteingehalt verschiedener Gemüsesorten	
Name	Luteingehalt in mg/100 g
Grünkohl	20
Petersilie	10
Spinat	10
Rucola	10
Mangold	10
Feldsalat	7
Brokkoli	2
Erbsen	2
Grüne Bohnen	0,7
Mais	0,7

mehr Lutein und Zeaxanthin wir im Blut haben, desto mehr davon wird in der Macula gespeichert, und auch den Weg in die Haut finden diese Schutzstoffe. Das besondere an Lutein ist, dass es wirksam den schädlichen blauen Lichtanteil aus dem Tageslicht und aus Handy- und PC-Bildschirmen abfangen kann. Besonders reichlich sind diese beiden Carotinoide enthalten in grünem Blattgemüse wie dem bereits erwähnten Grünkohl, in Mangold oder Spinat. Auch Basilikum und Rucola liegen in dieser Hinsicht auf den vorderen Plätzen. Immer noch gute Lieferanten, aber etwas abgefallen sind grüne Erbsen, Pistazien und Eier. Wer täglich Blaulicht ausgesetzt ist, sollte sich eine Extraportion Spinat oder Grünkohl gönnen, um Schäden an Haut und Augen zu verringern. Gut versorgt ist, wer täglich etwa 10 Milligramm Lutein und 2 Milligramm Zeaxanthin aufnimmt.

KREBSROT? NICHT MIT ASTAXANTHIN

Die Familie der Carotinoide ist groß. Ein weiteres Mitglied, das Sie zum Wohle Ihrer Haut kennenlernen sollten, ist *Astaxanthin*. Wenn das Fleisch des Lachses schön rosa und der Hummer richtig rot ist, dann liegt das normalerweise daran, dass sie kleine Krebse oder Algen gefuttert haben, die diesen Pflanzenfarbstoff liefern. Astaxanthin ist ein Antioxidans, das hundertfach stärker wirkt als Vitamin E und so Zellschäden durch freie Radikale oder Sonnenlicht vorbeugen kann. Es hält nicht nur UV-A-Strahlen ab, sondern verhindert auch, dass Kollagen und Elastin durch Enzyme zerstört werden. Günstige Effekte scheint Astaxanthin auch bei Entzündungen, Bluthochdruck und Zuckerkrankheit zu haben. Astaxanthin hat noch eine Eigenschaft, die man beachten sollte: Astaxanthin beschleunigt die Arbeit bestimmter Leberenzyme, vor allem das des sogenannten Cytochrom-P450-Enzyms. Dieses ist für den Abbau von Arzneimitteln zuständig. Durch Astaxanthin werden Medikamente schneller verstoffwechselt, wodurch deren Wirkung verkürzt und abgeschwächt werden kann.

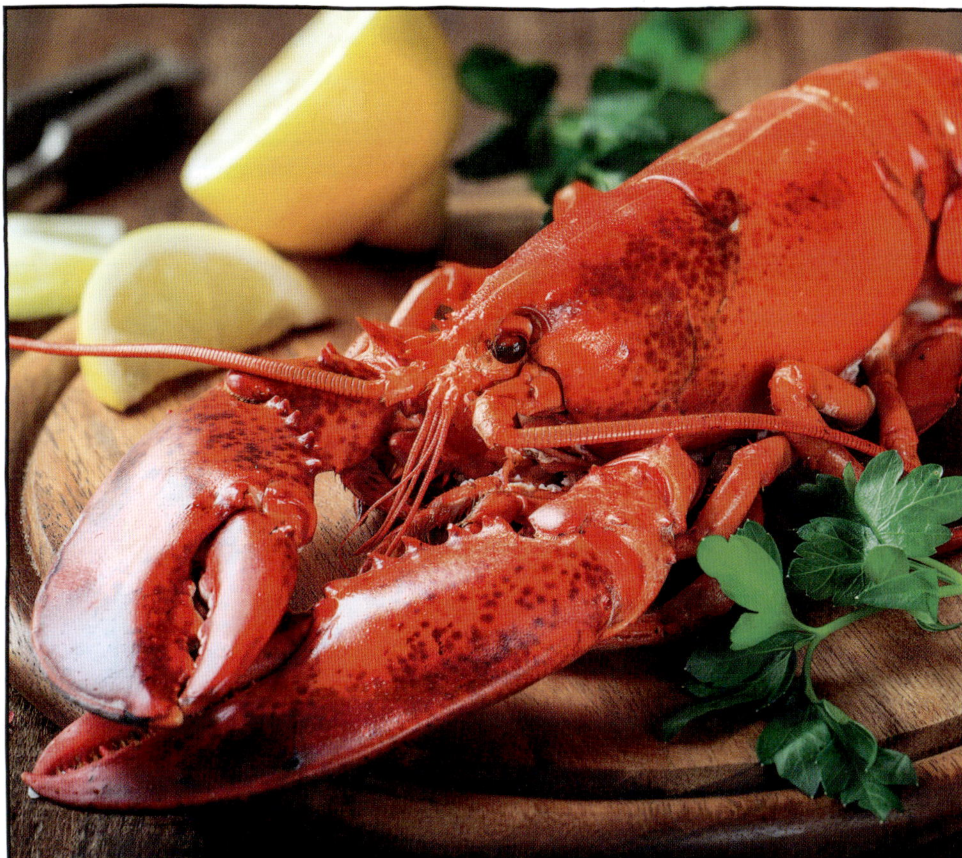

Was bei frei lebenden Lachsen und Hummern für rote Farbe sorgt, sind Kleinstlebewesen, die wertvolles Astaxanthin enthalten.

DEN RADIKALEN PAROLI BIETEN

Unser Organismus verfügt über ein eigenes Verteidigungssystem, mit dem er den freien Radikalen Paroli bieten kann. Blutbestandteile besitzen die Fähigkeit, freie Radikale zu neutralisieren, körpereigene Enzyme können die aggressiven Teilchen abfangen und bioaktive Moleküle dem sogenannten oxidativen Stress den Garaus machen. Besonders die Epidermis, die obere Hautschicht, die direkt den oft widrigen Umweltbedingungen ausgesetzt ist, verfügt über extrem wirkungsvolle Abwehrstrategien wie Enzyme oder in die Haut eingelagerte vitaminartige Substanzen.

Doch auch unsere Ernährung ist ein ganz wichtiger Verbündeter gegen die aggressiven Moleküle. So nehmen wir – wenn wir uns ausgewogen ernähren – täglich größere Mengen Radikalenfänger (Antioxidantien), meist in Form sogenannter Polyphenole, mit der Nahrung auf. Diese Polyphenole werden von der Darmflora erst in ihre wirkungsvolle Form gebracht. Gleichzeitig fördern die sekundären Pflanzenstoffe auch die Entwicklung gesunder Keime im Darm und auf der Haut.

Obst und Gemüse sind wichtige Lieferanten dieser guten Pflanzenstoffe. Besonders hoch konzentriert finden wir sie in dunklen Beeren wie zum Beispiel Brombeeren, Johannisbeeren oder Himbeeren, Kräutern und Gewürzen. Aber auch Rotwein, grüner und schwarzer Tee, dunkle Schokolade oder Kaffee liefern die Helfer. Und diese wertvollen Inhaltsstoffe schützen nachweislich vor Hautalterung: Untersuchungen belegen, dass Frauen, die viele Antioxidantien im Blut haben, für ihr Alter deutlich jünger aussehen und auch messbar weniger Falten aufweisen.

Wie steht es um Ihren Schutzlevel?

Ob Sie eine ausreichende Menge dieser wertvollen Schutzstoffe aufnehmen, können Sie selber testen. Denn wie gut die einzelnen Obst- und Gemüsesorten oder die daraus zubereiteten Säfte freien Radikalen die Stirn bieten und wie hoch ihr Gehalt an Polyphenolen ist, kann man messen. Die Schutzwirkung wird mit einem Wert (ORAC, Oxygen Radical Absorbance Capacity) angegeben. Je höher dieser Wert ist, desto besser verteidigen die entsprechenden Nahrungsmittel unsere Haut und den gesamten Körper gegen Schäden durch Attacken freier Radikale. Man schätzt, dass der tägliche Bedarf bei mindestens 3500 bis 5000 ORAC-Einheiten liegt. Diese Menge kann man etwa mit fünf Portionen Obst und Gemüse zu sich nehmen. Jedoch hängt das Schutzpotenzial auch davon ab, zu welchen Sorten man greift (siehe die folgende Tabelle) und wie eifrig unsere Freunde im Darm die Polyphenole bearbeiten und damit für uns erst verwertbar machen.

Bei uns in Mitteleuropa gibt es auf jeden Fall noch eine Menge Luft nach oben, was die Aufnahme dieser wertvollen Nahrungsmittel angeht. Rund 80 Prozent der Erwachsenen nehmen täglich nur drei oder weniger Portionen Obst und Gemüse zu sich. Mit den bei uns beliebten Obst- und Gemüseklassikern Äpfel, Bananen, Gurken und Tomaten liegt man am Ende des Tages höchstens bei 1000 ORAC-Einheiten – viel zu wenig, um Haut und Organe wirkungsvoll vor Schäden zu schützen.

Nehmen Sie sich einen Moment Zeit und überlegen Sie mal, was Sie heute so an Pflanzenkost gegessen und getrunken haben, und schauen Sie dann mal in der Tabelle nach, wie viele Schutzstoffe Sie ungefähr aufgenommen haben. Je weiter oben ein Nahrungsmittel steht, desto besser schützt es. Nehmen Sie sich vor, demnächst regelmäßig mindestens eine Portion der »Spitzenreiter« zu verzehren.

Besonders antioxidantienreich sind die grün markierten Nahrungsmittel. Die orange markierten Lebensmittel sind natürlich nicht schlecht, liefern aber deutlich weniger Schutzstoffe.

ORAC-Werte verschiedener Obst- und Gemüsesorten

Nahrungsmittel	ORAC-Wert pro 100 g	Nahrungsmittel	ORAC-Wert pro 100 g
Gojibeere	10 000	Pink Grapefruit	450
Dunkle Schokolade	10 000	Orangen	450
Açaibeere	6000	Kürbis	300
Pflaumen	5000	Kartoffeln (rot, blau marmoriert)	300 bis 500
Granatapfel	2000 bis 3000	Erbsen	300 bis 400
Trockenfrüchte (Pflaumen, Rosinen)	2000 bis 5000	Radicchio	300
Beerenfrüchte (rote und blaue)	2000	Blumenkohl	300
Grünkohl	1700	Äpfel	250
Erdbeeren	1500	Bananen	200
Kidneybohnen	900	Wirsingkohl	200
Spinat	800 bis 1000	Chicorée	200
Paprika (rot)	800	Möhren	200
Linsen	700	Tomaten	190
Peperoni	750	Kopfsalat	200
Kartoffeln (blau, lila)	650 bis 1000	Kartoffeln (weiß)	200
Weintrauben (blau)	700	Zucchini	170
Kirschen	500	Pfirsiche	150
		Birnen	100
		Eisbergsalat	100
		Gurken	60

Anmerkung: Die ORAC-Werte können sich in verschiedenen Tabellen etwas unterscheiden. Früchte und Beeren, die erst spät und reif geerntet werden, weisen deutlich höhere Schutzwerte auf als Obst und Gemüse, das unreif gepflückt wird und nachreift. Bevorzugen Sie deshalb möglichst Früchte aus biologischem Anbau, die in Ihrer Region und in der jeweiligen Jahreszeit wachsen. Diese Unterschiede werden auch durch Studien belegt, die zeigen, dass die meisten Menschen im Sommer und Herbst mehr Antioxidantien im Blut haben als im Winter, obwohl sich die Menge an verzehrtem Obst und Gemüse nicht geändert hat.

ORAC-Werte verschiedener Gewürze

Gewürz	ORAC-Wert pro 100 g	Gewürz	ORAC-Wert pro 100 g
Gewürznelke	30 000	Salbei	14 000
Oregano	30 000	Ingwer	10 000
Kurkuma	20 000	Knoblauch	1600
Basilikum	20 000	Zwiebel	500

ORAC-Werte verschiedener Getränke

Getränk	ORAC-Wert pro 100 g	Getränk	ORAC-Wert pro 100 g
Holundersaft	5500	Apfelwein	400
Espresso	5000	Roter Traubensaft	400
Granatapfelsaft	3000	Multivitaminsaft	300
Schwarzer Johannisbeersaft	3200	Orangensaft	260
Heidelbeersaft	2400	Pfirsichsaft	200
Cranberrysaft	2400	Weißwein	150
Cystustee	2400	Tomatensaft	100
Sauerkirschsaft	2320	Karottensaft	100
Rotwein	1500	Apfelsaft	100
Erdbeersaft	1400	Weißwein	60
Nonisaft	1200	Weißer Traubensaft	50
Brombeersaft	1200		
Moosbeerensaft	1100		
Schwarzer Tee	900		
Grüner Tee	900		
Schwarzer Johannisbeernektar	900		
Roter Johannisbeersaft	900		
Sauerkirschnektar	800		
Rote-Bete-Saft	800		

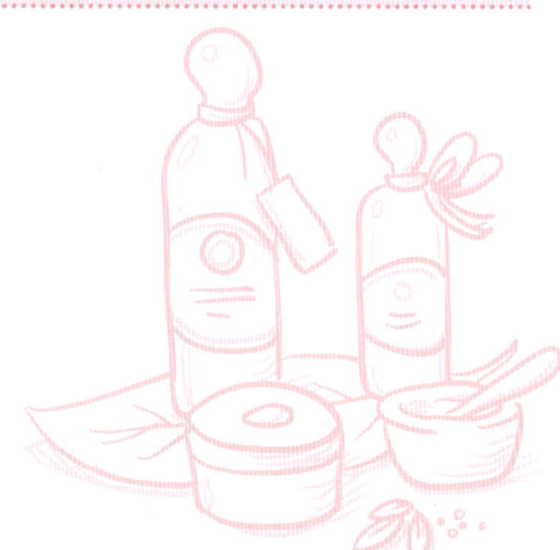

KURKUMA, DAS GELBE WUNDER

Wer sich lange eine schöne Haut erhalten möchte, sollte etwas gegen schwelende Entzündungen im Körper unternehmen. Zahlreiche Studien belegen, dass Alterungsprozesse dann langsamer verlaufen und sich auch Hauterkrankungen bessern.

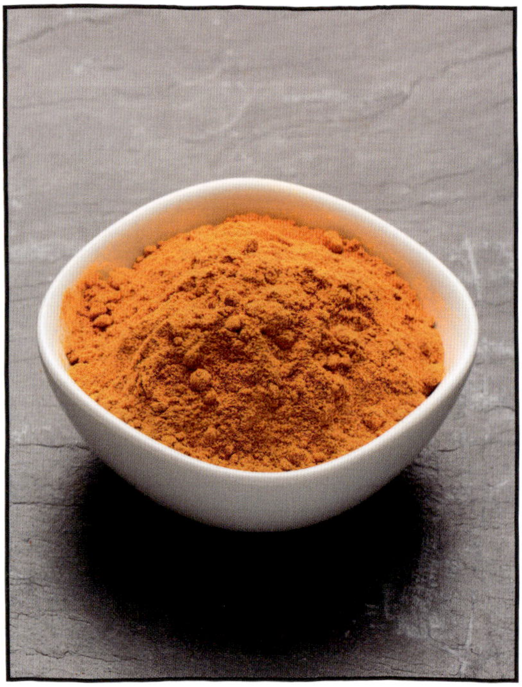

Kurkuma schützt vor freien Radikalen und hat außerdem eine entzündungshemmende Wirkung, was beides nicht zuletzt Ihrer Haut zugutekommt.

Die klassischen Anti-Entzündungs-Medikamente wie Kortison, Ibuprofen oder Aspirin hemmen Enzyme, die wichtige Schritte im Entzündungsprozess durchführen. Aber niemand möchte täglich ohne Notwendigkeit Medikamente einnehmen. Hilfe naht aus dem Gewürzschrank. Wenn Sie die indische Küche lieben, haben Sie auf jeden Fall gute Karten, denn hier wird reichlich Kurkuma eingesetzt. Und Kurkuma verleiht nicht nur der Gewürzmischung Curry die gelbe Farbe, sondern hat nachweislich eine starke entzündungshemmende Wirkung. Interessanterweise blockiert Kurkuma die gleichen Botenstoffe, an denen auch Schmerzmittel und entzündungshemmende Medikamente angreifen. Untersuchungen konnten zudem zeigen, dass Kurkuma einen hervorragenden Schutz vor freien Radikalen und Zellschäden bietet. Ingwer hemmt die gleichen Enzyme wie Kurkuma und glücklicherweise kann man beide Gewürze wunderbar in Gerichten miteinander kombinieren.

Info

Empfohlene Dosierung: Täglich etwa einen halben bis einen Teelöffel oder eine bis zwei Kurkumakapseln. Diese Menge kann entweder zum Würzen von Speisen verwendet oder als Tee getrunken werden. Ingwer ist als frische Wurzel oder als Pulver erhältlich und schmeckt in Gerichten oder als Ingwertee.

SCHÖN, SCHÖNER, KNOCHENBRÜHE

»Knochenbrühe« hört sich eklig an, ist aber der neueste Hype in USA. Die New Yorker stehen Schlange, um einen Becher für rund 5 Euro zu erstehen, denn dieser Sud aus Markknochen von Rindern oder Hühnern, der stundenlang zusammen mit Biogemüse köchelt, soll nicht nur das Immunsystem stärken und den Körper entgiften, sondern auch schön machen. Für unsere Großmütter waren Rinderkraftbrühe und Hühnersuppe ein alter Hut und man aß sie sonntags vor dem Braten oder bekam sie bei Fieber und Infekten verabreicht.

Für den Beauty-Effekt wird der hohe Kollagengehalt der Suppe verantwortlich gemacht. Kollagen haben Sie ja bereits als wichtigen Bestandteil der Haut und des Bindegewebes kennengelernt. Der Gedanke, dass man einfach Kollagen isst, und schon wird die Haut straff, ist allerdings zu vereinfacht. Kollagen ist ein Eiweiß, das unser Körper an ganz unterschiedlichen Stellen verwendet. Gelenkknorpel, Bandscheiben, Sehnen, Bänder und eben auch das Bindegewebe der Haut enthalten Kollagen. Trinken wir eine Knochenbrühe oder nehmen wir ein Kollagenpräparat ein, dann muss das Ganze erst mal verdaut und in sehr kleine Eiweißbausteine, die Aminosäuren, zerlegt werden. Und diese verbaut der Körper dann dort, wo er sie braucht. Zwickt es im Knie oder kneift die Bandscheibe, dann werden die Kollagenbestandteile auch dorthin gelenkt. Aber natürlich kommt auch was in der Haut an, vor allem, wenn wir wirklich regelmäßig ausreichend Kollageneiweiße zuführen, sodass der Organismus seinen Bedarf an diesen Baustoffen decken kann. Ob es ausreicht, ab und zu mal eine Knochenbrühe zu schlürfen, um sichtbare Erfolge zu erzielen, sei dahingestellt.

Um ausreichende Mengen aufzunehmen, müssten wir sie täglich literweise trinken. Um mit zusätzlichem Kollagen Effekte zu erzielen, muss man schon täglich ein paar Gramm davon zuführen. Dann aber lassen sich die Ergebnisse durchaus sehen. Denn wer regelmäßig dem Körper Bestandteile des

Bindegewebes wie Kollagen oder Hyaluronsäure zur Verfügung stellt, der sieht tatsächlich nach einiger Zeit auch Erfolge im Gesicht und am gesamten Körper. In unterschiedlichen Studien erhielten die Teilnehmer entweder zwischen 2 und 5 Gramm, manchmal sogar bis zu 10 Gramm Kollageneiweiß täglich für acht bis zehn Wochen oder – in der Kontrollgruppe – ein wirkungsloses Placebo. Bereits nach vier Wochen gingen kleine Fältchen zurück, nach acht Wochen waren sie sogar um rund 20 Prozent reduziert, Elastizität und Festigkeit messbar verbessert, der Feuchtigkeitsgehalt der Haut nahm bei den Teilnehmern der meisten Studien zu. Teilnehmer mit trockener Haut gaben an, dass sie weniger cremen müssen als sonst. Auch im Gewebe tat sich einiges: Der Elastingehalt stieg, ebenso die Menge an Kollagenvorstufen. Und gleichzeitig wurden Enzyme, die Kollagenfasern zerschnippeln und abbauen, daran gehindert, ihr zerstörerisches Werk fortzusetzen.

Dutzende von Studien haben inzwischen nachgewiesen, dass Kollagen beziehungsweise Kollagen-Hydrolysate tatsächlich in der Lage sind, die Kollagensynthese zu fördern und auch die Bildung von Hyaluronsäue anzuregen.

Wichtig: Ohne eine ausreichende Vitamin-C-Versorgung und die richtige Dosis Kupfer entsteht kein stabiles und belastbares Bindegewebe, denn beide sind unverzichtbare Co-Faktoren für die Kollagenbildung.

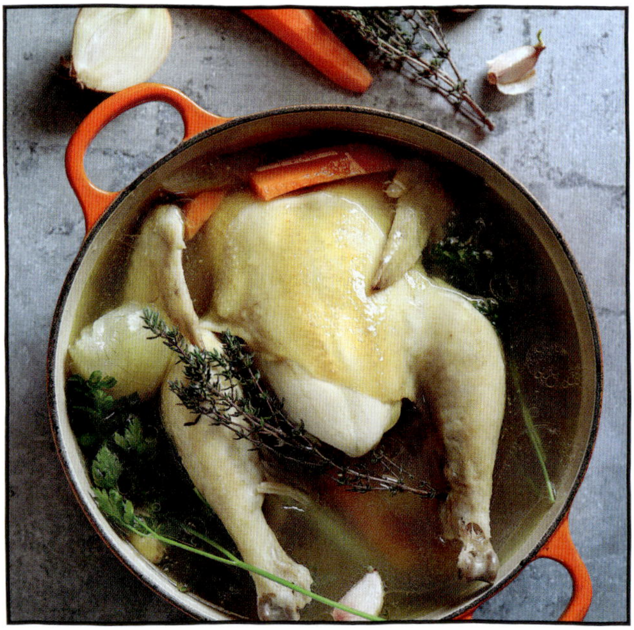

Auch klassische Hausmannskost, die schon die Großmutter kannte, kann mit ihrem Kollagengehalt wichtige Aminosäuren bilden und die Haut verjüngen.

LEBENSMITTEL ALS KOLLAGEN-BOOSTER

Wer keine Kollagenpräparate einnehmen möchte, kann auch gezielt die wichtigsten Eiweißbausteine mit der Nahrung zuführen. Vor allem die Aminosäuren Lysin, Glycin und Prolin sind unverzichtbar für straffes Bindegewebe. Alle drei findet man hoch dosiert in Fleisch, vor allem in Rindfleisch und Fisch (besonders Lachs, Makrele, Thunfisch, Forelle). Wer darauf nicht so viel Appetit hat, kann sich durch Milchprodukte (vor allem Käse), Erdnusscreme, Hülsenfrüchte (Soja, Linsen, Bohnen) und Nüsse, allen voran Erdnüsse, sowie Vollkornmehl (Weizen- und Dinkelmehl) gut mit den Kollagenbausteinen versorgen.

Info

Weder Gelatine noch Kollagenpräparate sind vegan oder vegetarisch. Wer keine tierischen Produkte verzehren möchte, kann auch die Kollagengrundbausteine Lysin, Glycin und Prolin als Aminosäurekapseln einnehmen. Daraus baut sich der Körper dann das benötigte Kollagen zusammen.

Ein hervorragender Kollagenlieferant ist ganz einfache, handelsübliche Gelatine. In 100 Gramm sind 84 Gramm Kollagen enthalten. Der Inhalt eines normalen Gelatinepäckchens beträgt rund 10 Gramm und man nimmt damit sage und schreibe etwa 8 Gramm Kollagen zu sich. Damit liegt man in dem Bereich, der auch in Studien Wirkung gezeigt hat. Einziger Unterschied: Kollagen-Hydrolysate bestehen aus kurzen Aminosäureketten. Sie werden schneller in den Körper aufgenommen und gelieren nicht. Wer Backgelatine verwendet und diese zur besseren Einnahme in Wasser auflöst, sollte das Ganze dann zügig trinken, sonst wird schnell Gelee daraus.

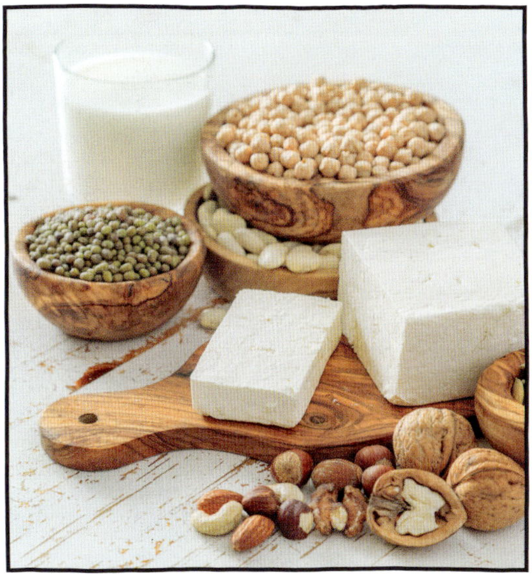

Nüsse und Hülsenfrüchte enthalten für ein straffes Bindegewebe essenzielle Aminosäuren.

Wichtige Kollagen- und Elastin-Bestandteile

Um Kollagenfasern und elastische Fasern zu produzieren, benötigt unsere Haut Aminosäuren, Vitamin C, Kuper und Zink.

* Die besten **Vitamin-C**-Quellen sind Acerolakirschen, Sanddornbeeren, Guave, Schwarze Johannisbeeren, Paprika, Brokkoli, Grünkohl und Erdbeeren. Auch Zitrusfrüchte sind nicht schlecht, enthalten aber weniger als die hier aufgeführten Früchte und Gemüsesorten.
* **Zink** findet man in Rindfleisch, Weizenkeimen und Meeresfrüchten.
* Zu den **kupfer**reichen Lebensmitteln gehören Cashewnüsse, Kichererbsen, Grünkohl, roher Kakao, Sesam, Quinoa, Mandeln, Linsen, Chiasamen, Avocados, Rosinen, Gerste und Haferflocken.
* **Lysin** ist in Lachs, Eiern, Walnüssen, Vollkornmehl und Erbsen enthalten.
* **Prolin** findet man in Sojaprodukten (Spitzenreiter), Rind- und Schweinefleisch, Fisch, Hülsenfrüchten und Walnüssen.
* **Glycin** liefern vor allem Fisch (Thunfisch, Makrele, Forelle), Erdnüsse, Kürbiskerne und Hülsenfrüchte.

EIWEISSMANGEL LÄSST DIE HAUT ALTERN

Wer regelmäßig Fleisch ist, muss sich normalerweise keine Sorgen um seine Eiweißversorgung machen – ob das gesund ist, sei dahingestellt. Doch es gibt einige Personengruppen, die bei der Eiweißversorgung noch eine Schippe drauflegen könnten. Vor allem figurbewusste Frauen, die ständig Diät halten, nehmen in der Regel eher zu wenig als zu viel Eiweiß (Proteine) auf. Beim Fasten oder bei einseitigen Diäten werden schon nach wenigen Tagen die körpereigenen Eiweißreservoirs angegriffen. Menschen, die sich eiweißarm ernähren, altern unverhältnismäßig schnell. Proteine beziehungsweise die daraus gewonnenen Aminosäuren sind nämlich wichtige Bestandteile der elastischen und kollagenen Fasern der Haut; sie sind notwendig für den Aufbau und die Erneuerung der Körperzellen und für die Hormonproduktion. Eine ausreichende Eiweißzufuhr zusammen mit den richtigen Fettsäuren und ausreichend Schutzstoffen kann Alterungsprozesse nicht nur stoppen, sondern sogar umkehren und Hautschäden reparieren. Dazu ist 1 Gramm Eiweiß pro Kilogramm Körpergewicht notwendig. Eine 60 Kilogramm schwere Frau sollte deshalb eine Eiweißaufnahme von etwa 60 Gramm täglich anstreben. Ein Mann mit 80 Kilogramm benötigt etwa 80 Gramm Proteine. Gute Eiweißlieferanten sind Fisch, mageres Fleisch, Nüsse und Hülsenfrüchte (Bohnen, zum Beispiel auch Sojabohnen, Erbsen).

HYALURONSÄURE-BOOSTER

Hyaluronsäure ist ungeschlagen, wenn es um die Einlagerung von Feuchtigkeit in die Haut geht. Je mehr Wasser gebunden wird, desto besser werden Linien, Falten und Furchen aufgefüllt und die Haut wirkt praller. Hyaluronsäurekosmetik ist deshalb besonders begehrt, denn die Effekte dieser Produkte sind durch die vermehrte Wasserbindung in der Epidermis relativ schnell sichtbar – aber eben nur vorübergehend. Wird die Hyaluronsäurepflege abgesetzt, ist auch die pralle Haut schnell Geschichte. Wer jedoch die körpereigene Hyaluronsäurebildung anregt, investiert damit in die Zukunft. Erfolge spürt man nicht so schnell, dafür sind sie aber – wenn sie sich erst einmal eingestellt haben – lang anhaltend.

Glucosamin ist ein wichtiger Hyaluronsäure-Baustein. Um Knorpel, Bindegewebe und vor allem auch Hyaluronsäure zu bilden, benötigen wir ausreichende Vorräte an Glucosamin. Die Eiweiß-Zucker-Verbindung Glucosamin können wir mit der Nahrung aufnehmen. Natürliche Glucosaminquellen sind Meerestiere wie Garnelen, Muscheln, Krabben oder Hummer. Auch Knorpel an Hühnerbeinen oder Rinderknochen enthält große Mengen davon, doch – Hand aufs Herz – wer nagt heute die Knochen noch bis zum letzten Fitzelchen Fleisch ab? Heute werden Knorpel und Bindegewebsteile kaum noch verzehrt. Die bereits erwähnte

Knochenbrühe liefert neben Kollagen auch das begehrte Glucosamin. Eine Alternative ist die vermehrte Zufuhr des Eiweißbausteins Glutamin, aus dem in der Haut dann Glucosamin und schließlich Hyaluronsäure gebildet werden kann. Diese Aminosäure findet man vor allem in Käse (zum Beispiel Emmentaler), Quark, Fisch, Haferflocken, Sojaprodukten und grünem Tee.

Natürlich ist es auch möglich, gleich auf die »fertige« Hyaluronsäure in Nahrungsergänzungsmitteln zurückzugreifen. In Studien wurden Hyaluronsäurepräparate in unterschiedlichen Dosierungen untersucht. Mit 120 und 240 Milligramm Hyaluronsäure pro Tag verbesserte sich schon nach zwei Wochen die Feuchtigkeitsversorgung und Geschmeidigkeit der Haut. Nach sechs Wochen war die Haut weniger rau, Falten hatten sich sichtbar gebessert und die Elastizität messbar zugenommen.

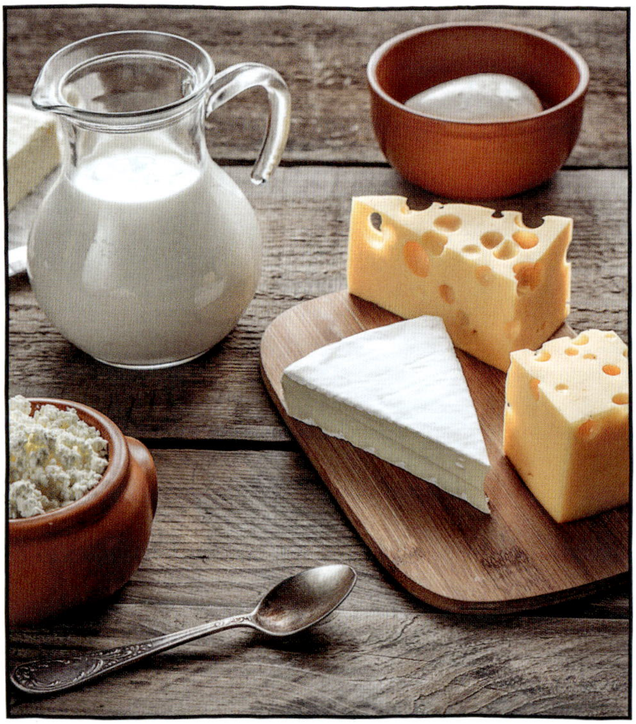

Für die bessere Einlagerung von Feuchtigkeit in der Haut und damit auch für ein schöneres Hautbild sorgen glutaminhaltige Nahrungsmittel.

KOLLAGENASEN UND ANDERE BÖSEWICHTE

In einem gesunden, jungen Bindegewebe halten sich Auf- und Abbau von Geweben die Waage. Der gelegentliche Kollagenabbau ist notwendig, um Wunden zu heilen, nach einer Schwangerschaft den Bauch wieder in Form zu bringen oder Abwehrzellen zu ermöglichen, aus den Gefäßen ins umliegende Gewebe zu huschen. Auch Elastin oder Hyaluronsäure unterliegen einem Wechsel zwischen Bildung und Zerstörung.

Möglich machen das verschiedene Enzyme mit komplizierten Bezeichnungen wie »Kollagenasen«, »Elastasen«, »Hyaluronidasen« oder »Matrix-Metalloproteinasen«. Im Prinzip handelt es sich um biochemische Scheren, die bei Bedarf einfach ein paar Fasern kappen, ein paar Bindungen lockern und so das Bindegewebe stellenweise auflösen. Diese Vorgänge sind notwendig und unproblematisch, solange die gewebeabbauenden Enzyme nur ab und zu von der Leine gelassen werden. Glücklicherweise gibt es andere Enzyme, die ein unkontrolliertes Gemetzel im Bindegewebe verhindern. Diese können neue Kollagenfasern bilden, um zum Beispiel die Lücke zu verschließen, durch die die Immunzellen aus den Adern geschlüpft sind.

Doch es gibt Situationen, da geraten die Kollagenzerstörer außer Kontrolle und stürzen sich wie wilde Hunde auf unser Bindegewebe. Sonnenbäder, Entzündungen, freie Radikale und Rauchen sind Auslöser, die zur Entfesselung der abbauenden Enzyme führen. Vor allem die langwelligen UV-A-Strahlen, die bis tief in die Lederhaut eindringen, wecken die Enzyme aus dem Schlaf. Auch der Rückgang weiblicher Hormone in den Wechseljahren oder (vorübergehend) nach einer Entbindung macht die zerstörerischen Enzyme hyperaktiv. Und wenn sie dann massiv Elastin, Kollagen und Hyaluron abbauen, sind Falten und hängende Gesichtszüge die Folge.

Die beste Strategie wäre natürlich, die gefräßigen Enzyme durch den Lebensstil in Schach zu halten. Wer nicht raucht und sich vor Sonne schützt, ist also schon mal gut dran. Doch es gibt auch Ursachen, die wir nicht beeinflussen können. Alleine das Alter ist schon ein Aktivierungsgrund. Entzündungen durch Krankheiten, die Bildung freier Radikale bei Stress und Ausdauersport oder ein

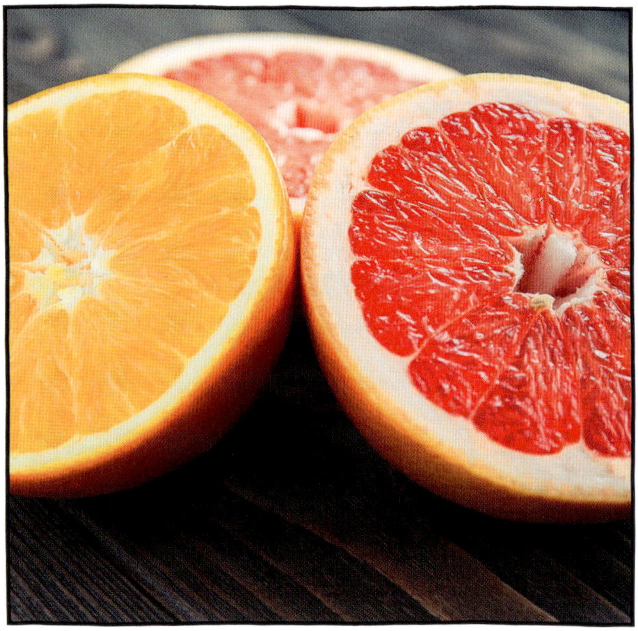

Den Kollagenabbau zu verlangsamen, das vermögen Zitrusfrüchte, vor allem Grapefruits, mit ihrem Inhaltsstoff Naringenin.

Mangel an Hormonen tragen selbst bei einem gesunden Lebensstil ein Übriges bei. Noch ein Wort zum Sport: Sport ist toll, gesund und hat zahlreiche positive Effekte. Aber unser Körper braucht mehr Sauerstoff, wenn wir durch den Wald joggen, als wenn wir auf der Couch liegen. Und ich habe ja bereits beim Thema freie Radikale erwähnt, dass zwischen 3 und 5 Prozent des eingeatmeten Sauerstoffs in diese aggressiven Teilchen umgewandelt werden. Ich kann Ihnen nur empfehlen, Sport zu treiben. Wichtig ist dann aber eine besonders antioxidantienreiche Ernährung, um die zusätzlich entstehenden aggressiven Sauerstoffmoleküle zu zähmen.

Enzyme an die Kette legen

Wer sich lange ein straffes Bindegewebe erhalten möchte, sollte sich deshalb auch mit Hemmstoffen beschäftigen, die Kollagenasen, Elastasen und Co. bremsen und den Abbau verlangsamen. Das funktioniert tatsächlich mit bestimmten Lebensmitteln, geeigneten Pflegeprodukten und probiotischen Bakterien. Wird der Abbau wichtiger Hautstrukturen gebremst, dann werden unsere Reserven an straff haltenden Fasern oder an feuchtigkeitsbindender Hyaluronsäure langsamer aufgebraucht und wir können in aller Ruhe etwas für den Aufbau dieser wichtigen Hautfreunde tun. Wie eifrig sich die das Kollagen abbauenden Enzyme an ihr zerstörerisches Werk machen, hängt zum Beispiel vom pH-Wert der Haut ab. Mit dem pH-Wert wird angegeben, wie sauer das Hautmilieu und wie gut unser Säureschutzmantel aufgestellt ist. Der pH-Wert junger Haut liegt bei etwa 5, teilweise auch niedriger. Dadurch werden die Kollagenasen in ihrer Aktivität gebremst. Deren optimaler Arbeits-pH-Wert liegt nämlich bei 6,3 bis 8,5. Doch mit den Jahren wird das Hautmilieu weniger sauer, der pH-Wert steigt an. Und dann können die das Kollagen abbauenden Enzyme aktiv werden und ihre hautschädigende Wirkung voll entfalten. Pflegeprodukte mit einem niedrigen, also sauren, pH-Wert können hier regulierend eingreifen.

Bodyguards für Ihre Haut

Die folgenden Substanzen sind in der Lage, den Abbau von Kollagen, Elastin und Hyaluronsäure in der Haut zu verlangsamen.

Kollagenase-Blocker, die Sie essen können:

* Frauenmanteltee (hormonaktive Pflanze, die viele sogar im eigenen Garten haben), Soja, grüner Tee,
* Resveratrol in dunklen Weintrauben, Traubensaft, Rotwein, Himbeeren, Maulbeeren, Pflaumen und Erdnüssen (roter Traubensaft enthält rund 1000 µg/l Resveratrol, weißer Traubensaft nur 200 µg/l, Rotwein liefert – je nach Sorte – zwischen 2000 und 12 000 µg/l),
* Kurkuma, Kakao, dunkle Schokolade, Naringenin (aus Grapefruits, Orangen und Tomaten),
* Quercetin, ein Pflanzenstoff, den wir aufnehmen können mit grünem und schwarzem Tee, Heidelbeeren, Grünkohl, roten Trauben, Zwiebeln (besonders viel in den äußeren Häuten) sowie mit Äpfeln.

Kollagenase-Blocker, die Sie auf die Haut auftragen können:

* Vitamin C, Vitamin E, Retinol,
* Naringenin, Quercetin, Grünteeextrakte,
* Arnika (Achtung: hohes Allergiepotenzial),
* saure Pflegeprodukte (pH-Wert 5,5 oder niedriger),
* Progesteron (verschreibungspflichtig).

Auch Retinol, ein Inhaltsstoff in Anti-Aging-Cremes, ist in der Lage, die Kollagen abbauenden Enzyme, die durch jedes Sonnenbad angeregt werden, wirkungsvoll zu blocken. Südkoreanische Wissenschaftler der Universität Konkuk haben kürzlich entdeckt, dass ein Wirkstoff (Naringenin), den wir in Zitrusfrüchten wie Grapefruits oder Orangen und auch in Tomaten finden, ziemlich effektiv die Enzyme bremst, die sich auf den Abbau der Hyaluronsäure spezialisiert haben.

DAS DILEMMA MIT DEN FETTEN

Fett hat nicht den besten Ruf, denn man verdächtigt es, fett zu machen. Doch Fett ist nicht gleich Fett. Zahlreiche Lebensmittel – von Wurst über Chips und Schokolade bis hin zu Pflanzenölen, Nüssen und Oliven – enthalten diesen lebenswichtigen Nährstoff. Fettsäuren sind ein wichtiger Bestandteil von Zellmembranen, werden für die Bildung zahlreicher Hormone benötigt und verschiedene Vitamine können nur dann in den Körper gelangen, wenn Fette im Spiel sind. Die richtigen Fettsäuren sind deshalb auch enorm wichtig für eine gepflegte Haut.

Sogar die lange als unumstößlich geltende Annahme, dass der Konsum von Fett prinzipiell zu Übergewicht führt, ist inzwischen widerlegt. Nüsse enthalten zum Beispiel viel Fett und reichlich Kalorien, dennoch schaden sie nicht automatisch der Figur. Dr. David Katz, Leiter einer umfangreichen Studie am Yale-Griffin Prevention Research Center, fand heraus, dass sich der Verzehr

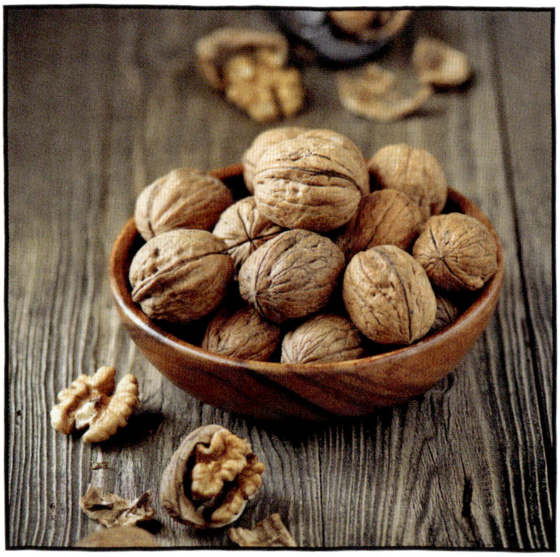

Walnüsse sind zwar fettreich, aber in Maßen genossen liefern sie wertvolle Fettsäuren und beugen Zucker- und Herz-Kreislauf-Erkrankungen vor.

von täglich 50 Gramm Walnüssen im Rahmen einer Diät durchaus günstig auf die Gewichtsabnahme auswirkt und gleichzeitig der Cholesterinspiegel und das Risiko für Zuckerkrankheit sinken.

Wie so häufig kommt es auch beim Fettkonsum auf die Menge und auch auf die Art des Fettes an. Eine hautfreundliche Ernährung kann auf bestimmte Fettsäuren nicht verzichten. Wichtig ist, dass Sie die »richtigen« Fette auf den Tisch bringen. Doch wo finden Sie die? Setzen Sie auf hochwertige, mehrfach ungesättigte Omega-3-Fettsäuren. Die sind in fettem Fisch wie Lachs, Makrele, Thunfisch oder Heringen, in einigen pflanzlichen Ölen, allen voran in Leinöl und Rapsöl, und in Wild enthalten. Während alle anderen Fettsäuren in unserer Nahrung ausreichend oder sogar im Überfluss vorhanden sind, fehlt es uns vor allem an diesen wertvollen Omega-3-Fettsäuren. Und das ist problematisch, vor allem, weil die »Gegenspieler« der Omega-3-Fettstäuren, die Omega-6-Fettsäuren, um ein Vielfaches häufiger aufgenommen werden. Günstig scheint ein Verhältnis von Omega-6- zu Omega-3-Fettsäuren von 2 : 1 bis 5 : 1 zu sein, das heißt, in unserer Ernährung sollten maximal fünfmal mehr Omega-6- als Omega 3-Fettsäuren enthalten sein. Doch in den letzten 100 Jahren hat sich das Verhältnis der beiden Fettsäuren deutlich verschlechtert, wie amerikanische Wissenschaftler nun nachgewiesen haben. Schuld daran ist die häufige Verwendung von Sonnenblumen- und Sojaöl. In den USA wurde 1999 eine Menge von 1000-mal mehr des preiswerten Sojaöls verwendet als noch 1909. Während das Verhältnis der beiden Fette 1909 noch 6,4 : 1 betrug, liegt es in den USA inzwischen bei mehr als 10 : 1. Auch in Mitteleuropa schätzt man das aktuelle Verhältnis der Fettsäuren auf 10 : 1 bis 15 : 1.

Von Bedeutung ist nun, was im Körper aus den Omega-3- und Omega-6-Fettsäuren wird. Beide konkurrieren miteinander, denn sie werden durch die gleichen Enzyme in weitere Botenstoffe umgewandelt. Nach mehreren Schritten entstehen aus Omega-6-Fettsäuren Gewebehormone, die Entzündungen fördern. Omega-3-Fettsäuren werden hingegen in entzündungshemmende Gewebebotenstoffe umgewandelt. Dadurch fördert ein Mangel an Omega-3-Fettsäuren und ein Überschuss an Omega-6-Fettsäuren Entzündungen im gesamten Körper und auch in der Haut und beschleunigt die Zellalterung. Erhielten junge Erwachsene zwei Monate lang täglich 1,5 Gramm Arachidonsäure, dann ließ sich im Gewebe ein deutlicher Anstieg von Entzündungsbotenstoffen feststellen. Arachidonsäure zählt zu den Omega-6-Fettsäuren und ist hochkonzentriert in Schweineschmalz, Speck und Schweinefleisch enthalten. Durch die tägliche Gabe von 9 Gramm Fischöl ließen sich die Entzündungsförderer wieder neutralisieren und gleichzeitig stieg die Menge antientzündlicher Gewebehormone messbar an.

Vegane Fettsäure-Alternativen

Wenn es um das Thema Fette geht, haben Vegetarier nicht unbedingt die Nase vorn. Eine Ernährung mit viel Obst und Gemüse und wenig Fleisch und Wurst bekommt zwar in der Regel auch der Haut gut, denn sie liefert viele Antioxidantien, die als wirkungsvolle Faltenverzögerer gelten. Mit Sonnenblumen-, Soja-, Weizenkeim- oder Traubenkernöl und auch mit Sojaprodukten nehmen Vegetarier und Veganer jedoch häufig zu viele Omega-6-Fettsäuren und zu wenige Omega-3-Fettsäuren zu sich. Dadurch kann die Fettsäurebalance in Richtung Entzündung kippen – und die tut weder der Haut noch dem übrigen Organismus gut.

Um den Bedarf an Omega-3-Fettsäuren zu decken und den Omega-6-Fettsäuren etwas entgegenzusetzen, sollten Sie pro Woche mindestens zweimal fettreiche Fische wie Lachs, Makrele oder Hering verzehren und den Speiseplan mit den richtigen Pflanzenölen (Lein-, Raps- oder Hanföl) und Nüssen bereichern. Eine gute vegane Alternative zu Fischölkapseln ist es, täglich ein bis zwei Esslöffel Leinöl zu verzehren. In Studien ließ sich dadurch ein messbarer Anstieg des Omega-3-Fettsäurespiegels im Blut feststellen. Das Öl können Sie einfach pur

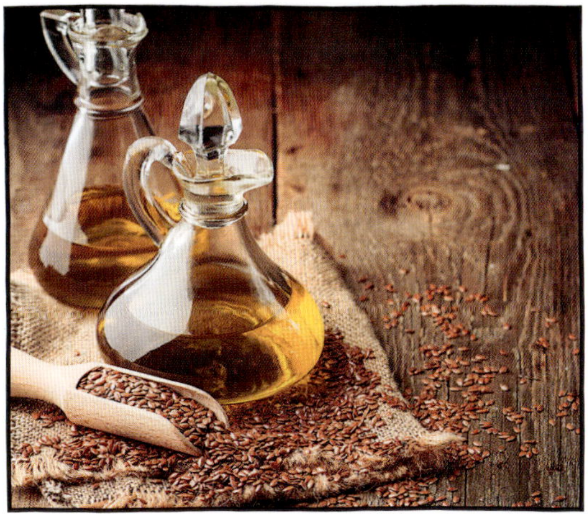

Leinsamenöl liefert wertvolle Omega-3-Fettsäuren und Leinsamen sind eine ideale Zutat fürs tägliche Müsli.

zu sich nehmen oder in einen Smoothie oder ins Müsli mischen. Streichen Sie dafür aber Sonnenblumen-, Soja-, Distel-, Mais- und Weizenkeimöl und die daraus hergestellten Margarinesorten vom Speiseplan. Sie enthalten große Mengen der entzündungsfördernden Omega-6-Fettsäuren. Und davon haben wir in unserer Ernährung schon mehr als genug.

Die besten Omega-3-Fettsäure-Lieferanten

* Fisch: Makrele, Lachs, Hering, Thunfisch, Sardine
* Nüsse und Samen: Leinsamen, Walnüsse, Macadamianüsse
* Pflanzenöle: Leinöl, Rapsöl, Hanföl

HAUTFREUNDLICHER GENUSS OHNE REUE

Muss, wer schöne Haut will, auf Genuss verzichten? Mitnichten. Wie Sie an den bisherigen Ausführungen sehen konnten, geht es vor allem um die richtige Wahl der Lebensmittel. Und auch Genussmittel können durchaus Stoffe enthalten, die Ihrer Haut guttun.

Schokolade macht schön

Bisher dachten wir immer, gesunde Ernährung würde nicht schmecken. Bis jetzt! Inzwischen ist bekannt, dass Beauty-Stoffe nicht nur in Obst und Gemüse, sondern auch in Schokolade und Kakao enthalten sind. Ja, Sie haben richtig gehört: Schokolade macht schön! Das klingt zu gut, um wahr zu sein, ist aber wissenschaftlich bewiesen. Also Schluss mit schlechtem Gewissen, her mit den Leckereien – das Leben kann so schön sein! Wie auch Rotwein, grüner Tee oder Kaffee sind Kakao und Schokolade gute Schutzstoffquellen, die den Sonnenschutz der Haut verbessern, Entzündungen lindern und freie Radikale abfangen – alles Maßnahmen, die sowohl kurz- als auch langfristig das Hautbild verbessern.

Wissenschaftler aus Deutschland und Korea untersuchten den Anti-Aging-Effekt von Kakao. Drei Monate lang durften sich einige Teilnehmerinnen im Dienste der Wissenschaft täglich einen leckeren Schokodrink gönnen. Die anderen erhielten ein wirkstofffreies Getränk. Danach nahmen die Forscher die Haut der Teilnehmenden unter die Lupe: Nur bei den Kakaotrinkerinnen hatte sich der Feuchtigkeitsgehalt der Haut gebessert, wodurch kleine Fältchen verschwanden. Insgesamt war das Hautbild ebenmäßiger. Außerdem war die Hautstruktur dicker und widerstandsfähiger geworden.

Das waren die Soforteffekte. Für den langfristigen Schutz vor Falten sorgte eine bessere Abwehr freier Radikale und ein verbesserter Lichtschutz, der sich durch den Kakao aufgebaut hatte: Bei Bestrahlung mit Sonnenlicht nahm die Rötung und damit auch die Hautschädigung um 25 Prozent ab. Um die Faltenbildung nach einigen Monaten merklich zu verringern, sollte täglich mindestens 4 Gramm Kakaopulver aufgenommen werden. Das entspricht ungefähr einem Teelöffel oder etwa vier Stücken dunkler Schokolade. **Wichtig:** nicht den Trinkkakao nehmen, der enthält zu viel Zucker und zu wenig Kakao. Besser sind Backkakao oder Kakao in Nutrikosmetik.

Und mit der festen Schokolade sieht es ähnlich aus: Schon der Genuss von nur 30 bis 40 Gramm dunkler Schokolade mit einem Kakaoanteil von über 70 Prozent (Milchschokolade geht leider nicht, denn sie enthält zu viel Zucker und die enthaltene Milch blockt die Aufnahme der wertvollen Schoko-Polyphenole)

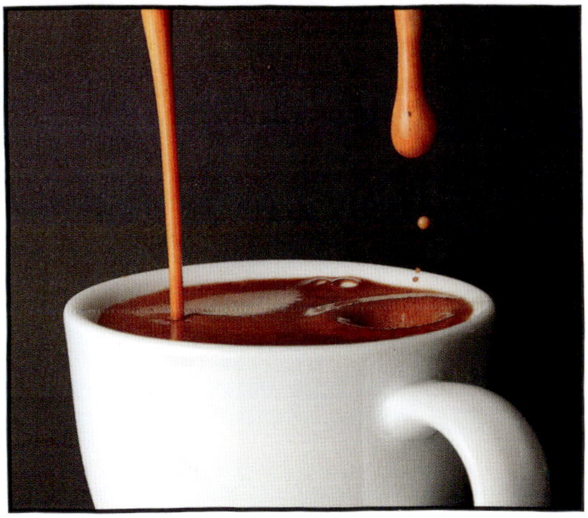

Eine genussreiche Abwehr freier Radikale: Kakao mit möglichst wenig Zucker und Kaffee, am besten ohne Milch.

kann nachweislich die Durchblutung verbessern. Das betrifft die Herzkranzgefäße genauso wie die Haut, die dadurch besonders rosig wird. Regelmäßig Kakao trinken oder dunkle Schokolade essen ist demnach wie Kosmetik von innen. Wichtig aber: Der Zuckergehalt sollte nicht zu hoch sein, denn zu viel Süßes bewirkt leider wiederum genau das Gegenteil. Für Profis gibt es sogar Schokolade mit 99 % (!) Kakaoanteil.

Für die Haut bitte nur Kännchen

Sie wissen ja, wie wichtig Antioxidantien – also Schutzstoffe, die freie Radikale abfangen – für unsere Haut sind. Was glauben Sie, mit welchem Nahrungsmittel Sie täglich wahrscheinlich am meisten davon aufnehmen? Mit Zitrusfrüchten? Obstsäften? Salat? Man kommt nicht so ohne Weiteres darauf. Wenn Sie sich ernähren wie ein Durchschnittsbürger, dann ist es wahrscheinlich Kaffee.

Kaffee gilt als Genussmittel und hat dadurch gleich einen zweifelhaften Ruf. Doch die Wissenschaft hat das heiße, braune Getränk schon lange rehabilitiert. Wer täglich bis zu sechs Tassen Kaffee trinkt, bekommt zum Genuss noch zahlreiche gesundheitliche Vorteile. Wem das zu viel Koffein ist, der kann natürlich auch auf die entkoffeinierten Varianten zurückgreifen. Für unsere Haut ist vor allem von Bedeutung, dass Kaffee eine hervorragende Antioxidantienquelle ist. Der Schutzstoffgehalt von Kaffee ist genauso hoch wie von grünem Tee, etwas höher als der von Kakao und deutlich höher als der von schwarzem Tee. Doch Kaffee ist nicht gleich Kaffee. Am besten schneidet Espresso ab, dicht gefolgt vom eher verpönten löslichen Kaffee. Aber auch Filterkaffee ist noch eine reiche Quelle von Schutzstoffen und steht sogar noch deutlich besser da als Rotwein. Wird das Koffein entfernt, geht auch eine gewisse Menge der Schutzstoffe verloren, bei koffeinfreiem Espresso macht das ungefähr ein Viertel aus – dennoch sind die Werte immer noch sehenswert.

Wir stellen fest: Kaffee schützt vor freien Radikalen ähnlich gut wie Gemüse – wenn auch mit weniger Ballaststoffen (je nach Zubereitungsart liefert das braune Getränke aber immerhin bis zu 1,5 Gramm Ballaststoffe pro Tasse). Dass Kaffee wirkt, zeigt sich dann natürlich auch an der Haut. Wer sich täglich ein paar Tassen gönnt, entwickelt messbar weniger Pigmentflecken, die uns ja bekanntlich genauso alt aussehen lassen wie Falten. Und – auch das ist bemerkenswert: Man hat festgestellt, dass Kaffeetrinker seltener an weißem Hautkrebs erkranken.

Und jetzt kommen wir zur Gretchenfrage: Wie halten Sie es mit der Milch? Einen kleinen Schuss in den Kaffee, Latte-macchiato-Style oder schwarz wie die Nacht? Verschiedene Studien haben gezeigt, dass Milch die Bioverfügbarkeit von Polyphenolen einschränkt. Eine brasilianische Studie stellte fest, dass Milch im Kaffee oder der gleichzeitige Genuss von Milchprodukten die Aufnahme von Antioxidantien aus dem Kaffee zwar nicht komplett verhindert, aber reduziert. Rund ein Drittel weniger kommt dann im Körper an. Andere Studien fanden jedoch weder bei Kaffee noch bei Kakao deutliche Unterschiede. Meine Empfehlung: Wer Kaffee gerne schwarz trinkt, hat Glück. Er bekommt auf jeden Fall die volle Dosis Schutzstoffe. Wer ihn lieber mit Milch mag, sollte nur einen kleinen Schuss hineingeben. Doch Milch hin, Kaffee her – beim Essen kommt es ja auch auf den Genuss an und selbst aus dem Café au Lait nehmen wir noch das eine oder andere Antioxidantienmolekül auf.

Info

Kaffee liefert wertvolle Antioxidantien, die die Haut vor Altersflecken und Hautkrebs schützen. Espresso und löslicher Kaffee – am besten ohne Milch – sind dabei dem klassischen Filterkaffee überlegen.

Grün frischt auf

Grüner Tee stellt in vielen asiatischen Ländern das universelle Schönheitsmittel dar. Sei es nun als Grüntee-Bad, als Gesichtswasser, als Maske aus Grünteepulver und Sojamilch oder als die tägliche Tasse Tee von innen – grüner Tee gilt nicht umsonst als das Geheimnis der glatten Haut vieler Asiaten. Und die Forschung bestätigt durch viele Studien, dass täglich ein paar Tassen Grüntee ein ziemlich einfaches Mittel sind, sich langfristig eine tolle Haut anzutrinken. Doch wir Mitteleuropäer sind nicht unbedingt enthusiastische Teetrinker. Im Durchschnitt brüht sich ein Schweizer pro Jahr 400 Gramm Teeblätter auf, in Österreich liegt der jährliche Pro-Kopf-Verbrauch bei etwa 300 Gramm. Der »Durchschnitts-Deutsche« verbraucht lediglich 250 Gramm Tee, das entspricht etwa 25 Litern Tee. Nur Ostfriesland ist eine Enklave der Teetrinker. Jeder Einwohner konsumiert hier Jahr für Jahr stattliche 288 Liter Tee, das entspricht etwa 2,5 Kilogramm Teeblättern je Einwohner.

Sowohl aus gesundheitlicher als auch aus kosmetischer Sicht ist der geringe Teekonsum eine verschenkte Chance. Denn Tee, vor allem grüner, ist eine echte Beauty-Geheimwaffe, die von innen wie von außen wirkt. Die Grüntee-Polyphenole machen freie Radikale unschädlich, bewahren uns vor Sonnenlichtschäden, wirken Entzündungen entgegen, beugen Falten und Altersflecken vor und lassen den Teint strahlen.

Info

Teeextrakte haben eine höhere antioxidative Wirkung als die meisten Gemüse und Früchte und können freie Radikale besser abfangen als Vitamin C oder Vitamin E.

Deutsche Forscher testeten 2017, was in der Haut passiert, wenn Probanden regelmäßig zur Teetasse greifen. Zwei Wochen lang tranken die Teilnehmer täglich entweder drei Tassen Benifuuki- oder Yabukita-Tee – beides japanische Grünteesorten, wobei der Benifuuki zu den kräftigsten Grüntees gehört mit dem höchsten Gehalt an Schutzstoffen. Die Placebogruppe nahm jeden Tag die gleiche Menge Wasser zu sich. Vor Beginn und am Ende wurde gemessen, wie gut die Haut schädliche freie Radikale abfangen kann. Sowohl mit Benifuuki-Tee als auch mit Yabukita-Tee war die Haut deutlich besser vor den Alterungsbeschleunigern geschützt als die der Wassertrinker. Die Schutzwirkung stieg in dieser Zeit bei beiden Tees um fast ein Drittel an. Das zeigt zum einen, dass die Haut definitiv vom Teegenuss profitiert, und zum anderen, dass auch ein »einfacher« Grüntee wirkt. Beim Einkauf sollte man aber einen Tee aus biologischem Anbau wählen, denn trotz aller Vorteile für Haut und Gesundheit weisen konventionell angebaute Teesorten meist einen sehr hohen Gehalt an Pflanzenschutzmitteln auf. Vor allem grüner Tee aus China ist oft sehr stark mit Pestiziden belastet. Prinzipiell kann man beim Tee sagen: Viel hilft viel! Um einen effektiven Schutz vor Hautschäden aufzubauen, sind täglich drei Tassen Grüntee ein gutes Maß. Auf diese Mengen beziehen sich zumindest die meisten Studien. Der Tee sollte auch lange genug ziehen. Grüner Tee wird meistens nur sehr kurz aufgegossen. Diese kurzen Aufgusszeiten sind etwas für Teegenießer, wenn Sie aber hohe Schutzstoffkonzentrationen in der Tasse haben möchten, sollten Sie dem Tee mehr Zeit geben: Erst nach fünf Minuten sind rund 80 Prozent der Wirkstoffe extrahiert.

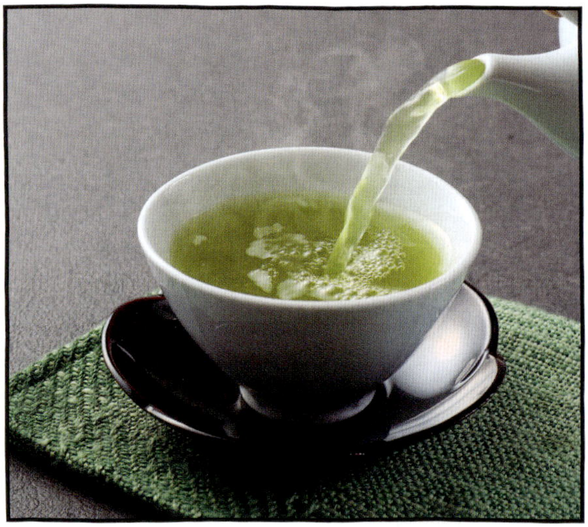

Nicht ohne Grund gilt Grüntee in asiatischen Ländern als Beauty-Booster, der die Hautalterung deutlich verlangsamt.

Und wie sieht es aus mit Alkohol?

Auch wenn einige alkoholische Getränke viele Antioxidantien liefern und hin und wieder ein Gläschen Rotwein wahrscheinlich nicht schadet, sind sie sicher kein Therapeutikum für die Haut. Ganz im Gegenteil: Für Hauterkrankungen wie Schuppenflechte und Rosazea gibt es deutliche Hinweise, dass Alkoholgenuss den Hautzustand verschlechtert. Und eine aktuelle Studie weist sogar auf ein erhöhtes Hautkrebsrisiko hin. Sich betrunken an den Strand zu legen, war noch nie eine gute Idee, dass aber selbst gelegentlicher Alkoholgenuss das Risiko für Sonnenschäden erhöhen kann, ist neu.

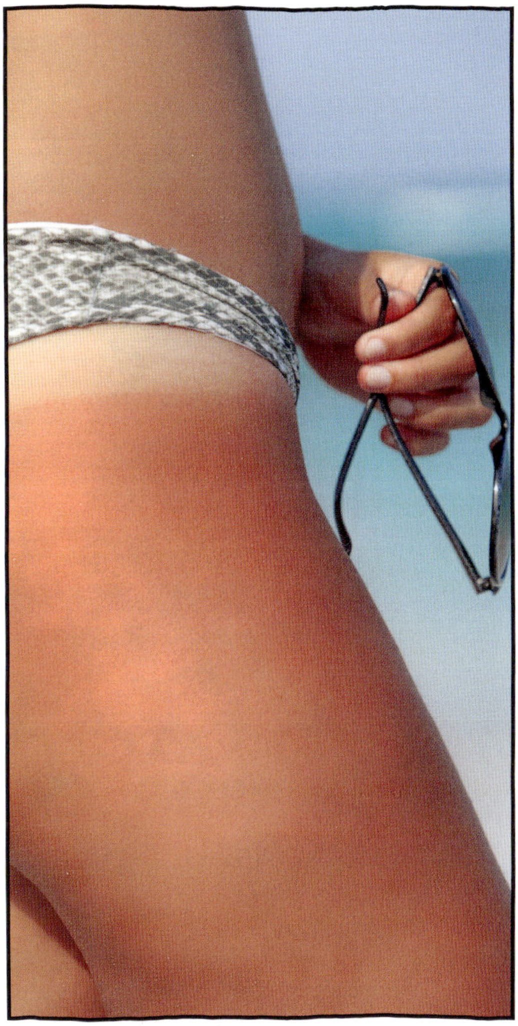

Der »Hautkiller« Sonnenbrand schlägt umso erbarmungsloser zu, je mehr Alkohol beim Sonnenbad im Spiel ist.

Dermatologen der Charité in Berlin fanden nun in einem Versuch mit Freiwilligen heraus, dass das Risiko für Sonnenbrand, Hautschäden und langfristig auch hellen Hautkrebs steigt, wenn kurz vor dem Sonnenbad Alkohol getrunken wurde. Offensichtlich sinken die Spiegel an Schutzstoffen (Antioxidantien) nach Alkoholgenuss messbar, dadurch wird die Haut lichtempfindlicher und rötet sich schneller als bei den Versuchspersonen, die vor dem Sonnenbad nur zu alkoholfreien Getränken gegriffen hatten. Doch glücklicherweise liefern die Wissenschaftler auch gleich die Lösung zum Problem. Wurde zum Alkohol Orangensaft genossen, blieben die negativen Effekte weitgehend aus, da die Schutzstoffe im Saft möglicherweise die alkoholbedingten Lücken schlossen. Dennoch stellt ein Gläschen O-Saft natürlich keinen Freifahrtschein für regelmäßigen Alkoholkonsum dar!

NUTRIKOSMETIK – KOSMETIK ZUM EINNEHMEN

Nicht jeder hat täglich alle für eine strahlende und straffe Haut notwendigen Nahrungsmittel in der entsprechenden Dosierung auf dem Teller. Das neue Zauberwort heißt deshalb »Nutrikosmetik«, das man frei übersetzen könnte mit »Kosmetik zum Essen«. Diese »Nahrungsergänzungsmittel mit kosmetischer Auslobung« erobern schon seit einigen Jahren den US-amerikanischen Markt, und auch bei uns steigt das Interesse an den Hautverschönerern. Die meisten Nutrikosmetikpräparate enthalten nicht nur einen Inhaltsstoff, sondern im Idealfall einen gut aufeinander abgestimmten Mix aus Vitaminen, Spurenelementen und Pflanzenextrakten. Je nach Zusammensetzung sollen sie die Haut vor Falten schützen, Cellulite mildern oder Pickel schneller abklingen lassen. Zusammensetzung und Qualität unterscheiden sich allerdings deutlich. Studien haben gezeigt, dass ganz unterschiedliche Nährstoffe in Nutrikosmetika Effekte auf die Haut haben können (siehe die folgende Tabelle). Bei guten Nutrikosmetika kann man nach rund acht Wochen erste kleine Verbesserungen feststellen, die dann von Woche zu Woche deutlicher hervortreten. Ideal ist die Kombination der Nutrikosmetik mit einer gesunden und ausgewogenen Ernährung.

In dieser Tabelle habe ich Ihnen das wichtigste »Beauty-Food« für Ihre Haut zusammengestellt. Optimal ist es, wenn Sie die Inhaltsstoffe mit der Nahrung aufnehmen. Manchmal benötigt die Haut aber noch einen »Extrakick«. Sinnvolle Dosierungen für Nutrikosmetika finden Sie hier deshalb ebenfalls.

Beauty-Food für Ihre Haut

Mikronährstoff	Optimale Dosierung in der Ernährung oder in Nutrikosmetika	Wirkungen, die in Studien nachgewiesen wurden	Was man noch beachten sollte
Grünteeextrakt	* 300 mg Grünteeextrakt oder * 3 große Tassen Grüntee	* Zunahme der Kollagenfasern * Schutz vor Sonnenschäden * Besserung von Hautunreinheiten	Tee lange ziehen lassen und nicht zusammen mit Milchprodukten trinken

Kakao/Schokolade	4 g Kakaopulver oder 30 bis 40 g Schokolade (mindestens 70 Prozent Kakaoanteil)	* Verbesserung der Feuchtigkeitsversorgung der Haut * Schutz von UV-Strahlen und freien Radikalen	Möglichst ohne Milch trinken bzw. milchfreie Schokolade genießen
Kaffee	Am besten Espresso oder löslicher Kaffee. 4 bis 6 Tassen – auch koffeinfrei wirkt	* Reduzierung von Altersflecken * Schutz vor freien Radikalen	Möglichst ohne Milch trinken
Kurkuma	500 bis 2000 mg	* Reduziert Entzündungen * Schutz vor freien Radikalen * Kann entzündliche Hauterkrankungen bessern (Akne, Schuppenflechte, Neurodermitis)	Am besten täglich als Kapseln einnehmen
Omega-3-Fettsäuren	* 300 bis 600 mg Fischöl (EPA/DHA) * 1 bis 1,5 g pflanzliche Omega-3-Fettsäuren (ALA)	* Reduzieren Entzündungen	1 bis 2 EL Lein- oder Hanföl versorgen Sie mit ausreichend pflanzlichen Omega-3-Fettsäuren
Polyphenole (z. B. Grünteeextrakte, Traubenkernextrakte, Resveratrol, Silymarin, Genistein, Cranberryextrakte etc.)	Mindestens 3500 bis 5000 ORAC-Einheiten, auch höhere Dosierungen sind möglich (Nahrung plus Nahrungsergänzung)	* Reduzieren Entzündungen * Schützen die Haut vor UV-Schäden * Stabilisieren eine gesunde Darmflora	Am besten nehmen Sie Polyphenole aus unterschiedlichen pflanzlichen Quellen auf, denn jeder Pflanzenstoff bietet andere Schutzfunktionen
Carotinoide, Astaxanthin	* Carotinoide: 3 bis 6 oder gar 10 mg * Astaxanthin: 4 bis 8 mg	* Schutz vor UV-Strahlen, vor allem vor Schäden durch UV-A-Licht * Entzündungshemmend * Schutz vor freien Radikalen * Verbessern den »Glow« der Haut * Reduzieren die Rauigkeit der Haut	Carotinoide besser über die Ernährung als über Nahrungsergänzungsmittel zuführen

Lycopin	15 bis 20 mg	* Reduzieren Rauigkeit, Verbessern den »Glow« der Haut * Steigern den Sonnenschutz	Tomatenprodukte liefern umso mehr Lycopin, je stärker sie verarbeitet sind (erhitzt, zerkleinert)
Probiotika	2000 bis 20 000 kbE (koloniebildende Einheiten)	* Je nach Bakterium Verbesserung des Sonnenschutzes * Reduktion von Falten, Verbesserung der Sensibilität empfindlicher Haut	Nicht irgendein Präparat wählen; wichtig: Jedes Bakterium besitzt andere Eigenschaften, deshalb gezielt passende Bakterienstämme wählen (siehe Kapitel 7)
Kollagen	2,5 bis 5 oder gar 10 g, mindestens 8 bis 12 Wochen einnehmen	* Steigert die Elastizität, reduziert Fältchen, erhöht die Feuchtigkeitsspeicherung	Ein Päckchen Gelatine enthält etwa 8 g
Hyaluronsäure	120 bis 240 mg, mindestens 4 bis 6 Wochen einnehmen	* prallere Haut, reduziert Fältchen, steigert die Feuchtigkeitsspeicherung	
Glutamin	* Besser über die Nahrung aufnehmen; * Überdosierung durch Glutaminpräparate kann zu unerwünschten Nebenwirkungen führen	* Regt die Hyaluronsäurebildung an	Enthalten in Käse, Walnüssen, Erdnüssen Sojabohnen und anderen Hülsenfrüchten, Weizen
Vitamin C	2 x 200 mg	* Wichtig für die Kollagenvernetzung * Schützt vor freien Radikalen * Verstärkt die Wirkung von Vitamin E	Gute Lieferanten: Beeren, Paprika, Grünkohl, Zitrusfrüchte

Vitamin D	1000 bis 2000 IE (Internationale Einheiten)	* Schutz vor UV-Strahlen, vor allem vor Schäden durch UV-B-Licht * Schutz vor Hautkrebs * Anti-Aging-Effekte	Im Winter wird die Einnahme eines Nahrungsergänzungspräparates empfohlen
Vitamin E	12 bis 15 mg	* Reduziert die Glykierung der kollagenen Fasern * Schützt die Zellmembranen vor Schäden durch freie Radikale * Kombination von Vitamin C und Vitamin E steigert deutlich die lichtschützenden Effekte im Vergleich mit der alleinigen Gabe nur eines der beiden Vitamine	Enthalten in Nüssen und Pflanzenölen; 2 EL Pflanzenöl liefern 10 bis 12 mg Vitamin E
Coenzym Q10	50 mg	* Reduziert freie Radikale * Reduziert Entzündungen	Sinnvoll für Menschen über 40 sowie bei Einnahme von Statinen
Kupfer	2 mg	* Wichtig für die Kollagenbildung	Gute Lieferanten: Nüsse und Mandeln, Hülsenfrüchte, Grünkohl, dunkle Schokolade, Sesam, Quinoa, Avocados, Haferflocken
Zink	20 mg	* Wichtig für das Immunsystem * Kann Hautunreinheiten bessern	Gute Lieferanten: Rindfleisch, Weizenkeime, Meeresfrüchte

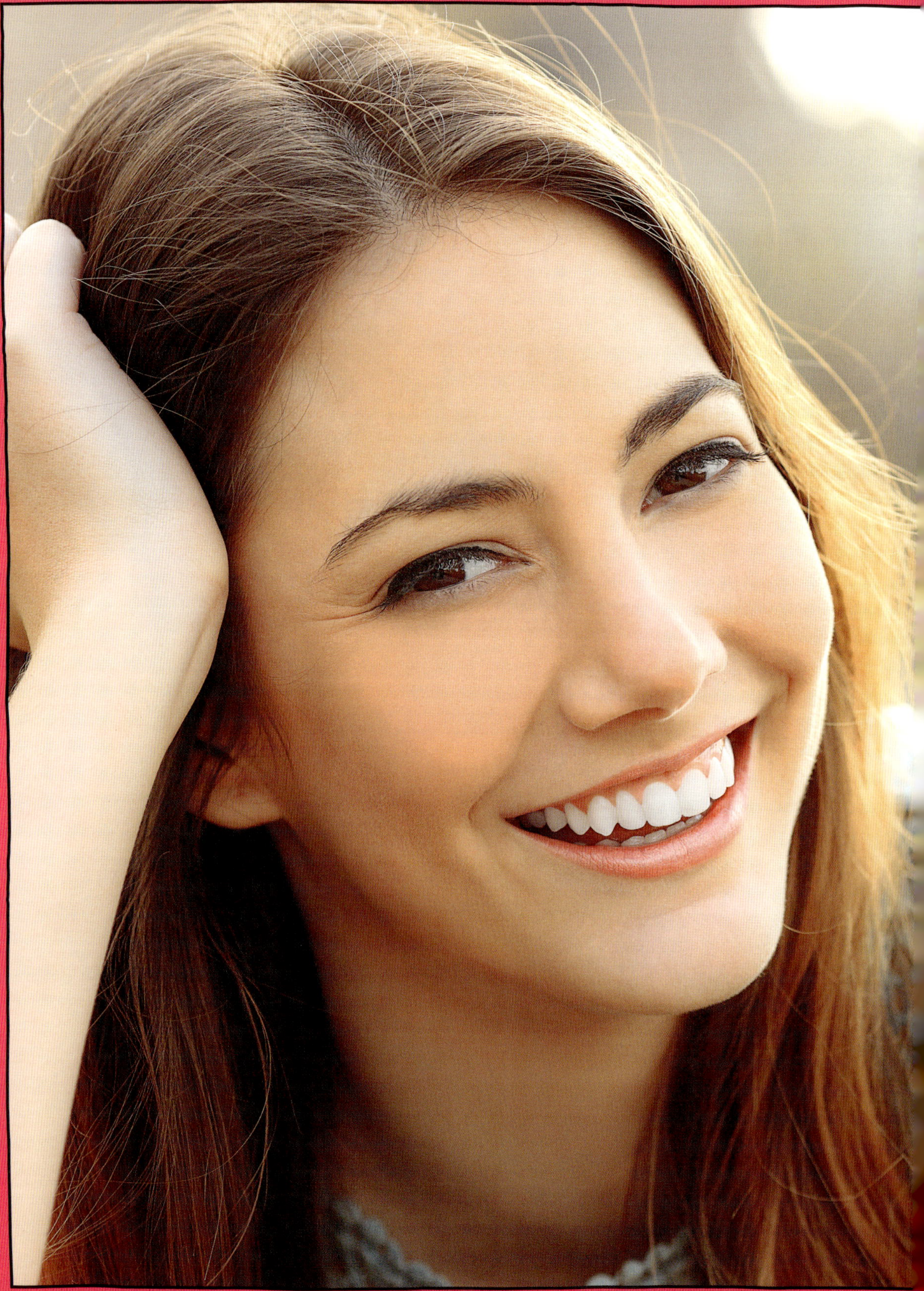

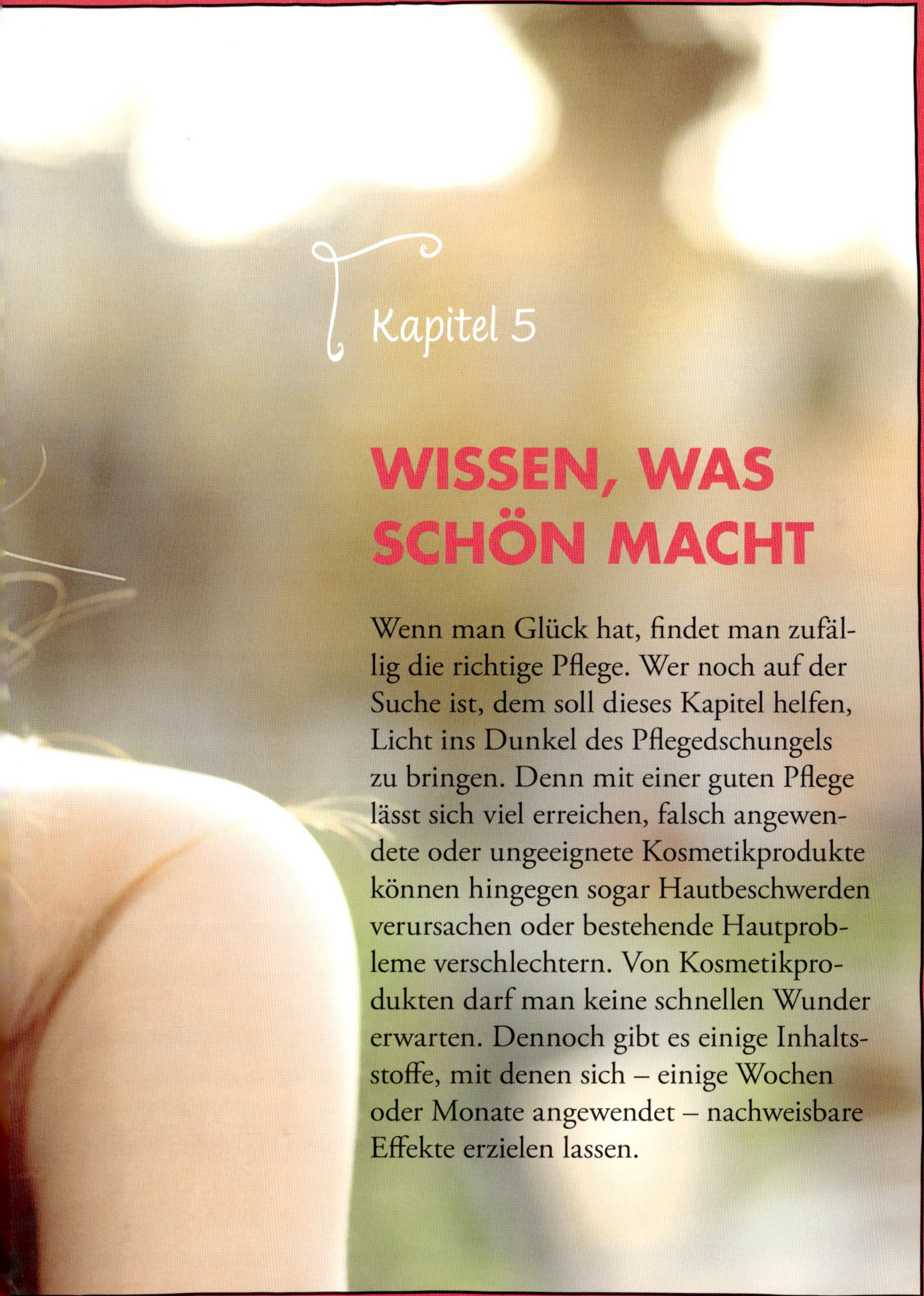

Kapitel 5

WISSEN, WAS SCHÖN MACHT

Wenn man Glück hat, findet man zufällig die richtige Pflege. Wer noch auf der Suche ist, dem soll dieses Kapitel helfen, Licht ins Dunkel des Pflegedschungels zu bringen. Denn mit einer guten Pflege lässt sich viel erreichen, falsch angewendete oder ungeeignete Kosmetikprodukte können hingegen sogar Hautbeschwerden verursachen oder bestehende Hautprobleme verschlechtern. Von Kosmetikprodukten darf man keine schnellen Wunder erwarten. Dennoch gibt es einige Inhaltsstoffe, mit denen sich – einige Wochen oder Monate angewendet – nachweisbare Effekte erzielen lassen.

SERUM, FLUID ODER EINFACH NUR CREME?

Mit Tages- und Nachtcreme wissen die meisten noch etwas anzufangen. Doch wofür ist eigentlich ein Serum gut? Wie wende ich Ampullen an? Und was um Himmels willen unterscheidet eine Creme von einem Fluid? Beim Blick in das breite Pflegesortiment von Drogerien, Supermärkten oder Apotheken kann man schon ins Grübeln kommen. Nicht immer erschließt sich sofort, was die eigene Haut braucht. Und wer eine gute Pflege sucht, muss bedenken, dass nicht nur die Inhaltsstoffe, sondern auch die Cremebasis entscheidend für den Erfolg sind.

Wichtig für die richtige Auswahl ist zunächst einmal, dass Sie Ihren eigenen Hauttyp kennen. Feuchtigkeits- und fettarme Haut hat andere Bedürfnisse als Mischhaut oder der fettige, seborrhoische Hauttyp. Welchen Hauttyp Sie haben, können Sie mit einem einfachen Seidenpapiertest feststellen (siehe Kasten auf Seite 116).

Je trockener und fettärmer die Haut ist, desto höher darf der Lipidanteil (= Fettanteil) der Pflege sein. Auch Feuchthaltefaktoren (Natural Moisturizing Factors, NMFs) wie Dexpanthenol, Glycerin, Urea, Lactat, Hyaluronsäure oder verschiedene Aminosäuren tun diesem Hauttyp gut, denn sie binden Wasser in der Haut. Fettige Haut hingegen kommt mit allzu reichhaltigen Produkten nicht gut zurecht und neigt dann zu Pickeln und Mitessern. Hier sind Inhaltsstoffe wie Tonerde, die überschüssiges Fett binden, Fruchtsäuren für ein sanftes Peeling, Retinol oder Zink mit entzündungshemmender Wirkung gefragt. Die reife Haut hingegen benötigt ein Plus an Nährstoffen und eventuell einen pflanzlichen Hormonersatz, der das Bindegewebe straff hält.

Wichtige Unterscheidungskriterien zwischen den einzelnen Pflegeprodukten ist deren Verhältnis zwischen Lipiden (= Fettgehalt) und Wasser sowie die Konzentration der enthaltenen Wirkstoffe.

Ein **Gel** ist in der Regel fettfrei und weist einen sehr hohen Wassergehalt auf. Durch die Verdunstung der Feuchtigkeit kühlt es die Haut nach dem Auftragen. Gele eignen sich hervorragend bei entzündeter Haut. Antihistaminika gegen Mückenstiche oder entzündungshemmende Wirkstoffe gegen Zerrungen und Prellungen werden deshalb gern in Gele verpackt, um zusätzlich von der kühlenden Wirkung zu profitieren. Bei fettiger Haut lassen Gele keine Pickel sprießen, deshalb sind sie eine gute Grundlage für Wirkstoffe gegen Hautunreinheiten. Ideal sind auch Sonnenschutzgele bei Neigung zu »Mallorca-Akne«, denn sie sind frei von Emulgatoren, die für die »Sonnenpickel« verantwortlich sind.

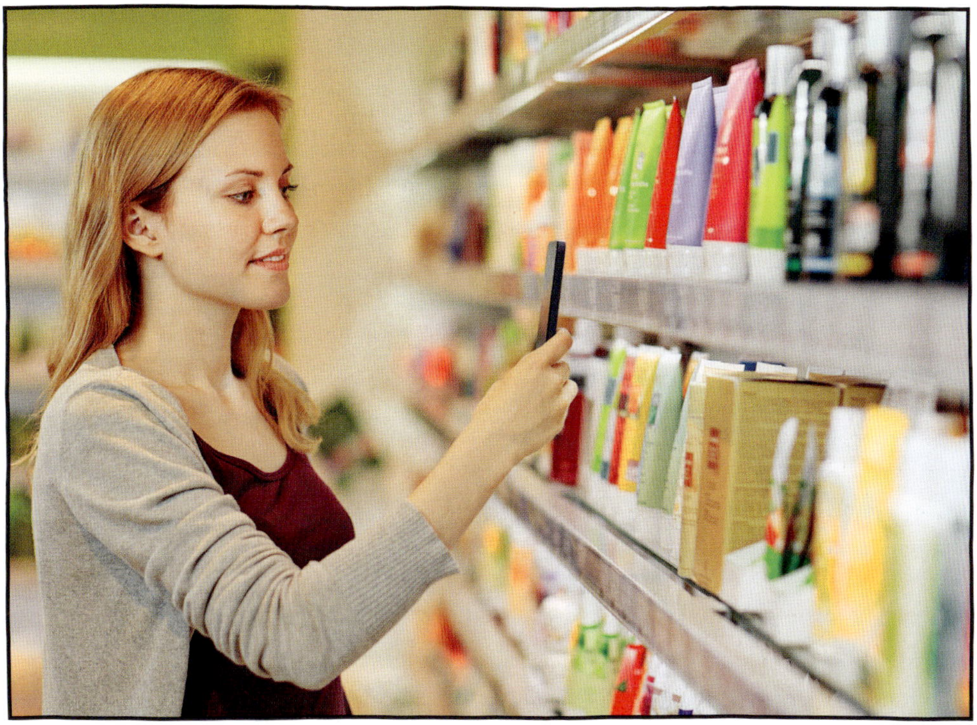

Das vielfältige Angebot an Kosmetika ist auf den ersten Blick verwirrend und unübersichtlich.

Seren sind die neuen Stars am Beauty-Himmel. Sie sind oft sehr reich an Wasser und dadurch ideal für die Einarbeitung von wasserliebenden Inhaltsstoffen wie Hyaluronsäure oder Vitamin C. Meist reichen wenige Tropfen aus, um die

Haut mit Pflegestoffen zu versorgen. Die Wirkstoffkonzentration in Seren ist häufig um ein Vielfaches höher als in Tages- oder Nachtcremes. Sie stellen deshalb eine perfekte Ergänzung zur täglichen Hautpflege dar. Als alleinige Pflege sind sie jedoch nur geeignet, wenn die Haut selber sehr viel Fett produziert. Bei trockener oder Mischhaut sind Seren allein nicht reichhaltig genug und können die pflegende Creme nicht ersetzen.

Cremes und Seren verfolgen prinzipiell unterschiedliche Ziele. Während eine Creme Feuchtigkeit und Lipide liefert, sind Seren eher als ergänzende Pflege zu sehen, mit denen man der Haut zusätzlich etwas Gutes tun kann. Seren sollten als erster Pflegeschritt nach der Reinigung auf Gesicht, Hals und Dekolleté aufgetragen werden. Sie können täglich oder als 4-Wochen-Kur bei beanspruchter Haut angewendet werden. Anschließend wird wie gewohnt die Tages- oder Nachtpflege aufgetragen. Seren mit Hyaluronsäure versorgen die Haut mit einer Extraportion Feuchtigkeit, sekundäre Pflanzenstoffe schützen vor freien Radikalen, Retinol und Peptide signalisieren den Hautzellen, den Regenerationsprozess in Gang zu setzen und neues Kollagen zu bilden.

Fluide, Lotionen und Cremes sind Emulsionen, das heißt, sie sind immer eine Mischung aus Wasser und Ölen. Die unterschiedliche Konsistenz entsteht durch das Mischverhältnis der beiden Hauptbestandteile. Feuchtigkeitsfluids oder Lotionen haben im Unterschied zu einer Feuchtigkeitscreme eine flüssigere Konsistenz und enthalten weniger Fette und Öle. Deshalb fühlen sie sich auf der Haut leichter an. Beide sind optimal für fettigere Haut. Auch als Bodylotion oder After Sun sind sie bestens geeignet, denn sie ziehen schnell ein und kühlen die Haut.

Cremes sind gehaltvoller, doch auch bei Cremes kann sich der Lipidgehalt unterscheiden. Bestes Beispiel sind die Tages- und Nachtpflege. Die Creme für den Tag enthält dabei weniger Lipide, aber mehr Wasser. Nachts benötigt die Haut ein Plus an Pflege und es macht nichts, wenn sie vorübergehend fettig glänzt. Vor allem trockene Haut lässt sich nachts gern mit einem Mix aus Ölen und Feuchthaltefaktoren verwöhnen. Wenn die Creme dann noch Ceramide, Phospholipide und Triglyceride enthält, tut das der Haut besonders gut, denn diese hautverwandten Lipide sind wesentliche Bestandteile der schützenden Hautbarriere und können bei trockener Haut einen Mangel an Barriere-Lipiden ausgleichen.

Im Winter kann man bei sehr trockener Haut auch tagsüber die Nachtpflege auftragen. Bei eher fettiger oder Mischhaut reicht hingegen die Tagespflege auch nachts oft aus. Allerdings sollte man in diesem Fall keine Tagescreme mit Lichtschutzfaktor verwenden. Mit dem Lichtschutz werden zusätzliche Chemikalien auf die Haut aufgetragen, die tagsüber wichtig, nachts aber logischerweise sinnlos sind.

Gesichtsöle stellen einen neuen Trend im Kosmetikregal dar. Hochwertige natürliche Öle sind in der Lage, die Hautbarriere zu stabilisieren und die Haut zu pflegen. Besonders gut geeignet sind diese Pflegeprodukte für trockene Haut und in den kalten Wintermonaten. Doch selbst bei eher fettiger und zu Unreinheiten neigender Mischhaut kann man sie ausprobieren, denn einige ätherische Öle haben desinfizierende und hautberuhigende Eigenschaften. Wichtig ist es, ein Öl zu wählen, das zum Hauttyp passt. Das Öl sollte sparsam angewendet werden, wenige Tropfen reichen aus.

Thermalwasser-Sprays sind reich an Spurenelementen und Mineralstoffen, die eine beruhigende Wirkung auf die Haut haben. Egal, ob die Haut von der Sonne gestresst oder vom Epilieren und Rasieren gereizt ist – ein Thermalwassernebel kühlt und beruhigt sie wieder.

Info

Je wasserhaltiger eine Creme ist, desto geringer ist die Haltbarkeit. Vor allem, wenn man den Inhalt mit den Fingern statt mit einem Spatel aus dem Tiegel entnimmt, kann die Creme schnell zu einer Brutstätte für Keime werden. Tuben sind hingegen weniger anfällig für die Besiedelung mit Keimen.

Kennen Sie Ihren Hauttyp?

Wenn Sie nicht sicher sind, welchen Hauttyp Sie haben, kann der Seidenpapiertest helfen.

So geht's:

* Reinigen Sie abends Ihr Gesicht wie gewohnt, tragen Sie aber ausnahmsweise keine Pflegecreme auf.
* Am nächsten Morgen drücken Sie vor der Reinigung ein Kosmetiktuch mit guter Saugkraft, eine Lage eines Papiertaschentuchs (man kann vorsichtig die einzelnen Schichten eines Papiertaschentuchs trennen) oder ein Stück Seidenpapier auf das gesamte Gesicht.
* Die Abdrücke auf dem Papier geben Aufschluss über Ihren Hauttyp.

Ergebnis: Auf dem Seidenpapier …

* sind keine Abdrücke erkennbar: Ihre Haut ist trocken und feuchtigkeitsarm.
* sind die Abdrücke von Stirn, Nase und Kinn deutlich erkennbar: Sie haben die typische Mischhaut.
* auf dem Seidenpapier sind überall deutliche Talgspuren zu sehen: Ihre Haut ist seborrhoisch (= fettig).

DIE FEUCHTIGKEIT FESTHALTEN

Etwa ein Fünftel unserer Haut besteht aus Wasser, und dieses macht unsere Haut schön prall und rosig und polstert kleine Fältchen auf. Doch Feuchtigkeit hat immer die Tendenz zu verdunsten. Das kennen wir von nasser Kleidung oder nassen Handtüchern. Bei der Haut ist es nicht anders.

Doch um geschmeidig zu bleiben und ihrer Barrierefunktion gerecht zu werden, muss der Wassergehalt der Hornschicht zwischen 15 und 20 Prozent liegen. Bei trockener Haut oder bei verschiedenen Hauterkrankungen wie der Neurodermitis sinkt der Feuchtigkeitsgehalt unter 10 Prozent ab. Um Wasser zu binden, bildet die Haut Feuchthaltefaktoren, die wie ein Schwamm einen Teil der Feuchtigkeit festhalten. Harnstoff, Glycerin, Hyaluronsäure und Milchsäure sind die wichtigsten Vertreter, die sowohl in unserem Körper gebildet als auch mit Kosmetikprodukten zugeführt werden können. Sie binden Feuchtigkeit aus der Umwelt oder aus aufgetragenen Pflegeprodukten. Damit genügend Feuchtigkeit zum Binden da ist, sollte die Luftfeuchtigkeit in Räumen zwischen 45 und 55 Prozent liegen.

Mit einem Feuchtigkeitsmessgerät können Sie überprüfen, wie trocken oder feucht die Luft in der Wohnung oder im Büro ist. Ist der Wassergehalt der Raumluft zu niedrig, dann kann ein Luftbefeuchter helfen.

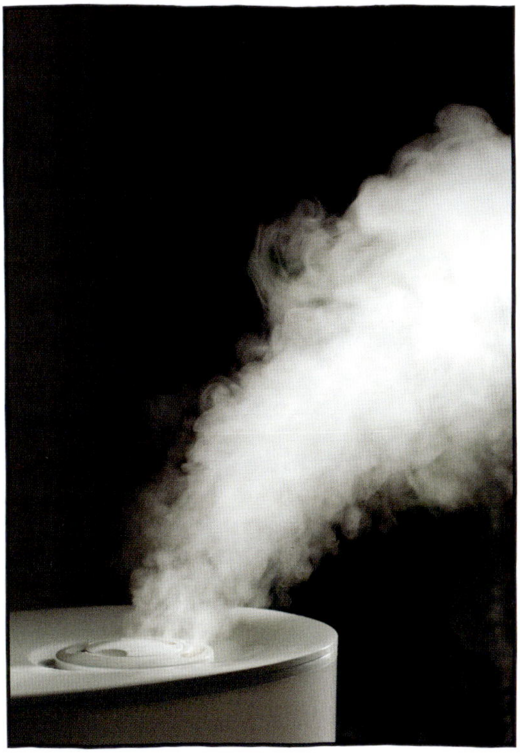

Die Umgebungsluft sollte nicht zu trocken sein, sonst verdunstet zu viel Feuchtigkeit aus der Haut und sie wird eher schlaff und faltig.

Wichtig: Den Luftbefeuchter regelmäßig reinigen, sonst wird er schnell zur Keimschleuder! Auch Zimmerpflanzen tragen zur Verbesserung des Raumklimas bei, denn sie geben bis zu 90 Prozent des Gießwassers wieder an die Raumluft ab. Besonders gut geeignet sind Pflanzenarten mit großen Blättern.

Eine gute Versorgung der Haut mit Feuchthaltefaktoren …

* trägt zur Anreicherung der Hornschicht mit Wasser bei,
* stärkt die Hautbarriere,
* sorgt für glatte Haut, da sie aufquellen und die Haut praller werden lassen,
* garantiert ein feuchtes Milieu in der Hornschicht, das notwendig ist, damit Hautenzyme aktiv sein können.

Die wichtigsten Feuchtigkeitsbinder

* Pflegeprodukte mit **Harnstoff (Urea)** sind ein altbewährtes und günstiges Mittel, Wasser in der Haut zu binden. Zur Anreicherung von Feuchtigkeit in der Haut ist eine Konzentration von 2 bis 5 Prozent ideal. 10-prozentige Harnstoffsalben sind hingegen geeignet, um Schuppen zu entfernen, zum Beispiel bei Schuppenflechte oder rauen Füßen. Empfindliche Haut reagiert auf hochkonzentrierte Produkte schnell gereizt. Auch auf offenen Hautstellen brennt Harnstoff in höheren Konzentrationen. Die Fachbezeichnung ist »Urea«. Auch das kann als Wirkstoff auf den Produkten angegeben sein.
* **Glycerin** sollte nicht zu hoch konzentriert verwendet werden, da sich sonst die Effekte umkehren und die Haut sogar trockener werden kann. Emulsionen mit 2 bis 5 Prozent Glycerin sorgen für eine gute Feuchtigkeitsbindung. Ideal ist eine Kombination von Harnstoff und Glycerin zu etwa gleichen Anteilen.
* **Milchsäure** ist ein natürlicher Bestandteil im Säureschutzmantel der Haut. Die Dosierung sollte zwischen 0,5 und 1 Prozent liegen. Auch hier können höhere Konzentrationen die Haut reizen.
* **Hyaluronsäure** ist der Star unter den Feuchthaltefaktoren. Sie kann bis zu 1000-mal mehr Wasser aufnehmen, als sie selber wiegt. Kurzkettige Hyaluronsäure kann möglicherweise etwas tiefer in die Hornschicht eindringen, aber sie bindet auch weniger Wasser. Je dünnflüssiger das Hyaluronsäureprodukt ist, desto höher ist wahrscheinlich der Anteil der kurzkettigen Hyaluronsäure. Hyaluronsäure kann hochkonzentriert angewendet werden. Allerdings sollte man bei Konzentrationen über 10 oder 20 Prozent nachfragen, ob damit die reine Hyaluronsäure gemeint ist oder der Anteil des Hyalurongels. Dieses besteht dann zu über 90 Prozent aus Wasser und enthält nur wenig der eigentlichen Hyaluronsäure.
* **Squalen:** Sebum, also die Creme, die die Talgdrüsen unserer Haut selber produziert, besteht zu rund 15 Prozent aus Squalen. Squalen sorgt dafür, dass weniger Wasser aus der Haut verdunstet und die Haut ihre Feuchtigkeit gut halten kann. Doch das ist noch nicht alles: Squalen ist auch in der Lage, Hautlipide vor freien Radikalen zu schützen, also sie davor zu bewahren, »ranzig« zu werden. In Kosmetika wird meistens das verwandte Squalan verwendet, da sich das besser in Pflegeprodukten stabilisieren lässt. Dieses wird als farbloses und geruchloses Öl aus Oliven oder Zuckerrohr gewonnen und kann auch pur auf die Haut aufgetragen werden. Es ist ideal bei trockener oder zu Ekzemen neigender Haut.

FETTE UND ÖLE – DAS LÄUFT WIE GESCHMIERT

Jede Creme, Lotion oder Salbe enthält eine Fett- (Lipid-) oder Wachskomponente und häufig auch einen Wasseranteil. Öle und Lipide in Kosmetika sind wichtig, um der Haut einen Teil der Fette zurückzugeben, die wir ihr durch Duschen, Waschen oder Abschminken nehmen. Zu ihrem Schutz setzt die Haut auf Fettsäuren, die sie auch selber produziert und in die Hautbarriere integriert. Abgedichtet wird unsere Oberfläche durch Ceramide, Fettsäuren und Cholesterin sowie durch den Hauttalg. Die Barriereschicht ist – wie Sie ja wissen – ein wichtiger Dreh- und Angelpunkt, wenn es um gesunde und schöne Haut geht.

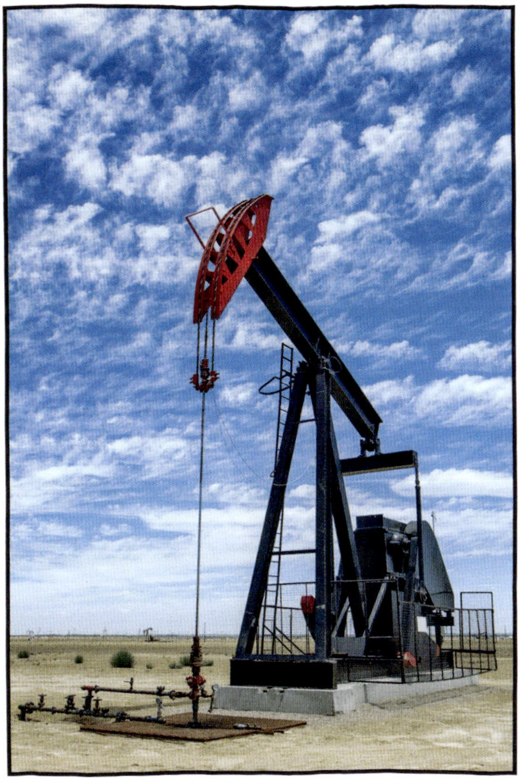

Mineralöle, aus Erdöl gewonnen, können kurzzeitig problemlos angewendet werden, trocknen die Haut aber auf Dauer aus.

Kosmetikbestandteile auf Mineralölbasis (Paraffin, Vaseline) legen sich als Schicht auf die Haut und halten Feuchtigkeit zurück. Der Feuchtigkeitsgehalt der Haut steigt an. Da es gegen diese Mineralöle so gut wie keine Allergien gibt, werden sie häufig in Hautschutzsalben und medizinischen Pflegeprodukten eingesetzt. In Kosmetika für die tägliche Anwendung haben sie aber eigentlich nichts zu suchen. Zunächst fühlen sich Paraffin, Vaseline und Co. sogar ziemlich gut an und vermitteln ein angenehmes Hautgefühl. Doch der Schein trügt. Denn Mineralöle können nicht in die Hautbarriere eingebaut werden. Wer sie regelmäßig mit entsprechenden Kosmetikprodukten aufträgt, empfindet nach und nach seine

Haut als besonders trocken und neigt dazu, noch mehr Creme anzuwenden. Mineralöle trocknen auf Dauer die Haut aus, da sie auch die Bildung hauteigener Fette und die Regeneration der Haut stören. Der Hautstoffwechsel wird träge, die Barriere brüchig. Durch den dichten Film, den sie auf der Haut bilden, können Wirkstoffe aus anderen Kosmetikprodukten nicht mehr in die Haut gelangen. Nach und nach führt das in einen Teufelskreis, der sich nur durch das langfristige Absetzen dieser Pflegeprodukte durchbrechen lässt.

Optimal für die Hautpflege sind hingegen Kosmetikprodukte, deren Inhaltsstoffe ähnlich zusammengesetzt sind wie die natürlichen Fette der Haut und die idealerweise auch noch entzündungshemmend wirken und freie Radikale abfangen können. Die Inhaltsstoffe der meisten Pflanzenöle, die wir in der Küche haben, ähneln den Substanzen, auf die auch unsere Haut vertraut. Sie sind also keine Fremdkörper, sondern gute Freunde, die sich meistens prima in das Gleichgewicht der Haut einfügen. So wirken die in vielen Ölen enthaltenen Fettsäuren wie Linolsäure sowie Alpha- und Gamma-Linolensäure entzündungshemmend, Linolsäure ist zudem wichtig für die Bildung der Barriere-Ceramide. Als Goodie liefern Pflanzenöle oft noch Vitamin E, das vor freien Radikalen schützt. Natürlich haben Pflanzenöle auch eine hautglättende und pflegende Wirkung und reduzieren den Wasserverlust der Haut gerade so stark, dass Feuchtigkeit gut in der Haut gespeichert wird, die Haut aber noch »atmen« kann.

Info

Ob ein Produkt Mineralöl enthält, steht in der Inhaltsstoffliste. Folgende Begriffe stehen für Mineralölkomponenten: Cera Microcristallina, Ceresin, Mineral Oil, Microcristallina Wax, Ozokerite, Paraffin, Paraffinum Liquidum, Petrolatum.

Bei sehr trockener Haut macht man sich eine Einschränkung der »Hautatmung« auch kosmetisch zunutze. Die enthaltenen Öle oder Wachse legen sich als »Schutzfolie« über die obere Hautschicht und halten so das Wasser in der Haut zurück. Dadurch reichert sich mehr Feuchtigkeit an, was bei trockener Haut als sehr angenehm empfunden wird. Das Gute daran: Öle benötigen keine Konservierungsstoffe.

OLIVENÖL – SCHLECHTER ALS SEIN RUF

Naturöle liegen also aus gutem Grund im Trend, wenn es um die Pflege der Haut geht. Was liegt also näher, als einfach eine Flasche Speiseöl aus der Küche ins Badezimmer zu stellen? Zunächst einmal die Bequemlichkeit: Wer es morgens eilig hat, sollte Öle abends anwenden, denn bis diese wirklich gut eingezogen sind und keine Fleckengefahr für die Kleidung mehr besteht, braucht es schon eine gewisse Zeit. Außerdem liefern Öle zwar gute Lipide, aber keine Feuchtigkeit, die die Haut ebenfalls braucht. Dieses Problem kann man dadurch lösen, indem man die Öle auf die noch etwas feuchte Haut aufträgt. Dadurch wird das Wasser am Verdunsten gehindert und die Epidermis bekommt eine Extraportion Feuchtigkeit spendiert. Zu beachten ist aber, dass nicht alle Pflanzenöle das gleiche Pflegepotenzial haben.

Olivenölpflege bringt etwas Urlaubsfeeling ins Badezimmer, denn es erinnert an mediterrane Länder. Dennoch gibt es Öle, die unserer Haut besser tun als Oliven- oder auch Sonnenblumenöl. In einer britischen Studie wurden Neugeborene vier Wochen lang entweder zweimal täglich mit Sonnenblumen- oder Olivenöl gepflegt oder nur mit Wasser gereinigt. Das erstaunliche Ergebnis: Wurde ausschließlich Wasser verwendet, war die Haut besser in Schuss als mit der Ölpflege. Die Öle hatten die Hautbarriere nachweislich geschädigt und dadurch die Haut anfälliger für das Eindringen von Allergenen und Keimen und den Verlust von Feuchtigkeit gemacht.

In der folgenden Tabelle habe ich Ihnen verschiedene Öle mit ihren unterschiedlichen Eigenschaften aufgelistet. Wenn man genau hinschaut, gibt es da nur zwei »Alleskönner«: Jojobaöl und Kokosöl. In der Hautpflege ist es auf jeden Fall sinnvoll, ein Öl einzusetzen, das die Hautbarriere stärkt. Da Entzündungen und freie Radikale zudem Hauterkrankungen fördern und die Hautalterung beschleunigen, ist es sinnvoll, auf Öle zu setzen, die auch diesen Hautschädigern Paroli bieten.

Verschiedene Öle und ihre Effekte für die Haut				
Pflanzenöl	Reparatur der Hautbarriere	Antientzündliche Effekte	Schutz vor freien Radikalen	Schutz vor Hautalterung
Sonnenblumenöl	nein	ja	nein	nein
Olivenöl	nein	ja	ja	möglich
Kokosöl	ja	ja	ja	ja
Arganöl	ja	ja	nein	möglich
Borretschöl	ja	möglich	nein	nein
Jojobaöl	ja	ja	ja	ja
Mandelöl	möglich	nein	nein	ja
Shea-Butter	möglich	ja	ja	nein
Granatapfelöl	nein	ja	nein	nein
Sojaöl	ja	ja	ja	nein
Traubenkernöl	nein	möglich	ja	möglich
Distelöl	nein	ja	nein	nein

Das tut der Hautbarriere gut:

* keine Kosmetika mit Mineralölen (Vaseline, Paraffin),
* keine stark entfettende Reinigung,
* Pflege, die den natürlichen, sauren pH-Wert der Haut unterstützt,
* Förderung der natürlichen Hautflora,
* Pflanzenöle wie Kokosöl und Jojobaöl verwenden; Vorsicht mit Olivenöl, Traubenkernöl oder Sonnenblumenöl,
* Kosmetik mit Vitamin B_3 (Niacin),
* Squalanhaltige Pflege.

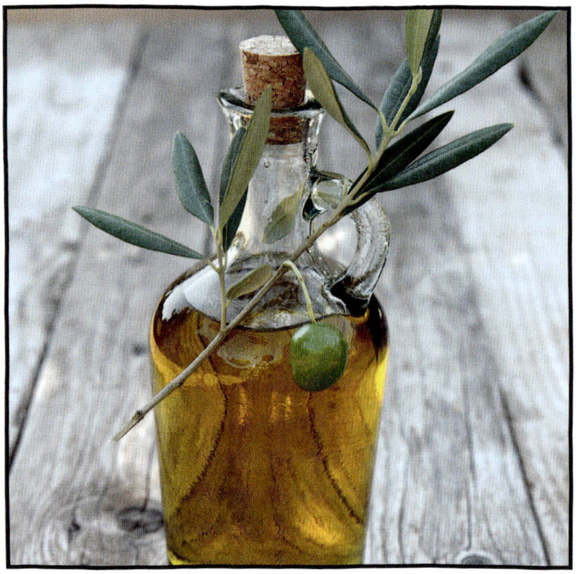

Kokosöl ist ein wahrer Alleskönner unter den Ölen bei der Hautpflege. Mit Olivenöl verbinden wir Gesundheit, das bezieht sich aber vor allem auf die Ernährung; als Hautöl gibt es bessere Alternativen.

Naturkosmetik oder Hightech-Tiegel?

Inzwischen finden wir in jedem Drogeriemarkt, in Apotheken und im Internet eine unüberschaubar große Auswahl an Kosmetikprodukten aus allen Sparten. Doch was passt zu mir und meiner Haut? Sind Hightechpräparate die Lösung für meine Probleme oder greife ich lieber zu Naturkosmetik?

Naturkosmetik bietet viele Vorteile gegenüber herkömmlicher Kosmetik. Die Rezeptur der Naturkosmetika ist meistens frei von Stoffen, die nur dem Aussehen des Produktes dienen, der Haut aber schaden können. Allerdings ist Naturkosmetik auch nicht immer unproblematisch, denn natürliche Inhaltsstoffe unterliegen in ihrer Zusammensetzung oft großen Schwankungen und bergen ein recht hohes allergenes Risiko. Selbst wenn in kontrollierter Naturkosmetik oder in Bioprodukten nur natürliche Rohstoffe wie pflanzliche Öle, Fette und Wachse, Pflanzenextrakte oder ätherische Öle aus kontrolliertem Anbau verwendet werden, heißt das nicht, dass diese nicht auch Allergien auslösen können. Verbraucher denken oft, Allergien träten nur gegenüber »gefährlichen Substanzen« auf. Jeder Allergiker, der schon mal auf eine Bio-Kiwi oder einen Bio-Apfel mit Juckreiz und Quaddeln reagiert hat, weiß, dass das nicht stimmt. In Kosmetika vertragen viele Anwender mit empfindlicher Haut auch die hochkonzentrierten ätherischen Öle oder verschiedene pflanzliche Inhaltsstoffe nicht. Teebaumöl, Arnika oder Kamillenextrakt sind bekannte Naturstoffe, auf die viele Menschen mit Allergien reagieren.

Konventionelle Kosmetik verursacht – entgegen der weitverbreiteten Ansicht – nicht häufiger Allergien und Unverträglichkeiten. Allerdings enthält sie manchmal bedenkliche Inhaltsstoffe, die auch über die Haut resorbiert werden können. Haben es Wirkstoffe geschafft, die Hautbarriere der Epidermis zu überwinden, erreichen sie in der Dermis die Blutgefäße. Mit diesen können sich die Kosmetikinhaltsstoffe dann bequem zu jedem Winkel des Körpers befördern lassen. Wie gut das funktionieren kann, beweist die Tatsache, dass sich die Lust zu rauchen durch Nikotinpflaster stillen lässt, die auch ohne Glimmstängel den Wirkstoff in den Körper schleusen. Oder die Tatsache, dass Schmerzmittel wie Morphin oder weibliche Hormone ebenfalls über Pflaster und Gele durch die Haut in alle Winkel des Körpers kommen. Auch Kosmetikinhaltsstoffe bleiben nicht automatisch an Ort und Stelle, sondern werden ebenfalls bis zu den Gefäßen durchgeschleust und schwimmen dann als unerkannte Fracht mit dem Blutstrom durch unseren Körper. Deshalb wäre eine Kosmetik, die man theoretisch auch essen könnte, natürlich optimal und unbedenklich. Die weitgehende Unbedenklichkeit ist sicher ein großer Pluspunkt der Naturkosmetik. Ich habe Ihnen hier mal die wichtigsten Argumente gegenübergestellt, um Ihnen die Entscheidung zu erleichtern:

Naturkosmetik: Plus

* Der Anteil pflanzlicher Inhaltsstoffe ist meistens deutlich höher als in konventionellen Produkten. In der Medizin macht man sich die heilende und pflegende Wirkung konzentrierter Pflanzeninhaltsstoffe wie Kamille, Tee, Arnika, Ringelblume schon lange zunutze. Die Wirkung der Pflanzenextrakte ist meist gut belegt, da sie auch in der Naturheilkunde eingesetzt werden.
* Die Rezeptur der Naturkosmetika ist meistens frei von Stoffen, die nur dem Aussehen des Produkts dienen, der Haut aber schaden können.
* Naturkosmetika sollen frei von chemischen Konservierungsstoffen sein. Diese sind für manche Allergiker bedenklich.
* Mineralöle dürfen in Naturkosmetik nicht vorkommen.

Naturkosmetik: Minus

* Naturkosmetik ist nicht automatisch verträglicher.
* Naturstoffe wie zum Beispiel Teebaumöl, Arnika, Ringelblume, Kamillenextrakt und Ähnliche sind starke natürliche Allergene, sodass Allergiker auch auf Bio- beziehungsweise Naturkosmetika ebenso stark oder noch stärker reagieren können wie auf konventionelle Kosmetikprodukte.

* Natürliche Inhaltsstoffe unterliegen in ihrer Zusammensetzung oft großen Schwankungen.

* Die keimabtötende Wirkung der Konservierungsstoffe in Naturkosmetika ist geringer; Naturkosmetikprodukte müssen rasch aufgebraucht werden, damit sie nicht schimmeln oder stark keimbelastet sind und dann der Haut auch wieder schaden könnten.

* Nicht alle Naturstoffe sind automatisch ideal für unsere Haut. So konnte man in Studien nachweisen, dass manche Pflanzenöle die Hautbarriere nachhaltig beschädigen können.

Konventionelle Kosmetik: Plus

* Die Zusammensetzung synthetisch produzierter Inhaltsstoffe lässt sich meist exakter kalkulieren als bei Naturkosmetika.

* Chemische Konservierungsstoffe sind in Bezug auf den Schutz der Kosmetika vor Verkeimung deutlich wirkungsvoller als natürliche Konservierungsstoffe.

* Eher geschmähte Inhaltsstoffe wie Vaseline oder Paraffin besitzen fast überhaupt kein allergenes Potenzial und werden selbst von Menschen, die auf ganz unterschiedliche Kosmetikgrundlagen mit Rötungen und Reizungen reagieren, gut toleriert.

Konventionelle Kosmetik: Minus

* Da die Haut ein großes Resorptionsorgan ist und viele Inhaltsstoffe aus Kosmetika nach der Anwendung auch im Blut und Gewebe nachzuweisen sind, ist es natürlich sinnvoll, eine Pflege zu verwenden, die keine bedenklichen Substanzen enthält.

* Chemische Konservierungsstoffe können zu Reizungen und Allergien führen. Sie sind stärker wirksam als die in Naturkosmetika verwendeten, weshalb sie auch nicht nur unerwünschte Mikroorganismen in Kosmetikprodukten töten, sondern auch die schützende bakterielle Hautflora in Mitleidenschaft ziehen.

* Konventionelle Kosmetik enthält oft Vaseline und Paraffine. Diese bilden einen »Film« auf der Haut. Wirkstoffe aus anderen Pflegeprodukten können dann nicht mehr in die Haut eindringen. Außerdem integrieren sie sich nicht in die Hautbarriere. Nach und nach wird dadurch die Barriere geschwächt und die Haut zunehmend trockener.

* Bestandteile aus den Mineralölkomponenten können über die Haut in den Körper gelangen und gelten als »bedenklich« beziehungsweise »möglicherweise krebserregend«. Noch problematischer ist die Aufnahme über den Mund, zum Beispiel über mineralölhaltige Lippenpflege oder über Handcreme, deren Inhaltsstoffe beim Essen ebenfalls in

den Mund gelangen können. In Leber, Milz und Lymphknoten lassen sich oft sehr hohe Werte nachweisen.

* Naturkosmetik wie konventionelle Kosmetik bieten inzwischen vielfältige Produkte an für verschiedene Hautprobleme und Bedürfnisse. Wer eine gute Naturkosmetiklinie gefunden hat, soll auf jeden Fall dabeibleiben; wer bisher mit seinen konventionellen Produkten sehr zufrieden ist und sie gut verträgt, kann auch von der besten Naturkosmetik enttäuscht sein, denn die Wirkung – vor allem in der Haarpflege – ist bei konventionellen Produkten oft schneller und deutlicher sichtbar. Dennoch lohnt sich bei der konventionellen Kosmetik ein intensiver Blick auf die Liste der Inhaltsstoffe. Sind hier bedenkliche Zusätze enthalten, dann sollten Sie sich auf jeden Fall nach anderen Cremes, Shampoos oder Duschgelen umschauen.

HABE ICH EINE ALLERGIE GEGEN MEINE PFLEGEPRODUKTE?

Manchmal wird die Haut wie aus heiterem Himmel rot, sie juckt oder schuppt. Der erste Verdacht: Die Hautpflege ist schuld! Häufig liegt man damit gar nicht so falsch, dennoch gibt es auch andere Ursachen. Das Problem: Die meisten von uns verwenden nicht ein einziges, sondern oft ein Dutzend verschiedene Kosmetikprodukte parallel: Gesichtscreme, Rasierschaum, Puder, Make-up oder Lidschatten können ebenso schuld an Hautproblemen sein wie Shampoo, Duschgel, Deo oder Bodylotion. Jetzt gilt es, Licht ins Dunkel zu bringen. Eine gute Lösung wäre ein Allergietest beim Hautarzt. Doch nicht immer bekommt man dann einen Termin, wenn die Haut danach schreit. Deshalb bleibt einem manchmal nichts anderes übrig, als sich selber auf die Suche nach der Stecknadel im Heuhaufen zu machen.

* Nicht immer ist das neueste Produkt auch das verdächtigste. Da es vom ersten Kontakt mit einem allergieauslösenden Stoff oft Wochen, Monate, manchmal Jahre dauert, bis sich die Haut »sensibilisiert«, also »empfindlich gemacht« hat, kann auch ein altvertrautes Produkt schuld an der Misere sein. Sie müssen also ALLES, mit dem die Haut täglich in Berührung kommt, in Betracht ziehen.

* Die beste, aber am wenigsten praktikable Methode wäre, zunächst für zwei Wochen einen großen Bogen um alle Reinigungs- und Pflegeprodukte zu machen und dann eines nach dem anderen wieder an der Haut zu testen. Allerdings sollte man dann nur zweimal wöchentlich ein weiteres Produkt in die Pflegeroutine re-integrieren.

* Die meisten Kosmetika bestehen aus mehr als einem Dutzend Inhaltsstoffen. Allergien entwickelt man nicht auf das Produkt als Gesamtes, sondern meistens nur auf einen oder ein paar wenige Inhaltsstoffe wie zum Beispiel Duftstoffe. Das Vertrackte an der ganzen Sache ist, dass diese Inhaltsstoffe nicht nur in einem, sondern häufig gleich in mehreren Pflegemitteln enthalten sein können.

* Bei Allergien der Haut handelt es sich meistens um sogenannte Kontaktekzeme. Diese lassen sich Zeit, und zwar rund 48 Stunden. Wenn Sie in der Parfümerie einen neuen Duft testen und zwei Tage später plötzlich ein roter Fleck am Handgelenk aufflammt, bringt man diesen nicht automatisch mit dem Parfüm in Verbindung, die zeitliche Verzögerung ist aber typisch für die »Hautallergie«.

* Wenn Sie dem Auslöser selber auf die Spur kommen wollen, dann nehmen Sie die Ellenbeuge als Testareal. Hier ist die Haut ähnlich dünn und sensibel wie im Gesicht. Tragen Sie die verdächtige Creme zweimal täglich nur in einer Ellenbeuge auf und beobachten, was sich nach zwei, manchmal auch drei Tagen tut. Beginnt die Haut zu jucken, sind Sie wahrscheinlich fündig geworden. Achtung: Mit unverdünntem Shampoo, Duschgel et cetera funktioniert das in der Regel nicht. Diese enthalten waschaktive Substanzen (Tenside), die die Haut reizen, wenn sie in konzentrierter Form aufgetragen werden – selbst dann, wenn keine Allergie besteht.

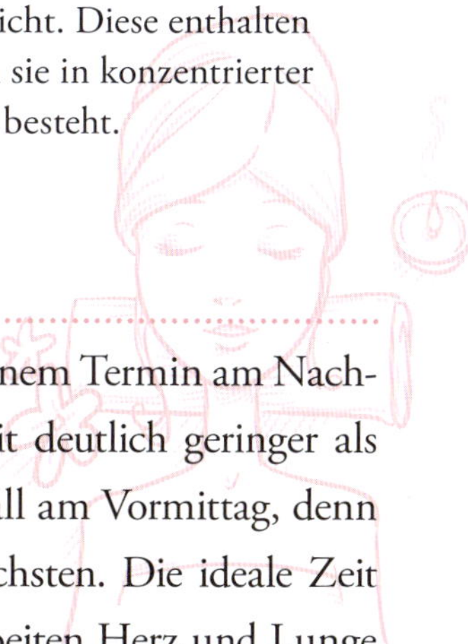

PFLEGE NACH DEM STUNDENPLAN

Wenn Sie einen Zahnarztbesuch planen, sollten Sie nach einem Termin am Nachmittag fragen, denn dann ist die Schmerzempfindlichkeit deutlich geringer als am Morgen. Schwierige Aufgaben erledigen Sie im Idealfall am Vormittag, denn gegen 11 Uhr ist Ihre geistige Leistungsfähigkeit am höchsten. Die ideale Zeit für Sport ist zwischen 16 Uhr und 18 Uhr, denn jetzt arbeiten Herz und Lunge besonders effektiv. Die innere Uhr geht bei den meisten Menschen sehr exakt und steuert Tag für Tag unseren Lebensrhythmus.

Auch unsere Haut unterliegt diesen Rhythmen – im Lauf des Tages verändern sich nicht nur Ausstrahlung, Glanz und Erscheinungsbild, sondern beispielsweise auch Durchblutung, Widerstandskraft der Hautbarriere und Talgproduktion. Möchten Sie Ihre Pflegeroutine weiter optimieren, dann sollten Sie den Stundenplan der Haut kennen, denn die Abläufe in der Haut wiederholen sich in regelmäßigen Abständen und dementsprechend ändern sich auch die Bedürfnisse.

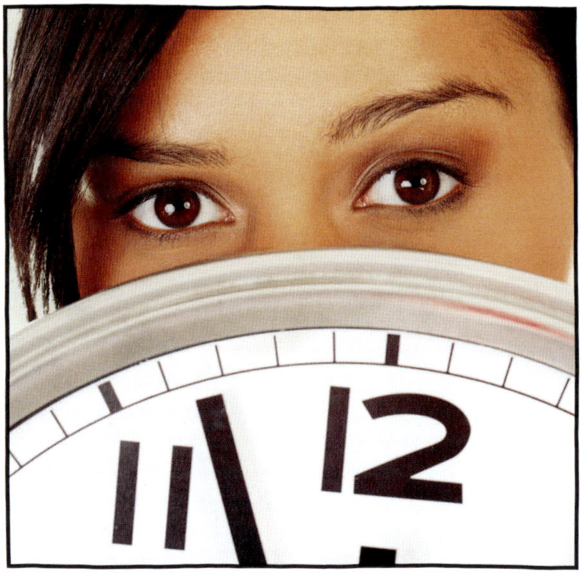
Die Haut hat ihren eigenen Takt und braucht zu verschiedenen Zeiten unterschiedliche Pflege.

Info

Im Rahmen einer Studie gaben Frauen an, dass ihre Haut morgens um 10 Uhr am meisten strahle, nachts hingegen am unattraktivsten sei.

Zwar steckt die »zirkadiane Kosmetik«, also eine Pflege, die sich an die innere Uhr der Haut anpasst, noch in den Kinderschuhen. Wer aber den Stundenplan der Haut kennt und sich ein wenig danach richtet, kann die Pflege optimieren und unterstützt dadurch die Strahlkraft der Haut.

Tagsüber braucht die Haut Schutz

Tagsüber ist unsere Haut Umwelteinflüssen am stärksten ausgesetzt. Davor schützt sie sich, indem sie die Hautbarriere in dieser Zeit besonders stabil hält. Sie als Hautbesitzer können Ihrer äußeren Hülle dabei helfen, sich so gut wie möglich vor schädlichen Umwelteinflüssen abzuschirmen. Dazu gehört eine gute Sonnencreme, die sie nicht nur vor UV-Licht, sondern am besten auch vor Infrarotstrahlung schützt. Einige Hersteller haben diesen Infrarotschutz bereits integriert. Morgens braucht die Haut auch Antioxidantien, denn egal, ob wir Bürostress haben, durch Stadtluft spazieren oder uns beim Sport so richtig verausgaben – freie Radikale, die die Haut schädigen können, sind immer mit von der Partie. Beerensäfte, frisches Obst und eventuell eine entsprechende Nahrungsergänzung sind die Schutzengel, die schon zum Frühstück startklar sind (mehr dazu auf Seite ###).

Wichtig ist auch eine gesunde Darmflora, die unsere Haut zum Strahlen bringt. Darmbakterien beeinflussen den gesamten Tag und auch in der Nacht den Zustand und die Gesundheit unserer Haut. Da sich die Darmflora aber nach unserem Biorhythmus richtet und vor allem tagsüber wächst, gedeiht und verdaut und nachts eher eine Ruhepause einlegt, sollten Präparate für die Darmflora am besten morgens oder nachmittags genommen werden. Welche erstaunlichen Ergebnisse sich dadurch erzielen lassen, lesen Sie auf Seite 183ff.

Am Mittag produziert die Haut doppelt so viel Talg und Fett wie nachts. Nachmittags kommen wir zudem leichter ins Schwitzen. Das ist durchaus sinnvoll, denn der Schweiß dient dem Erhalt der Hautbarriere und dem Schutz vor Umwelteinflüssen. Sich ab und zu mal beim Sport zu verausgaben und den Schweiß – wenn das möglich ist – nicht sofort mit Seife und Duschgel abzuspülen, tut der Haut deshalb ganz gut. Während des Büroalltags leisten Deo und Puderdose im Rucksack oder in der Handtasche am Nachmittag gute Dienste.

Unsere Haut arbeitet in Nachtschicht

Nachts stehen hingegen Regeneration und Reparatur ganz oben auf der Prioritätenliste. Die Hornzellen der oberen Hautschicht (Epidermis) teilen sich jetzt besonders schnell. Temperatur und Durchblutung und somit die Nährstoffaufnahme sind in dieser Zeit um 25 Prozent höher als morgens oder nachmittags. Reichhaltige Cremes und Seren wirken deshalb nachts am besten, Wirkstoffe gelangen leichter in die Haut und erzielen jetzt die größten Effekte. Das hat auch eine französische Studie gezeigt: Verwendeten die Teilnehmerinnen eine wirkstoffhaltige Creme zu verschiedenen Tageszeiten, gaben sie übereinstimmend an, dass die Wirkung der Creme tatsächlich besser war, wenn sie vor dem Zubettgehen aufgetragen wurde. Besonders deutlich waren diese Effekte bei sehr hellhäutigen Frauen.

Da nachts der Wasserverlust der Haut am größten ist, sollte die Nachtpflege zusätzlich Feuchtigkeit spenden und feuchtigkeitsbindende Inhaltsstoffe wie Urea oder Hyaluronsäure enthalten, um die Haut vor dem nächtlichen Austrocknen zu schützen. Abends sollte die Pflege, entgegen dem weitverbreiteten Reinigungsritual in den meisten deutschen Badezimmern, eher mild sein. Wird die Hautbarriere, der Schutzwall der Haut gegen äußere Einflüsse, in dieser Zeit durch eine zu intensive Reinigung oder ein Peeling gestört, dauert die Wiederherstellung deutlich länger als morgens oder nachmittags und die Haut verliert dann in der Nacht mehr Feuchtigkeit. Gerade beim Peeling kann man des Guten auch schnell zu viel tun. Fettige Haut steckt regelmäßiges Peelen meistens gut weg. Trockene Haut wird dadurch vor allem im Winter schnell zu trocken und die Hautbarriere kann dauerhaft geschädigt werden.

ZYKLISCHE SCHÖNHEIT

Fast jede Frau weiß, dass die Haut sich auch sichtbar im Lauf des Menstruationszyklus verändert. Zwischen dem ersten und sechsten Tag des Zyklus, also während der Periodenblutung, benötigt die Haut eine Extraportion Pflege, denn sie ist in dieser Zeit deutlich trockener. Pickel und Unreinheiten, die in der zweiten Zyklushälfte entstanden sind, klingen ab. Um den Eisprung herum, etwa am 14. Tag des Zyklus, ist der Teint besonders strahlend und rosig. Zahlreiche subtile Veränderungen lassen Frauen in dieser Zeit deutlich attraktiver wirken. So verändern sich die Gesichtszüge, sie werden in dieser Zeit weiblicher und weicher, die Lippen voller, die Haare glänzender, der Teint hellt sich leicht auf. Sogar auf Fotos lässt sich der Unterschied deutlich feststellen. 59 ungeschminkte Frauen wurden im Abstand von jeweils einer Woche fotografiert, gleichzeitig bestimmte man die aktuellen Östrogenspiegel im Blut. Die Bilder wurden dann jeweils einer Gruppe Männer und Frauen vorgelegt. Diese sollten sagen, auf welchem Foto die Frauen am besten aussahen. Ergebnis: Je höher der Östrogenspiegel einer Frau war, umso weiblicher, attraktiver und gesünder erschien sie den beurteilenden Männern wie auch Frauen. Am besten schnitten die Frauen somit zum Zeitpunkt des höchsten Östrogenspiegels ab, der gleichzeitig der Zeitpunkt des Eisprungs ist.

Vom 22. bis 26. Zyklustag lässt die Barrierefunktion der Haut nach, was sie auch empfindlicher gegenüber Sonnenlicht und Umwelteinflüssen macht – in dieser Phase ist sanfte Pflege angebracht und Sonnenschutz besonders wichtig.

UNSERE HAUT IST SAUER!

Und das ist gut so. Der Säurewert der Haut, ein Chemiker würde das pH-Wert nennen, liegt zwischen 4,7 und 5,5. Den Begriff »pH-Wert« kennen Sie vielleicht noch aus dem Chemieunterricht. Für alle, die Chemie nie besonders mochten und viel vergessen haben (ich gehöre dazu), gibt's im Kasten gleich einen kleinen Refresher.

Ist die Haut sauer, kann sie sich optimal regenerieren und ist besonders gut vor Umwelteinflüssen geschützt. Ein pH-Wert im sauren Bereich ist auch für die Funktion der Hautbarriere unerlässlich und macht es schädlichen Keimen schwer, sich auf der Haut anzusiedeln, während Bakterien der normalen Hautflora hervorragend im leichten Säurebad gedeihen. Der Säureschutzmantel wirkt zudem wie ein natürliches Deo, denn er dezimiert die Zahl der Keime, die Talg und Schweiß zersetzen und dadurch einen unangenehmen Körpergeruch verursachen.

Wie war das noch mal mit dem pH-Wert?

Als »pH-Wert« bezeichnet man einen Wert, mit dem man Säuren und Laugen (Basen) einteilt und auch nach ihrer Stärke beurteilen kann. Die Skala reicht von 0 bis 14. Ein Wert von 7 ist dabei neutral, also weder sauer noch basisch. Alles, was größer ist als 7, ist basisch. Alle Werte unter 7 gelten als sauer. 0 entspricht einer sehr starken Säure, 14 einer sehr starken Lauge oder auch Base. Eine normale Handseife weist einen pH-Wert von 9 auf, Orangensaft hat einen pH-Wert von ungefähr 3,5, reines Wasser ist neutral und hat einen pH-Wert von 7. Cola ist mit einem pH-Wert von 3 genauso sauer wie Essig. Und die Magensäure ist mit einem pH-Wert von 1 bis 2 ziemlich stark ätzend. Sowohl Haut als auch Darm benötigen ein Milieu, dessen pH-Wert deutlich unter 7 liegt.

Verantwortlich für den pH-Wert der Haut ist die persönliche Mixtur körpereigener Stoffe wie Schweiß und Talg. Diese überziehen den ganzen Körper mit einem Film, der unsere äußere Hülle geschmeidig hält. Wichtig ist daneben auch die Besiedelung der Haut mit bestimmten Keimen, deren Stoffwechselprodukte zum Erhalt des Säureschutzmantels beitragen. Je mehr davon auf einer bestimmten Hautstelle leben, desto saurer wird es hier.

Der Säureschutzmantel …

* ist wichtig für die optimale Funktion der Hautbarriere,
* optimiert die Aktivität wichtiger Enzyme,
* sorgt für eine gesunde Hautflora,
* ist notwendig für die Regeneration der Haut,
* bremst die Hautalterung,
* verhindert das Wachstum von Aknebakterien,
* lindert Juckreiz und Entzündungen bei Ekzemen,
* verhindert, dass Mineralsalze und Lipide ausgewaschen werden und die Haut austrocknet,
* sorgt für glänzendes Haar und strahlende Haut.

Saures Anti-Aging

Ein saurer pH-Wert und eine ausgewogene Bakterienlandschaft sind aktives Anti-Aging. Wirkt die Haut zum Beispiel matt, müde, stumpf und rau, kann das daran liegen, dass abgestorbene Hornschüppchen nicht rechtzeitig von der Haut gelöst werden und ihr den Glanz rauben. Hornzellen entstehen in der untersten Zellschicht der Epidermis. Innerhalb von vier Wochen durchlaufen sie eine Wandlung, werden von den nachwachsenden Zellen immer weiter Richtung Hautoberfläche geschoben und nach einem Monat abgestoßen. Dieser Abschuppungsprozess wird durch einen zu basischen pH-Wert gestört. Die Folge: Abgestorbene Schüppchen bedecken die Hautoberfläche und lassen sie glanzlos und trocken erscheinen. Ausstrahlung und Frische gehen verloren. Liegt der pH-Wert im sauren Bereich, laufen diese Vorgänge reibungsloser ab.

Der Säureschutzmantel bremst auch Enzyme, die Falten verursachen. Enzyme sind Substanzen im Körper, die Stoffwechselvorgänge beschleunigen oder überhaupt erst möglich machen. Wir besitzen zahlreiche Enzyme, die unserer Haut guttun. Sie kümmern sich um die Regeneration der Haut, den Aufbau der Hautbarriere und verhindern alt machende Entzündungen (Inflammaging). Viele Schutzenzyme können aber nur dann aktiv werden, wenn die Haut sauer ist. Andere Enzyme, die die kollagenen und elastischen Fasern der Haut zerstückeln, die Entzündungen begünstigen und Falten fördern, beginnen ihr zerstörerisches Werk, wenn der pH-Wert mit den Jahren oder durch falsche Pflege alkalischer, also weniger sauer, wird. Die Haut wird dann schneller schlaff, verliert an Spannkraft und Ausstrahlung.

Den optimalen pH-Wert hat heutzutage fast keine Haut mehr. In der Realität liegt der Haut-pH-Wert bei den meisten Menschen zwischen 6 und 7 oder sogar noch höher. Bei verschiedenen Hauterkrankungen ist gerade dieser basischere pH-Wert Teil des Problems. *Propionibacterium acnes* spielt bei der Entstehung von Pickeln und Mitessern eine wichtige Rolle. Es gedeiht optimal bei einem pH-Wert von 6,8, also einem Wert, der deutlich über dem der gesunden Haut liegt. Auch bei Akne ist deshalb die rechtzeitige Einstellung eines sauren pH-Werts eine wichtige Maßnahme, um die Ausbreitung der Aknekeime zu stoppen. Die optimale Hautpflege sollte deshalb das saure Hautmilieu unterstützen. Der pH-Wert herkömmlicher Seifen und Duschgele liegt meist im alkalischen Bereich und damit deutlich höher als der pH-Wert der Haut. Selbst Wasser mit einem neutralen pH-Wert von 7 lässt den pH-Wert der Haut nach oben schnellen. Diese schutzlose Phase nutzen unerwünschte Keime, um sich breitzumachen, und Enzyme, die Entzündungen fördern, haben dann die Chance, ihr zerstörerisches Werk fortzusetzen.

Auch bei Hauterkrankungen wie Neurodermitis ist der pH-Wert häufig deutlich erhöht – mit fatalen Folgen. Oft liegt er weit über 7 und somit in einem ungünstigen alkalischen Bereich. Gleichzeitig findet man auf den Ekzemen eine vermehrte Aktivität des Enzyms *Serinprotease*. Dessen pH-Optimum liegt zwischen 7 und 8 und damit weit über dem günstigen Haut-pH-Wert von etwa 5,5. Die Serinprotease fördert Entzündungen und aktiviert Juckreizrezeptoren, was Betroffene dazu verleitet, die geschundene Haut noch weiter zu kratzen und zu zwicken. Enzyme, die in der Lage sind, Entzündungen in Schach zu halten, sind

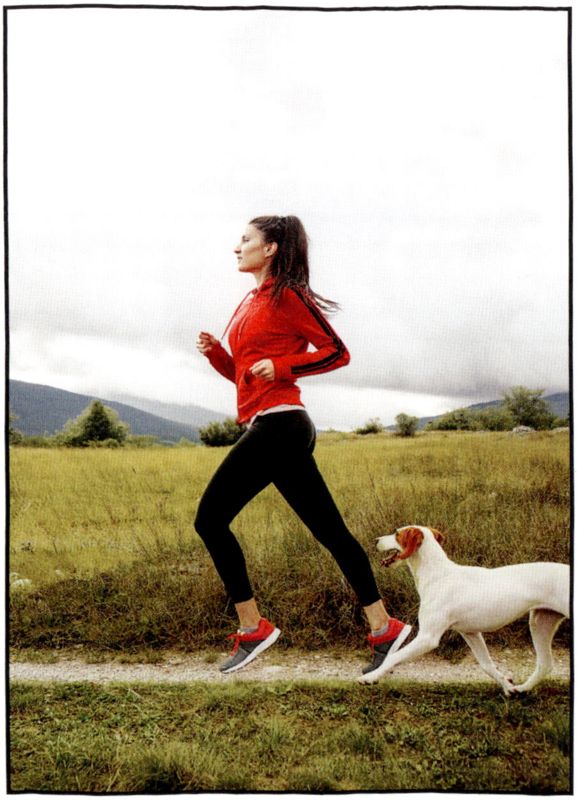

Ausdauersport, bei dem Sie ins Schwitzen kommen, ist gut für die Allgemeingesundheit und pflegt die Haut.

in diesem pH-Bereich dann kaum noch aktiv. Wird jedoch rechtzeitig vor einem Schub beziehungsweise zwischen zwei Schüben der pH-Wert gesenkt – zum Beispiel durch eine entsprechende saure Hautpflege, die das gesunde Bakterienmilieu der Haut unterstützt –, dann können Entzündungsprozesse gar nicht erst Fahrt aufnehmen. Der Erhalt des Säureschutzmantels und die Einstellung eines sauren pH-Werts der Haut sind deshalb wichtige Maßnahmen, um die Hautalterung zu bremsen und Entzündungen zu lindern. Und hier setzt eine ganz neue Kosmetiksparte an, nämlich die der probiotischen Hautpflege sowie der Hautpflege, die den pH-Wert niedrig hält.

Info

Die Gleichung ist ganz einfach: Niedrigerer pH-Wert = gesündere, strahlendere, jünger wirkende Haut.

Den Säureschutzmantel pflegen

Eine einfache Möglichkeit, den pH-Wert der Haut zu senken, ist es, mal richtig ins Schwitzen zu kommen. Egal ob beim Sport oder in der Sauna: Schwitzen ist gut für die Haut. Schweiß enthält große Mengen der hautpflegenden Milchsäure. Im Alltag wird unsere Haut nur noch selten mit dem sauren Sekret aus dem Schweiß durchtränkt.

Doch auch durch die richtige Pflege und Reinigung kann jeder den pH-Wert der Haut optimieren. Wann immer möglich, sollten Sie zu saurer Kosmetik greifen. Bodylotion und Gesichtspflege weisen mit 4,5 bis 5,5 einen optimalen pH-Wert auf, Shampoos bringen die Haare zum Glänzen, wenn der pH-Wert bei etwa 5 und 5,5 liegt. Intimpflegeprodukte dürfen mit einem Wert von 4 bis 4,5 sogar noch etwas saurer sein.

Den pH-Wert Ihrer Kosmetikprodukte können Sie ganz einfach mit pH-Messstreifen (Indikatorpapier) bestimmen, die man preiswert in Apotheken erhält. Der pH-Wert der Haut lässt sich nicht so einfach überprüfen, denn das Testpapier muss befeuchtet werden, um messen zu können. Wenn Sie die Haut mit

Wasser anfeuchten, dann wird der pH-Wert des Wassers (der bei etwa 7 liegt) bestimmt und nicht der Wert auf Ihrer Haut. Manche Kosmetikerinnen oder Hautärzte verwenden spezielle Geräte zur Bestimmung des Haut-pH-Werts.

Das Tolle: Saure Kosmetika kommen mit weniger Konservierungsstoffen aus, denn Pilze, die besonders häufig unkonservierte Produkte verschimmeln lassen, können sich hier nicht ausbreiten. Basische Seifen wie die klassische Kernseife (pH-Wert 8 bis 12) sollten in der Hautpflege völlig vermieden werden. Auch neutrale Seifen (pH-Wert 7) sind nicht optimal.

Derzeit gibt es (noch) nicht sehr viele Produkte auf dem Markt, die auf saure Pflege setzen und dem Haut-pH-Wert nicht entgegenwirken, sondern diesen sogar fördern. Am bekanntesten sind wahrscheinlich Duschgele mit einem pH-Wert von 5,5. Doch da diese Reinigungsprodukte mit Wasser, das einen pH-Wert von 7 hat, abgenommen werden, sind die Effekte nicht ganz so gut, wie man vermuten könnte, und vor allem nicht dauerhaft.

Cremes mit Fruchtsäuren, Milchsäure oder Harnstoff (Urea) können den pH-Wert der Haut längerfristig absenken, da sie auf der Haut verbleiben. Sie haben gleichzeitig einen leicht schälenden Effekt und können empfindliche Haut (zu Beginn) reizen. Für neurodermitische Haut sind diese Produkte deshalb weniger geeignet, wenn sie zu hoch konzentriert sind. Suchen Sie sich ein gut verträgliches, niedrig dosiertes Kosmetikum mit Harnstoff und Milchsäure aus. Fruchtsäuren sind eher für die unreine oder reife Haut geeignet. Bei Akne oder reifer Haut können Säure und Peelingeffekt sich sogar gegenseitig bei der Verbesserung des Hautbildes unterstützen.

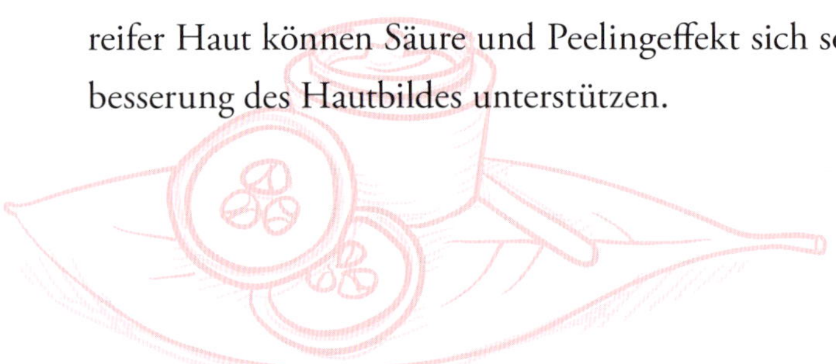

Eine gute Hautpflege sollte ...

* dem Hauttyp entsprechen. Wer eher fettige Haut hat, sollte keine Pflege für trockene Haut verwenden, auch wenn die noch so gut duftet. Pickel und Hautunreinheiten können sonst die Folge sein. Im umgekehrten Fall trocknet eine Pflege für unreine Haut trockene Haut noch weiter aus. Deshalb: Erst mal den eigenen Hauttyp in Erfahrung bringen und dann eine passende Pflege kaufen.

* leicht sauer sein. Unsere Haut ist sauer, und das sollte sie auch bleiben. Entsprechende Pflegeprodukte und eine gesunde Hautflora unterstützen das saure Milieu der Haut.

* sowohl Feuchtigkeit spenden als auch rückfettend wirken. Um die Feuchtigkeit auch in der Haut zu binden, sind Zusätze (Urea, Hyaluronsäure et cetera), die das können, auf jeden Fall sinnvoll. Der Fettanteil pflegt die Haut und trägt im Idealfall zur Stabilisierung der Hautbarriere bei. Jojoba- und Kokosöl integrieren sich am besten in die Hautbarriere und schützen gleichzeitig auch vor Entzündungen und freien Radikalen.

* hypoallergen sein, das heißt, möglichst keine Komponenten enthalten, die Allergien auslösen können. Pflanzliche Bestandteile in Naturkosmetik (Teebaumöl, Arnika, Kamille et cetera) sind leider recht häufige Allergene.

* Inhaltsstoffe enthalten, deren Wirksamkeit wissenschaftlich belegt ist. Nicht jeder sogenannte »Wirkstoff« wirkt auch.

* Wirkstoffe in ausreichend hoher Dosierung enthalten. Ist ein prinzipiell sinnvoller und wirksamer Inhaltsstoff nur niedrig dosiert, dann werden Sie mit dieser Pflege keine nachhaltigen Ergebnisse erzielen.

* sich gut anfühlen. Empfinden Sie die Pflege als klebrig, stumpf oder zu wenig reichhaltig, dann liegt es nicht unbedingt an den Wirkstoffen, sondern meistens daran, dass sie nicht zu Ihrem Hauttyp passt. Verantwortlich dafür ist die Cremegrundlage, also der Teil der Creme, in den die Wirkstoffe eingearbeitet sind. Überprüfen Sie, ob Sie die gewünschten Inhaltsstoffe vielleicht auch in einer leichteren oder reichhaltigeren Pflege finden, die besser zu Ihrer Haut passt.

Hautreinigung kompakt

Beim nächsten Gang ins Badezimmer müssen Sie jetzt keine übertrieben misstrauischen Blicke Richtung Shampoo, Seife und Bodylotion werfen. Wenn Sie aber ein paar Punkte beachten, werden Sie feststellen, dass Ihre Haut aufblüht.

Warmduscher aufgepasst

Die meisten Menschen duschen oder baden täglich. Sie müssen kein schlechtes Gewissen haben, wenn Sie dazugehören. Doch auch, wenn es wunderbar ist, sich das warme Wasser minutenlang auf Kopf und Schultern prasseln zu lassen, sollten Sie die Zeit unter der Dusche so kurz wie möglich halten und das Wasser nur so warm stellen, dass es gerade angenehm ist. Hin und wieder sollten Sie auf schäumende Reinigung verzichten und sich nur kurz mit Wasser reinigen, denn Schweiß lässt sich damit mühelos entfernen. Ein ausgiebiges Wannenbad sollte für die besonderen Genussmomente reserviert werden und – vor allem bei trockener Haut – nicht zur täglichen Pflegeroutine gehören. Wer keine Angst vor einer rutschigen Wanne und der anschließenden Reinigung der Fettränder hat, kann auch einen Schuss Pflanzenöl ins Wasser geben. Dadurch wird die Haut sehr gut rückgefettet.

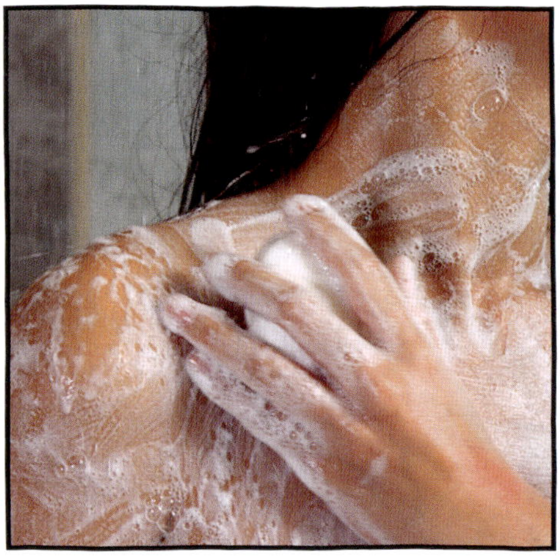

Tenside in Hautreinigungsmitteln sorgen für Schaum – entziehen der Haut aber viel Talg und trocknen sie aus.

Vorsicht vor Schaumschlägern

Ab und zu möchte man sich auch mal in eine duftende Schaumwolke hüllen. Doch um eine Beschädigung der »Hautmauer« zu vermeiden, sollten Sie möglichst Produkte wählen, die auf entfettende Inhaltsstoffe wie Tenside (= waschaktive Substanzen) weitgehend verzichten beziehungsweise diese nur in niedrigen Konzentrationen enthalten. Je weniger Talg der Haut durch die Reinigung entzogen wird, desto geringer ist anschließend der Bedarf an »Rückfettung«. Denn selbst die beste Pflege ist nie so gut wie der Schutz durch die körpereigenen Lipide. Ein Merkmal tensidarmer, hautfreundlicher Reinigungsprodukte ist die geringe Schaumentwicklung bei der Anwendung. Auch wenn das zunächst gewöhnungsbedürftig ist, wird die säubernde Wirkung dadurch nicht eingeschränkt. Ebenso können Emulgatoren, die in Cremes und Ölbädern dafür sorgen, dass Wasser und Fett sich verbinden, in hoher Konzentration das Gefüge der Hautfette stören. Auch hier gilt bei sensibler Haut: Je weniger, desto besser. Der Emulgatoranteil kann von Produkt zu Produkt stark variieren. Bei Ölbädern kann er – so das Ergebnis einer Marktübersicht – zwischen etwa 6 Prozent und fast 40 Prozent liegen. Wer sich nicht sicher ist, sollte bei der Wahl der Produkte den Apotheker zurate ziehen.

Shampoo ist kein Duschgelersatz

Auf den ersten Blick machen Duschgele und Shampoos das Gleiche: Sie schäumen und reinigen. Dennoch ist es keine gute Idee, mit dem Shampoo auch gleich den ganzen Körper zu waschen, denn die Inhaltsstoffe sind besonders für trockene und sensible Haut nicht geeignet. Vor allem Shampoos gegen fettiges Haar, für mehr Fülle (Volumenshampoos) und solche für gefärbtes Haar trocknen die Haut besonders stark aus. Sie schädigen die Hautbarriere und machen uns anfälliger für Allergien. Repair-Shampoos für brüchiges oder gestresstes Haar enthalten oft Silikone, die ebenfalls nichts auf der Haut zu suchen haben. Gehen Sie sowohl mit Duschgel als auch mit Shampoo sparsam um. Wenn Sie ein »two in one«-Produkt für Haare und Körper suchen, dann nehmen Sie ein mildes Duschgel mit einem sauren pH-Wert. Der sorgt sogar noch für mehr Glanz im Haar.

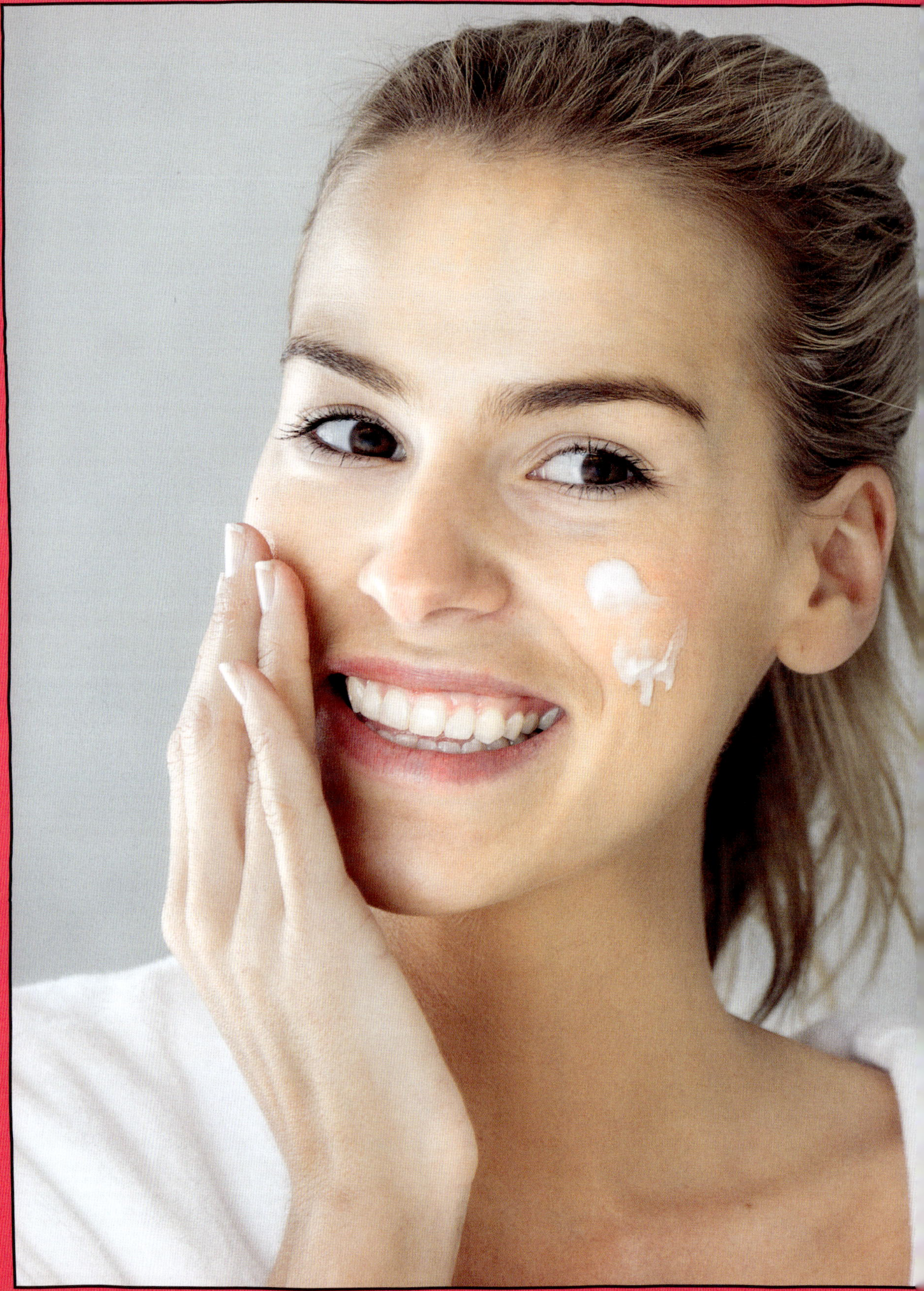

Kapitel 6

HAUTPFLEGE: WAS WIRKT WIRKLICH, WAS TUT NUR SO?

Was ist wichtiger für schöne Haut? Das, was ich esse, oder das, was ich draufschmiere? Darauf gibt es nur eine gute Antwort: Die Haut sollte von außen UND von innen gepflegt werden. Das lässt sich ziemlich gut an der Physiologie der Haut sowie an ein paar aktuellen Studien erklären.

VON AUSSEN ODER VON INNEN?

Unsere Haut ist kein Schwamm, der willig alles aufsaugt, sondern eher ein Schutzwall, der unser Körperinneres davor bewahrt, dass alle möglichen Stoffe von außen zu den Organen gelangen. Nur wenige Wirkstoffe können diese Barriere durchdringen und bis in tiefe Schichten oder sogar in die Blutbahn gelangen.

Dass das aber möglich ist, weiß man zum Beispiel von Wirkstoffen wie Nikotin, Östrogenen oder Schmerzmitteln, die man nicht unbedingt einnehmen muss, sondern die auch über die Haut resorbiert werden können. Wirkstoffe aus Pflegeprodukten schaffen das nur gelegentlich. Und das ist auch in gewisser Weise die Krux der Kosmetikindustrie.

Die Creme kann noch so toll riechen, sich noch so geschmeidig anfühlen – unsere Haut ist gnadenlos: Der überwiegende Teil der oft teuren Inhaltsstoffe gelangt nur in den Vorhof der Haut, in die Epidermis. Die meisten Zellen dieser Schicht sind leblos oder zumindest »zum Tode verurteilt« und werden nach einigen Tagen abgestoßen. Ist Hautpflege demnach etwas völlig Sinnloses? Mitnichten!

Die äußerste Schicht unseres Körpers ist der Ort, an dem Umwelt und Organismus aufeinandertreffen. Und obwohl die meisten Wirkstoffe der Kosmetikprodukte nicht wirklich tief in die Haut eindringen können, haben sie hier an dieser Grenze eine wichtige Mission: Sie schützen effektiv vor freien Radikalen, die in der Epidermis unter dem Einfluss von Sonnenlicht und Umweltschadstoffen in hoher Konzentration anfallen. Mit Kosmetika lassen sich relativ schnell hohe und nachweislich wirksame Antioxidantienkonzentrationen erzielen. Fehlt dieser Schutzwall, haben die freien Radikale leichtes Spiel, denn diese sind – im Gegensatz zu den Kosmetikinhaltsstoffen – in der Lage, tiefer in die Haut vorzudringen, um dort Falten, schlaffe Haut oder sogar Hautkrebs zu verursachen.

Hautschutz von zwei Seiten

Ein deutsches Dermatologenteam überprüfte, wie sich die Spiegel von Schutzstoffen unterscheiden, wenn Antioxidantien entweder von außen als Creme, von innen als Nahrungsergänzungsmittel oder kombiniert zugeführt werden.

Das Ergebnis ist eindeutig: In allen drei Fällen ließ sich ein deutlich messbarer Anstieg und dadurch ein besserer Schutz vor Hautschäden feststellen, nicht aber in der Placebogruppe. Die eindeutig besten Werte erzielte man, wenn man Antioxidantien sowohl einnahm als auch auftrug. Bei alleiniger Kosmetikanwendung ließ sich zwar recht schnell eine hohe Antioxidantienkonzentration in der Haut erzielen, nach Beendigung der Anwendungen war der Schutzstofflevel aber schon nach zwei Wochen Geschichte. Die Antioxidantien werden durch Waschen, Textilkontakt und durch die natürliche Abstoßung der Hornzellen schnell wieder aus der äußeren Schicht entfernt beziehungsweise durch UV-Licht abgebaut. Wurden hingegen Antioxidantien nur von innen zugeführt, dann legte der Körper ein Depot im Gewebe an und gab die Schutzstoffe nach und nach mit Schweiß und Talg an die Hautoberfläche ab. Dadurch hielten die Effekte – auch nachdem keine weiteren Nahrungsergänzungsmittel eingenommen wurden – noch fünf Wochen an. Allerdings lagen die Spiegel bei alleiniger innerlicher Einnahme niedriger als in der »Innen-außen-Kombination« und es dauerte auch länger, bis die Nährstoffe aus der Kapsel bis in die Haut gewandert waren.

Diese und andere Studien zeigen sehr gut, dass es bei Ernährung, Nahrungsergänzungsmitteln und Hautpflege kein »Entweder-oder«, sondern nur ein »Sowohl-als-auch« geben sollte.

In diesem Kapitel geht es um die wichtigsten Wirkstoffe in Kosmetikprodukten. Ich möchte Ihnen zeigen, wann Sie auf welchen Inhaltsstoff setzen müssen und was Sie damit erreichen können.

IHRE CREME MUSS SCHNELLER ALS DIE ALTERUNG SEIN

Eine auf den Hauttyp, die eigenen Bedürfnisse und vor allem den individuellen Lebensstil abgestimmte Hautpflege rundet das Programm ab und ergänzt die hautgesunde Ernährung und das attraktivitätsfördernde Mikrobiom, die Besiedlung mit hautgesunden Bakterien, ideal. Immerhin investieren wir Verbraucher rund 30 Milliarden Euro jährlich in Körperpflege- und Kosmetikprodukte. Ziemlich viel Geld, wenn man bedenkt, dass es sich dabei um ein Fünftel dessen handelt, was wir bereit sind, in einem ganzen Jahr für Nahrungsmittel auszugeben. Und dabei gibt es für viele dieser Produkte keinen Wirksamkeitsnachweis. Doch wie finde ich Kosmetikpräparate, die ihr Geld wert sind, die die richtigen Wirkstoffe in vernünftigen Kombinationen enthalten und auch ausreichend hoch dosiert sind, um zu wirken?

Wunder kann man keine erwarten, aber Ergebnisse, die nach einiger Zeit sichtbar und spürbar werden. Um das zu erreichen, muss Ihre Pflege schneller sein als Ihre individuelle Hautalterung. Ich möchte das mal an dem Wirkstoff Vitamin-A-Säure verdeutlichen, auf den ich später noch mal sehr ausführlich eingehe. Es gibt verschiedene Vorstufen der Vitamin-A-Säure, die in Kosmetika eingesetzt werden und die theoretisch alle wirken, allerdings unterscheiden sie sich in Wirkstärke und Dauer bis zum Eintritt erster messbarer und sichtbarer Veränderungen. Sie haben nun zwei Parameter: zum einen die natürliche beziehungsweise lebensstilbedingte Hautalterung, die mit unterschiedlichem Tempo stetig voranschreitet, und zum anderen eine Creme, die das Ganze aufhalten möchte. Die Probleme lassen sich ganz gut an einer typischen Szene klassischer Westernfilme verdeutlichen: Stellen Sie sich vor, ein führerloser Zug fährt langsam, aber scheinbar unaufhaltsam auf eine Schlucht zu. Der Held galoppiert auf seinem Pferd hinterher, versucht aufzuspringen und den Zug zu stoppen. Das Vorhaben gelingt nur, wenn der Zug entweder extrem langsam fährt oder der Cowboy ein sehr schnelles Pferd hat – je langsamer die Lok und je schneller der Reiter, desto früher wird die Mission erfolgreich sein. Übertragen auf die Haut bedeutet das: Schreitet Ihre Hautalterung nur langsam voran, weil Sie sich nicht übermäßig der Sonne aussetzen, nicht rauchen und sich gesund ernähren, dann reicht ein mittelschnelles Pferd, sorry: ein mittelstarker Wirkstoff, um die Hautalterung zu beeinflussen. Rast aber der Zug der Zeit bei Ihnen nur so durchs Leben, dann benötigt der Held ein wahnsinnig schnelles Pferd, in diesem Fall einen sehr potenten Wirkstoff, um überhaupt eine winzige Erfolgschance zu haben.

Das Beispiel zeigt, dass …

* man nur von wirksamen und entsprechend »schnellen«, hoch dosierten Kosmetikinhaltsstoffen Effekte erwarten darf,
* diese Effekte umso schneller und deutlicher zutage treten, wenn wir durch unseren Lebensstil den Alterungsprozess nicht unnötig befeuern,
* wir die eindrucksvollsten Ergebnisse erwarten können, wenn wir uns gleichzeitig auch hautfreundlich ernähren und für eine gesunde Darmflora sorgen.

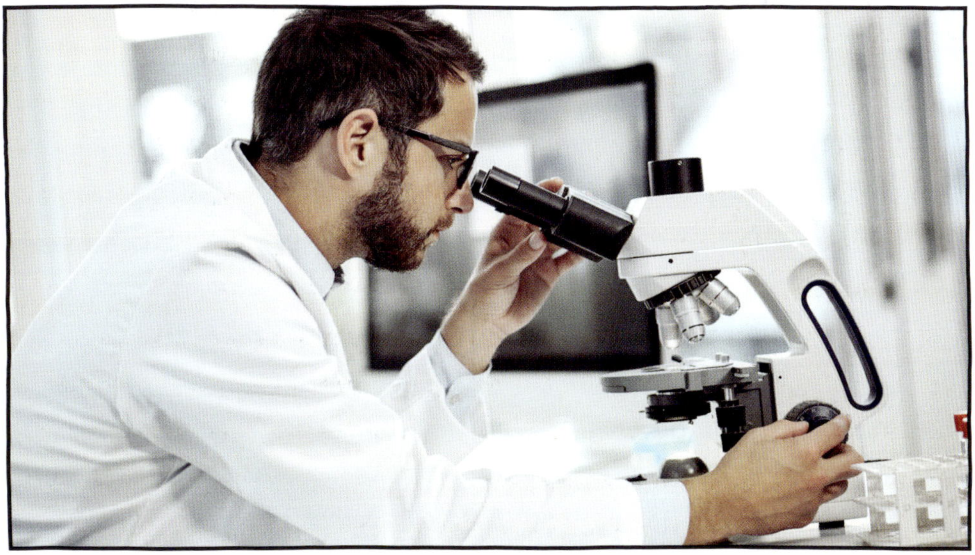

Nicht nur die auf den ersten Blick sichtbaren Wirkungen eines Pflegeprodukts werden beurteilt, sondern auch die nur mikroskopisch erkennbaren Veränderungen.

SCHÖNE HAUT IST KEIN HEXENWERK, SONDERN WISSENSCHAFT

Wenn man wissen möchte, was der Haut wirklich hilft, gesünder und strahlender zu erscheinen, dann sind wissenschaftliche Fakten gefragt. Wenn 20 Frauen vier Wochen lang eine wohlriechende Creme auftragen und sich anschließend besser fühlen und die Haut »irgendwie geschmeidiger« erscheint, sagt das gar nichts aus.

Um eine Wirksamkeit nachzuweisen, testet man ein Pflegeprodukt am besten im sogenannten »Halbseitenversuch« und vergleicht es mit einem »Scheinmedikament«, in diesem Fall einem »Scheinpflegeprodukt«. Die Studienteilnehmer bekommen dazu zwei Döschen, Tuben oder Tiegel mit Pflegeprodukten. Das eine enthält die Creme mit dem Wirkstoff, das andere enthält eine Cremegrundlage ohne die interessanten Inhaltsstoffe. Was wo drin ist, erfahren die Probanden aber nicht. Nun tragen sie die Pflege streng nach Seiten getrennt sechs, acht oder zwölf Wochen auf die eine beziehungsweise die andere Gesichtshälfte oder Hand auf. Am Ende beurteilen die Studienteilnehmer und auch möglichst noch ein wissenschaftlicher Mitarbeiter, welche Seite denn jetzt gesünder, schöner, jünger oder faltenfreier ist. Wenn man das ganz optimal machen möchte, dann weiß auch der beurteilende Arzt oder Wissenschaftler nicht, welche Seite in den wochenlangen Genuss von Wirkstoffen gekommen ist und welche nur gecremt wurde. So ist eine weitgehend objektive Beurteilung möglich.

Oft werden dann noch Aufnahmen in einer sehr starken Vergrößerung gemacht, um die Unterschiede auch im Bild festzuhalten. Und tatsächlich sieht man nach zwei, drei Monaten die Veränderungen auch besser in diesen Mikroaufnahmen als live an der Haut. Gelegentlich nehmen die Forscher auch Gewebeproben und können daran feststellen, ob sich zum Beispiel die Kollagenfasern oder das Elastin vermehrt haben und ob die Hornschicht glatter, dicker oder dünner geworden ist. Wenn sich bei möglichst allen diesen Untersuchungen Ergebnisse zeigen, die sich sehen lassen können, dann kann man wirklich davon sprechen, dass das Kosmetikpräparat etwas bringt.

Seien Sie skeptisch, wenn Hersteller behaupten, ein einziger Wirkstoff sei ein »Alleskönner«. Hautpflege ist Teamwork, denn die einzelnen Inhaltsstoffe ergänzen und verstärken sich oft in ihrer Wirkung. Wie bei einem guten Eintopf ergeben auch in einem Kosmetikprodukt viele hochwertige Zutaten ein tolles Ergebnis. Manchmal sind diese nicht in einem Produkt erhältlich. Dann ist es sinnvoll, mehrere Produkte, zum Beispiel Seren, Fluids oder Cremes, mit aufeinander abgestimmten Zutaten zu verwenden.

Wegweiser in der Vielfalt des Angebots

Um Licht ins Dunkel des Pflegedschungels zu bringen, habe ich mir für dieses Buch zahlreiche Arbeiten angesehen, die sich im Rahmen von (möglichst guten) Studien mit der Wirksamkeit einzelner Inhaltsstoffe beschäftigen.

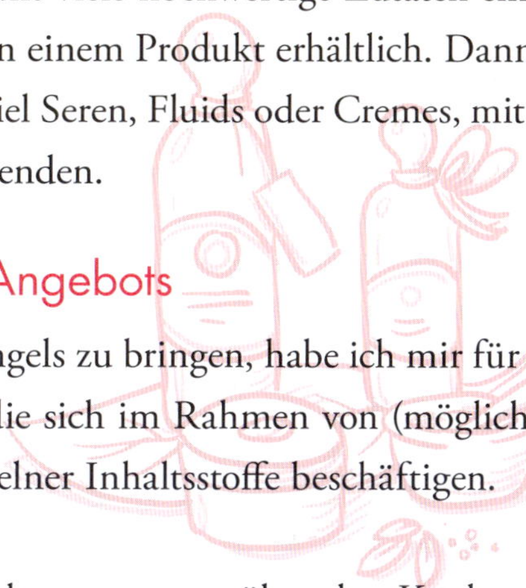

Natürlich möchte sich jeder Kosmetikkonzern gegenüber den Konkurrenten positionieren und zaubert neue, bisher noch nicht verwendete Wirkstoffe aus dem Hut. Und eine neue Ingredienz mit unverständlichem Namen klingt natürlich innovativer als Vitamin C oder Vitamin E. Oft ist das aber ein reiner Marketinggag. Und leider muss für die Vermarktung von Kosmetikprodukten deren Effektivität nicht nachgewiesen werden. Wenn Sie Ihrer Haut etwas Gutes tun wollen, vergessen Sie exotisch klingende Neuentdeckungen und setzen besser auf die Klassiker. Viele »klassische« Wirkstoffe sind nämlich gut untersucht und es existieren Studien und auch einigermaßen verlässliche Wirkungsnachweise.

Allerdings lassen sich die »alten Hüte« marketingtechnisch nicht mehr so toll präsentieren. Und zu guter Letzt ist die Zutatenliste auf Kosmetikprodukten für den Laien oft so unverständlich, dass er nicht einschätzen kann, was er da kauft. Braucht meine Haut Kaviarextrakt und Perlenstaub oder tut es auch Omas Ringelblumensalbe (Omas Ringelblumensalbe ist zwar sicher schadstofffrei, die Ringelblume ist aber ein starkes Allergen und löst nicht selten Hautekzeme aus, und auf Perlenstaub können Sie getrost verzichten)? Ist »Camellia sinensis« gefährlich (nein, dabei handelt es sich um Grünteeextrakt) oder tue ich meiner Haut mit Isopropylparaben etwas Gutes (nein, denn dabei handelt es sich um einen Konservierungsstoff mit hormonartiger Wirkung)?

Und auch der Preis ist keine Richtschnur für Qualität. Wenn in Studien Inhaltsstoffe und mögliche Wirksamkeit verschiedener Präparate verglichen werden, schneiden die teuren Cremes oft noch nicht mal besonders gut ab.

Ein wichtiges Kriterium ist die Konzentration der Wirkstoffe. Allein die Tatsache, dass ein Produkt zum Beispiel Vitamin C enthält, sagt noch gar nichts aus. Sind weniger als 5 Prozent dieses Vitamins enthalten, sind die Effekte gering bis nicht vorhanden – dennoch darf der Hersteller mit Vitamin C als Inhaltsstoff werben.

Trotz aller Skepsis und Kritik kann man sich und seiner Haut mit der richtigen Pflege eine Menge Gutes tun. Eine Creme ersetzt kein Lifting und fegt tiefe Falten nicht einfach so hinweg. Und Alterungserscheinungen und Hautproblemen mit der Pflege vorzubeugen ist immer noch einfacher, als Schäden zu beseitigen. Dennoch ist inzwischen gut belegt, dass hochwertige Inhaltsstoffe zur richtigen Zeit fahle Haut zum Strahlen und Pickel zum Abklingen bringen, dass sie feine Linien glätten und trockene Haut praller machen können.

Mein Wissen auf diesem Gebiet möchte ich gern mit Ihnen teilen. In diesem Kapitel konzentriere ich mich auf Inhaltsstoffe, deren Wirkung wissenschaftlich gut dokumentiert und belegt ist.

Echte Hautfreunde

Wenn man Falten, Altersflecken und schlaffer Haut den Kampf mit dem Cremetiegel ansagen möchte, gibt es ein paar Wirkstoffgruppen, die sinnvoll sind:

* **Antioxidantien** wie Vitamine und Pflanzenextrakte binden freie Radikale und reduzieren auf diese Weise den Abbau von Kollagen. Antioxidativ wirken zum Beispiel Vitamin C und Vitamin E, Coenzym Q10, Retinol und Pflanzenstoffe (Polyphenole) aus grünem Tee, Trauben, Zitrusfrüchten oder Kräutern.
* **Zellregulatoren** wie Retinole, Peptide und Wachstumsfaktoren (GF) haben Auswirkungen auf den Kollagenstoffwechsel und kurbeln die Kollagenproduktion an.
* **Phytohormone,** also Pflanzenstoffe, die vor allem um die Wechseljahre herum fehlende körpereigene Hormone ersetzen können, geben der Haut wieder mehr Ausstrahlung und verbessern die Feuchtigkeitsversorgung. Hierzu zählen Sojaextrakte, Wirkstoffe aus Rotklee, Leinsamen oder der Yamswurzel.
* **Feuchtigkeitsspender** wie Hyaluronsäure, Harnstoff oder Glycerin erzeugen vor allem kurzfristige kosmetische Effekte. Sie binden Flüssigkeit im Gewebe und polstern dadurch die Haut von innen auf.
* **Fruchtsäuren** zaubern einen ebenmäßigen Teint und glätten gleichzeitig – je nach Konzentration – auch Fältchen, beseitigen Pigmentflecken und Hautunreinheiten.

EIN BLICK AUF INHALTSSTOFFE UND KONZENTRATION

Alles, was der Hersteller in ein Kosmetikprodukt gepackt hat, muss er in der Liste der Inhaltsstoffe angeben – je höher die Konzentration des einzelnen Wirkstoffs, desto weiter oben muss er stehen. Erschreckend: Selbst in hochpreisigen Produkten sind die teuren Inhaltsstoffe manchmal in verschwindend geringen Konzentrationen enthalten. Gerade so viel, dass man damit werben kann oder sie – wie zum Beispiel Vitamin E – die Haltbarkeit der Creme fördern. Deshalb ist es gut zu wissen, welche Konzentrationen für Ihr individuelles Hautproblem geeignet sind. In der Tabelle auf Seite 176f. habe ich Ihnen zusammengestellt, welche Inhaltsstoffe wie dosiert sein sollten. Fehlen entsprechende Prozentangaben auf der Verpackung, schreiben Sie den Hersteller ruhig an und fragen Sie nach.

Was bedeutet was?

Leider ist die Inhaltsstoffliste nicht selbsterklärend. Ganz im Gegenteil: Kosmetikinhaltsstoffe werden nach der INCI-Nomenklatur (= International Nomenclature of Cosmetic Ingredients) angegeben.

Dahinter versteckt sich eine internationale Richtlinie für die korrekte Angabe der Inhaltsstoffe auf Kosmetikprodukten. Diese international einheitlichen Bezeichnungen sind zwar durchaus sinnvoll für die Vergleichbarkeit von Produkten, machen dem Verbraucher aber das Leben nicht leichter. Unter »Vitamin E« können sich die meisten etwas vorstellen, »Tocopherol« (die INCI-Bezeichnung für Vitamin E) erschließt sich dem Laien nicht sofort als unbedenklicher Wirkstoff. Deshalb gebe ich in der Tabelle auf Seite 176f. die jeweilige INCI-Bezeichnung mit an. Wer wissen möchte, ob bedenkliche Stoffe in Kosmetika enthalten sind beziehungsweise welche Effekte die einzelnen Substanzen im Pflegeprodukt haben, kann diese über verschiedene Apps (zum Beispiel Code-Check) überprüfen oder mehr zu den einzelnen Inhaltsstoffen im Internet nachlesen. Unter www.haut.de/inhaltsstoffe-inci/ findet man Erklärungen zu den einzelnen Kosmetikinhaltsstoffen nach INCI.

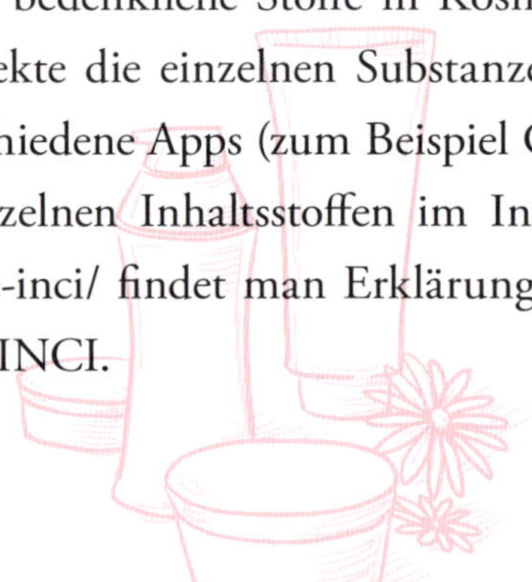

MEDIZINISCHE KOSMETIK

In den Industrieausstellungen dermatologischer Kongresse werden schon lange nicht mehr nur Salben gegen Fußpilz und Ekzeme angeboten. Einen ganz bedeutenden Raum nehmen inzwischen »Cosmeceuticals« ein. Unter Cosmeceuticals, einer Wortschöpfung aus den englischen Wörtern für »Kosmetik« und »Pharmazeutika«, versteht man Produkte, die tatsächlich irgendwo zwischen reiner Pflege und effektivem Medikament angesiedelt sind und deren Wirkung meistens in Studien überprüft und nachgewiesen wurde. Sie sollen nicht nur die Schönheit, sondern auch die Gesundheit der Haut verbessern. Bereits in den 1960er-Jahren entdeckte man, dass manche Arzneimittel für Hautprobleme auch sichtbare kosmetische Effekte haben können. Die Vitamin-A-Säure, auf die ich gleich zu sprechen komme, ist dafür ein gutes Beispiel. Mitte der 1990er-Jahre kamen dann gleich mehrere Produkte auf den Markt, die als Cosmeceuticals beworben wurden. Ein wichtiger Schritt, die Wirksamkeit von Kosmetika zu verbessern, war die Entwicklung der Nanotechnologie. Dadurch können kleinste Wirkstoffpartikel die Hautbarriere überlisten und tiefer in die Haut eingeschleust werden. So ergeben sich neue Möglichkeiten, Pigmentflecken, Falten und Lichtschäden mit Kosmetikprodukten entgegenzuwirken. Cosmeceuticals enthalten oft hoch dosierte, gut aufeinander abgestimmte Inhaltsstoffe in einer für den Hauttyp passenden Cremegrundlage.

DAS GROSSE A

Es gibt einen Wirkstoff, der lehrt Falten das Fürchten – und den Anwendern manchmal auch. Ich spreche hier von Vitamin-A-Säure (rezeptpflichtig) oder auch Retinol (in Kosmetika frei verkäuflich). Wenn es darum geht, das Rad der Zeit zurückzudrehen, kommt man um diese Wirkstoffgruppe nicht herum. Doch der Reihe nach: Unsere Hautzellen benötigen Vitamin A oder, um chemisch genau zu sein, Vitamin-A-Säure. Diese wird auch *Tretinoin* genannt und ist höchst wirksam bei Akne, Falten und kleinen Närbchen, denn sie kann die Kollagenbildung so gut anregen, dass sich die Haut sichtbar und messbar strafft, Unreinheiten verschwinden und kleine Hautschäden unauffälliger werden. Das klingt zu schön, um wahr zu sein, und tatsächlich gibt es einen Haken: Reine Vitamin-A-Säure ist so wirksam, aber auch so nebenwirkungsreich, dass sie nicht frei verkäuflich ist, sondern immer vom Arzt verschrieben werden muss.

In Kosmetikprodukten findet man deshalb den Wirkstoff *Retinol* oder andere Vorstufen der Vitamin-A-Säure. Diese sogenannten Retinoide werden in der Haut nach und nach in die wirksame Vitamin-A-Säure umgewandelt. Das geht aber schrittweise vonstatten, weshalb sich die Nebenwirkungen in Grenzen halten.

Gerade bei dieser Gruppe der Kosmetikinhaltsstoffe ist es für den Laien nicht ganz einfach zu erkennen, was wirklich wirkt und was nicht. Und wirksam können Retinoide auf jeden Fall sein. Die FDA, die wirklich sehr gründliche und strenge amerikanische Zulassungsbehörde, erkennt neben dem Sonnenschutz nur Retinol als wirksames »Anti-Aging-Mittel« in Kosmetika an. Das liegt daran, dass Retinoide schon sehr lange in der Dermatologie eingesetzt werden und deren Wirksamkeit durch zahlreiche wissenschaftliche Studien gut belegt ist. Doch bei den Retinoiden gilt: Je schneller wirksam, desto nebenwirkungsreicher.

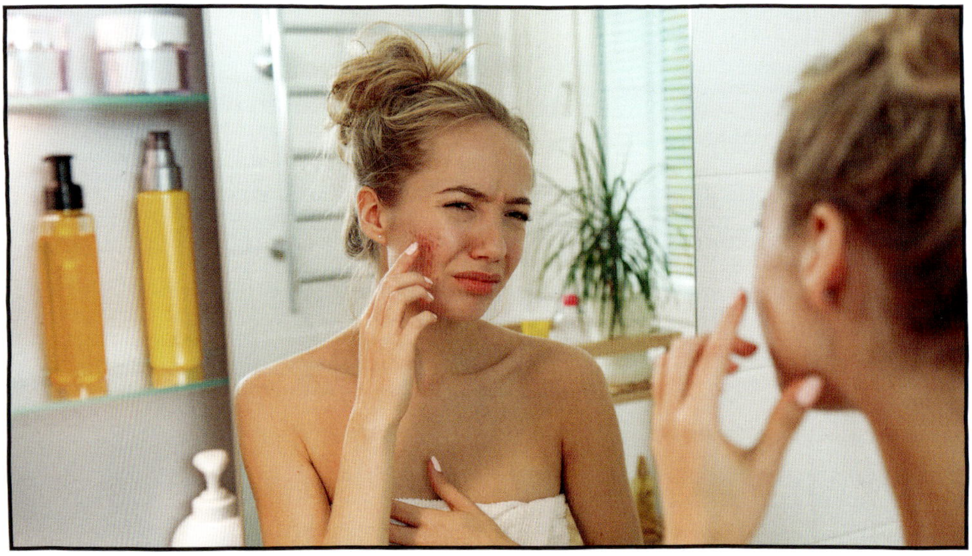

Vitamin-A-Säure regt die Kollagenbildung an, hat aber auch viele Nebenwirkungen. Deshalb muss sie immer vom Arzt verschrieben werden.

Sonnenbrand aus der Tube

Der ursprüngliche Wirkstoff, im Prinzip der Urgroßvater des Kosmetik-Retinols, stammt eigentlich aus der Medizin. Er wird sowohl innerlich in Form von Kapseln als auch äußerlich in Cremes erfolgreich vor allem bei Akne angewendet und kann Pickel und Aknenarben »hinwegfegen«. Doch wer diesen Wirkstoff einmal angewendet hat, der weiß: Vor den Erfolg haben die Götter den Schweiß gesetzt. Bei Vitamin-A-Säure muss man »Schweiß« ersetzen durch »Rötung, Brennen, Juckreiz, Schuppung«. Und die Haut kann sich nach der Anwendung enorm schälen, weshalb Vitamin-A-Säure-Präparate von Hautärzten nicht umsonst auch »Sonnenbrand aus der Tube« genannt werden und die Produkte (zu Recht!) rezeptpflichtig sind. So etwas möchte man – bei aller Wirksamkeit – nicht unbedingt als Schönheitspflegemittel haben. Auch der Kosmetikindustrie ist klar, dass man mit einer Creme, nach deren Anwendung man für ein paar Tage aussieht wie ein Zombie, keine Geschäfte machen kann.

Doch prinzipiell ist der Wirkstoff interessant, denn als Vitamin-A-Säure zur Aknetherapie auf den Markt kam, berichteten nach und nach immer mehr Patienten, dass – oh Wunder – nicht nur die Unreinheiten verschwanden, sondern auch Falten und Altersflecken weggezaubert wurden. Und schon bald stellte man fest, dass Vitamin-A-Säure in der Haut tatsächlich die Kollagenbildung ankurbelt und die Zellerneuerung, die mit den Jahren immer lahmer wird, wieder beschleunigt.

Die Mitglieder des A-Teams

Um die guten Effekte der Vitamin-A-Säure auch verbrauchergerecht in den Tiegel zu bekommen, werden in Kosmetikprodukten deshalb nur veränderte Retinoide eingebaut. Im Endeffekt läuft aber auch hier alles auf die wirksame Vitamin-A-Säure hinaus, doch die Retinoide müssen in den Hornzellen erst mithilfe von Enzymen in die eigentlich wirksame Säure umgebaut werden. Dadurch reizen sie die Haut deutlich weniger, verlieren aber auch etwas an

Wirksamkeit. Je mehr Umbauschritte die Hautzellen vollziehen müssen, desto weniger setzt es der Haut zu, aber auch die Wirksamkeit nimmt deutlich ab.

An dieser Stelle möchte ich noch einmal darauf hinweisen, dass die Wahl des Wirkstoffs entscheidend ist. »Retinol« in handelsüblichen Cremes ist rund 20-fach schwächer wirksam als die rezeptpflichtige Vitamin-A-Säure, weshalb man ein bisschen Geduld braucht, bis ein Effekt erkennbar wird. Vor allem in preiswerten Drogerieprodukten wird oft das weit besser verträgliche Retinylpalmitat eingesetzt, oft auch unter der Bezeichnung Pro-Retinol. Dieses wiederum ist noch einmal 20-mal schwächer wirksam als Retinol. Die Wirkung ist also sehr, sehr viel geringer und wird nur bei extrem hohen Konzentrationen und nach monate-, eher jahrelanger Anwendung sichtbar. Doch je nach Lebensstil und Alter kann es sein, dass mögliche sichtbare Effekte durch den natürlichen Alterungsprozess überdeckt werden.

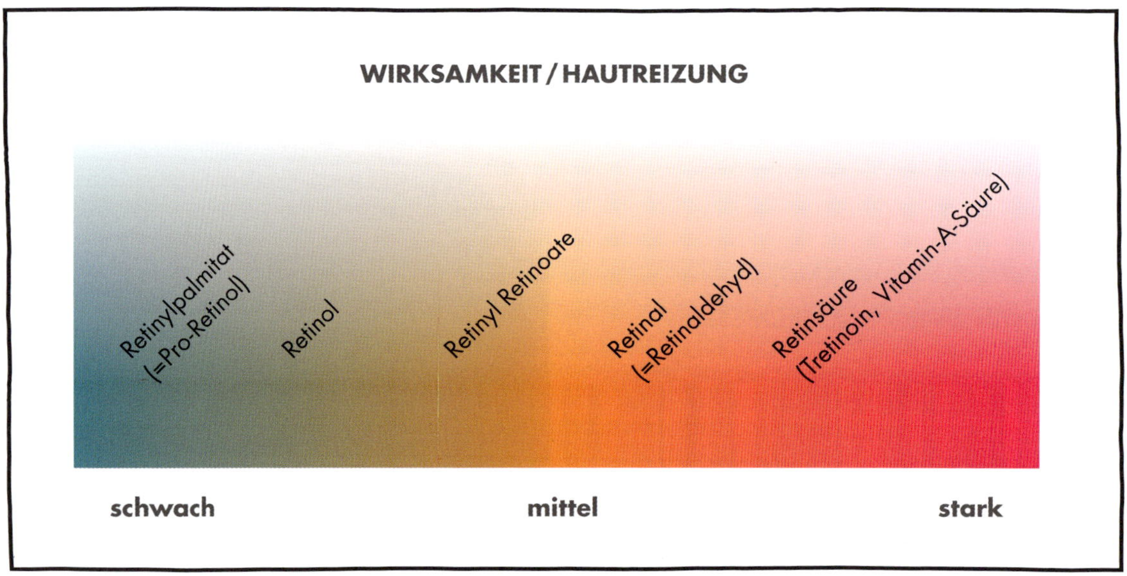

Je weiter links ein Wirkstoff steht, desto weniger wirksam, aber auch weniger nebenwirkungsbehaftet ist er. Retinal, das nur einen Umwandlungsschritt bis zur Vitamin-A-Säure braucht, wirkt deshalb ungleich stärker als Pro-Retinol, das einen viel längeren Weg vor sich hat und deshalb einen viel größeren Wirksamkeitsverlust hinnehmen muss.

Wie wirkt dieses Wunder?

Retinoide werden seit Jahrzehnten in der Kosmetik eingesetzt, sind einerseits vielleicht ein alter Hut, aber auf jeden Fall »Klassenprimus« oder – etwas moderner – »Best Performer«, wenn es um Wirksamkeit und sichtbare Erfolge geht. Schnelle Wunder sind mit den frei verkäuflichen Produkten nicht möglich, langsame und deutliche Erfolge aber schon. Wenn man diese Wirkstoffe verträgt, wird aus einem Flirt meist eine Langzeitbeziehung. Zwar kann der Anfang der Freundschaft etwas holprig sein, wenn die Haut erst mal »verschnupft« reagiert, und es dauert auch ein bisschen, bis man Effekte sieht, dann sind die meisten aber so zufrieden, dass sie auf diese »kosmetischen Alleskönner« nicht mehr verzichten möchten.

Die Wirkung von Retinol auf die Hautalterung ist wissenschaftlich sehr gut belegt. Erste kleine Verbesserungen werden Sie nach sechs bis acht Wochen sehen. Nach drei bis vier Monaten fällt es dann wahrscheinlich auch Ihren Mitmenschen auf. Je stärker die Haut geschädigt ist, je mehr Falten und Altersflecken sie aufweist, desto schneller werden Wirkungen sichtbar. Auch von der Dosierung und Verträglichkeit hängt es ab, wann sich was tut. Wer die Produkte gut verträgt und die Konzentration schneller steigern kann, sieht früher etwas. Doch hier sollte man nichts übers Knie brechen, um keine unangenehmen Hautreizungen zu riskieren.

Wer die Wirkung kontrollieren möchte, sollte alle vier Wochen ein Foto der behandelten Stellen machen – oder sich einfach überraschen lassen.

Wichtig: Beginnen Sie mit einer niedrigen Dosierung.

Die richtige Retinoldosierung hängt ab …

* vom Hauttyp: Je fettiger die Haut ist, desto besser werden die Produkte meistens vertragen. Wer sich über eine eher robuste Haut freut, kann gleich mit einer mittleren Dosierung einsteigen. Bei trockener Haut vorsichtiger beginnen und eine zusätzliche Pflege verwenden, die Fett und Feuchtigkeit spendet.

* von der individuellen Retinolverträglichkeit: Bei sensibler Haut am besten vorsichtig mit einer sehr niedrigen Dosierung einsteigen und langsam steigern.

* von anderen Behandlungen: Fruchtsäure oder mechanische Peelings reizen die Haut zusätzlich; wenn überhaupt, nur sehr vorsichtig anwenden.

* von Ihrem Hautzustand und Ihrem Ziel: Je ausgeprägter die Falten, Sonnenschäden oder Hautunreinheiten sind, desto längerfristig muss behandelt werden und desto höher sollten (nach einer Eingewöhnungszeit) die Konzentrationen sein.

* von den Behandlungsintervallen: Beobachten Sie Ihre Haut gut. Wenn sich Ihre Haut wohlfühlt, dann behandeln Sie sie täglich, am besten abends. Sollte sie anfangen, etwas zu spannen oder sich leicht zu röten, dann machen Sie einen oder zwei Tage Pause und wenden die Creme dann zunächst nur jeden zweiten Tag an. Nach ein, zwei Wochen kann man dann wieder zur täglichen Anwendung übergehen.

* von der eigenen Geduld: Bei Retinolkosmetik gilt: Lassen Sie sich Zeit. Sie kommen nicht schneller ans Ziel, wenn Sie mit der Behandlung ständig pausieren müssen, weil die Haut überreagiert. Lieber nur jeden zweiten, wenn nötig auch nur jeden dritten Tag behandeln und allmählich Häufigkeit und Dosierung steigern.

* Wichtig: auf Lichtschutz achten! Es wurde in der Vergangenheit immer wieder diskutiert, ob Retinoide die Haut lichtempfindlicher machen. Vor allem bei hellen Hauttypen ist Sonnenschutz empfehlenswert. Ohne zusätzlichen Lichtschutz sind kosmetische Maßnahmen für schöne Haut sowieso wenig sinnvoll.Bei einem akuten Sonnenbrand macht es keinen Spaß, Retinolcreme aufzutragen. Dennoch ist Retinolcreme nach einem Sonnentag (ohne Sonnenbrand) keine schlechte Idee, denn durch das UV-Licht werden Enzyme, sogenannte biochemische Scheren (MMPs) aktiviert. Wenn die von der Leine gelassen werden, zerschnippeln sie gnadenlos die kollagenen und elastischen Fasern. Retinol ist in der Lage, das Gemetzel im Bindegewebe zu verhindern oder zumindest zu reduzieren. Bitte auf eine sehr niedrige Dosierung achten.

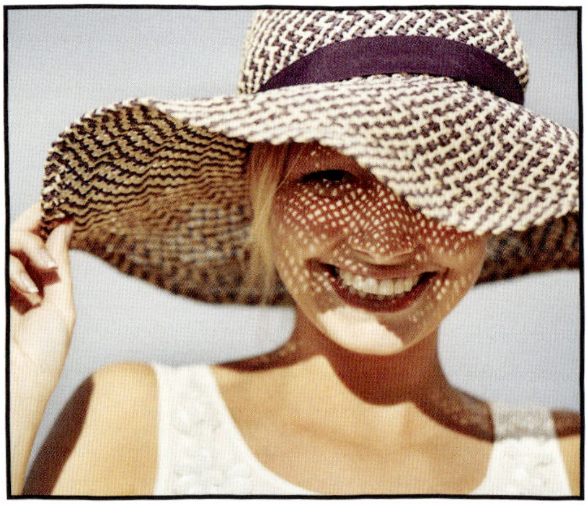

Lichtschutz ist angesagt, wenn Sie eine Behandlung mit Retinol beginnen. Einen Sonnenbrand, den es ohnehin zu verhindern gilt, sollten Sie jedenfalls nicht bekommen.

So wenden Sie eine Retinolcreme an

Auch bei Kosmetik gilt: Viel hilft nicht immer viel. Wenn man sich betrinken will, dann erzielt man mit höherprozentigem Alkohol eine schnellere und deutlichere Wirkung. Auf Retinolprodukte trifft dieser Zusammenhang nicht automatisch zu.

Beginnen Sie am besten mit einer kleinen Dose oder Tube Retinol in einer niedrigen Konzentration (0,01 Prozent bis 0,04 Prozent), wenn Sie unter sensibler und leicht reizbarer Haut leiden. Tragen Sie die Creme zunächst einmal täglich, am besten abends, auf. Sollte die Haut dennoch nach einigen Tagen etwas spannen oder gerötet sein, dann machen Sie zwei Tage Pause, pflegen die Haut mit einer lipidreichen Creme und beginnen wieder mit einer Anwendung jeden zweiten Tag. Sobald sie die gut vertragen, gehen Sie wieder auf die tägliche Anwendung über.

Nach etwa vier Wochen (oder wenn der erste Tiegel aufgebraucht ist) können Sie den nächsten Schritt gehen. Verwenden Sie jetzt eine mittlere Dosierung mit einer Retinolkonzentration von 0,05 bis 0,3 Prozent. Am besten die neue Konzentration erst mal wieder nur jeden zweiten Abend anwenden, dann häufiger. Nach vier bis sechs Wochen sollten Sie erste Ergebnisse feststellen können. Ist Ihre Haut robust und vom Hauttyp eher fettig, können Sie auch gleich mit einer niedrigen mittleren Dosierung einsteigen.

Je nach Hautschäden können anschließend Konzentrationen um 1 Prozent angewendet werden. Vor allem, wenn Falten verschwinden, vergrößerte Poren schrumpfen und Altersflecken verblassen sollen, sind die höheren Konzentrationen sinnvoll. 1 Prozent ist die höchste in Europa zugelassene Retinolkonzentration in Kosmetikprodukten. Im Internet findet man aber auch höher dosierte Seren und Cremes, häufig aus den USA. Diese enthalten oft bis zu 2,5 Prozent Retinol und sind dadurch ungleich wirkungsvoller, aber eben auch mit Vorsicht anzuwenden.

Um die richtige Dosis und eine Balance zwischen Hautreizung und optimaler Wirkung herauszufinden, helfen Tage, in denen man mal aussetzt, ein Wechsel von höher und niedriger dosierten Produkten und eine reichhaltige Pflege, die man zwischendurch anwenden kann, da die Haut durch die Retinoide meistens trockener wird.

AUS DER FORSCHUNG

Das sagt die Forschung zu Retinol

Bei dreimal wöchentlicher Anwendung reduziert eine 0,4-prozentige Retinollösung innerhalb von fünf bis sechs Monaten die Falten in der Behandlungsgruppe deutlich und die Haut bildete mehr Kollagen, während sich in der Placebogruppe nichts getan hatte.

Studien haben gezeigt, dass zum Beispiel eine Creme mit 1,6 Prozent Retinol die gleiche Wirksamkeit besitzt wie eine mit 0,025 Prozent reiner Vitamin-A-Säure. Und 0,05-prozentiges Retinal wahrscheinlich ähnlich gut hilft wie 0,05-prozentige Vitamin-A-Säure. Sowohl Retinol als auch Retinal haben dabei aber deutlich weniger Nebenwirkungen als Vitamin-A-Säure.

Bereits wenige Tage nach Beginn der Retinolanwendung laufen Reparaturvorgänge in der Haut ab – lange bevor man Effekte sieht: Nach einer Woche Anwendung einer 1-prozentigen Retinollösung wurden Hautproben entnommen, und darin konnte man sehen, dass die Kollagenfasern im Bindegewebe zugenommen hatten und die Konzentration von Enzymen, die Kollagenfasern zerstören, zurückgegangen war.

Wenn Sie auf die Grafik auf Seite 154 schauen, sehen Sie, dass Retinal dem Retinol auf dem Weg zur Vitamin-A-Säure noch einen Schritt voraus ist. Dieser Vorsprung des noch recht neuen Wirkstoffs zeigt sich auch in Studien. Augenfältchen verschwanden mit einer 0,05-prozentigen Retinalcreme in viereinhalb Monaten und die Effekte waren mit der von Vitamin-A-Säure (Retinsäure) vergleichbar – bei deutlich weniger Nebenwirkungen. Schade nur, dass Retinal bislang nur in wenigen Produkten enthalten ist.

VITAMIN B_3 HAT WAS AUF DEM KASTEN

Wenn in der Liste der Inhaltsstoffe Ihrer neuen Pflege »Niacinamide« oder »Niacin« steht, dann enthält das Produkt den Powerstoff »Vitamin B_3«. Und dieses B_3 hat echt was auf dem Kasten. Niacin gilt – wahrscheinlich zu Recht – als Geheimtipp und neuer »Blockbuster« in der Wirkkosmetik. Vitamin B_3 gehört zur großen Familie der acht B-Vitamine und steht ein bisschen im Schatten der viel prominenteren Kosmetik-Vitamine C oder E. Zu Unrecht! Niacin ist enorm wichtig, denn viele Enzyme – vor allem solche, die am Stoffwechsel und an der Energiegewinnung beteiligt sind – funktionieren nicht richtig, wenn es an Vitamin B_3 mangelt. Zahlreiche Studien zeigen, dass dieses Vitamin wirklich was kann und einiges für gesunde und schöne Haut leistet. Ein bisschen Vitamin B_3 kann unser Körper sogar selbst herstellen, leider aber zu wenig. Cashewnüsse, Pilze, Datteln, Fisch und Geflügel versorgen uns aber ganz gut von innen mit dem »Tausendsassa«.

In der Hautpflege eröffnet Niacin ganz neue Perspektiven. Da das Supervitamin an so vielen Stoffwechselprozessen beteiligt ist, legt es auch sofort los, sobald Sie es auftragen: Es flickt die wichtige Hautbarriere, kurbelt die Bildung von Ceramiden bei trockener Haut an, reduziert Hautrötungen und unschöne Hautpigmentierungen und fährt die Kollagenproduktion hoch.

Doch nicht nur die etwas reifere, sondern auch die jugendliche Haut profitiert vom Vitamin B_3, denn es reguliert außerdem die Produktion von Hauttalg und lindert Entzündungen. Mütter und Teenager können hier tatsächlich das gleiche Serum verwenden und gleichermaßen davon profitieren.

Achtung

Da Niacin vorübergehend die Hautdurchblutung anregt, sollten bei Neigung zu Rosazea oder bei empfindlicher Haut anstelle von Niacinamid lieber sogenannte Vitamin-B_3-Derivate wie »Tocopheryl Nicotinat« oder »Myristyl Nicotinat« eingesetzt werden. Die Wirkung ist ähnlich gut, die kurzfristige Erweiterung der kleinen Hautgefäße bleibt aber aus. Alle, die nicht zu erweiterten Äderchen neigen, können mit den »rosigen Wangen« Attraktivitätspunkte sammeln.

AUS DER FORSCHUNG

Das sagt die Forschung zu Vitamin B_3

* Eine 5-prozentige Niacinamidcreme resduziert innerhalb von zwölf Wochen feine Linien und Fältchen, Pigmentflecken und Rötungen, regt die Kollagenbildung an und verbessert die Hautelastizität.
* Eine 2-prozentige Niacinamidcreme reduziert die Produktion von Hauttalg innerhalb von vier Wochen.
* In einer Zellkulturstudie erhöhte Niacinamid die Produktion von Ceramiden und weiteren wichtigen Hautlipiden innerhalb von sechs Tagen um das Drei- bis Siebenfache.
* Eine 5-prozentige Lösung mit dem B_3-Derivat Myristyl Nicotinat stärkt und regeneriert nach zwölf Wochen eine geschädigte Hautbarriere, verbessert die Feuchtigkeitsversorgung der Haut und reduziert die Lichtempfindlichkeit.
* Nimmt man hoch dosiertes Vitamin B_3 ein (zweimal 500 Milligramm), reduziert sich dadurch die Gefahr des weißen Hautkrebses (aktinische Keratosen, Basaliom, Plattenepithelkarzinom) bei gefährdeten Personen um deutliche 20 bis 30 Prozent.

VITAMIN C GIBT DEN FALTEN SAURES

Was haben wir Menschen mit Meerschweinchen und Affen gemeinsam? Wir gehören wie die beiden anderen Arten zu den wenigen Säugetieren, die nicht in der Lage sind, selbst Vitamin C zu produzieren, weil uns ein dazu notwendiges Enzym fehlt.

Da wir Menschen keine Hunde, Pferde oder Tiger sind, die ihr eigenes Vitamin C herstellen, sind wir auf eine regelmäßige Zufuhr angewiesen. Im Kampf gegen Falten ist Vitamin C eine Dreifachwaffe für unsere Haut. Sie wissen ja bereits, dass ohne stabile Kollagenfasern unsere Gesichtshaut herunterhängen würde wie die Lefzen einer Dogge. Für straffe Haut ist also alles interessant, was das Kollagengerüst fester und stabiler macht. Vitamin C steht da ganz oben auf der Liste. Ohne ausreichend Vitamin C kann kein stabiles und gesundes Kollagengerüst gebildet werden, das die Haut festzurrt und den Falten Platzverweis erteilt. Freie Radikale und kollagenabbauende Enzyme knabbern jedoch ständig an den straffen Fasern und beschleunigen deren Abbau. Hier kommt der Superheld Vitamin C ins Spiel und hält seine schützenden Hände über unser Bindegewebe. Vitamin C blockiert die feindlichen Enzyme ebenso wie die aggressiven Moleküle. Eine Vitamin-C-Anwendung wird also – nach einer gewissen Zeit – mit einer strafferen Haut belohnt. Optimal ist eine Pflege, die sowohl Vitamin C als auch Vitamin E enthält, denn die beiden Vitamine unterstützen sich gegenseitig. Gemeinsam schützen sie unsere Haut deutlich besser vor Schäden als Vitamin E oder C alleine.

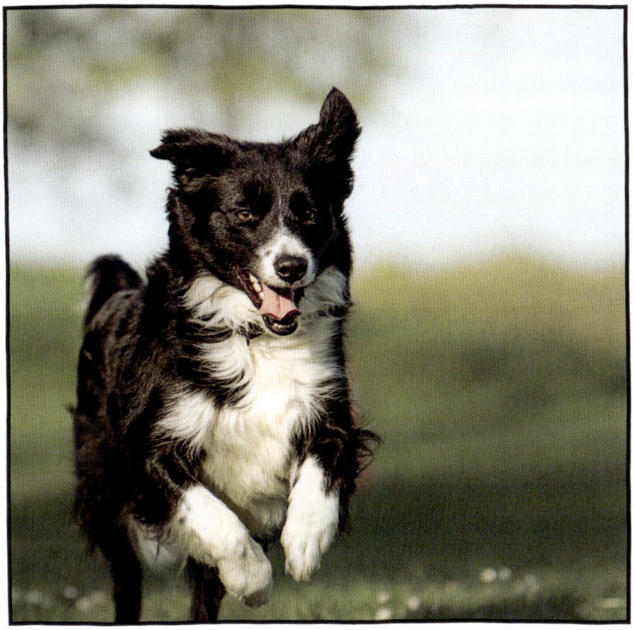

Hunde und die allermeisten anderen Säugetiere sind in der Lage, körpereigenes Vitamin C zu produzieren.

Doch die Haut steht in der Vitaminversorgung hintan. Selbst wenn Sie regelmäßig Vitamin-C-reiche Orangen, Kiwis und Erdbeeren auf dem Teller haben, erreicht nur ein kleiner Teil des Vitamins die Hautzellen. Trägt man dieses Schutzvitamin aber zusätzlich von außen auf, lassen sich ungleich höhere und auch wirkungsvollere Konzentrationen erzielen.

AUS DER FORSCHUNG

Das sagt die Forschung zu Vitamin C

* **Reduziert Schäden durch Sonnenlicht:** Sonnenschutzmittel allein können die negativen Auswirkungen von Sonnenlicht nur teilweise blockieren. Wer etwas mehr tun möchte, setzt auf einen guten Antioxidantien-Mix in der Pflege. Vitamin C sollte auf jeden Fall mit von der Partie sein, denn es verhindert, dass Enzyme, die die Kollagenfasern zerstören, die Haut gefährden. Werden Albino-Mäuse mit Vitamin-C-Lösung eingerieben, bevor sie unter ein »Mäusesolarium« kommen, dann halten sich die Hautschäden durch UV-Strahlen in Grenzen. Was für die Maus gut ist, ist häufig auch für uns Menschen sinnvoll. Nicht immer lassen sich Erkenntnisse aus Tierversuchen übertragen, aber die Maushaut reagiert oft ähnlich wie die unsere. Zumindest hatten auch die Teilnehmer einer Studie sichtbar und messbar weniger Falten und andere Lichtschäden in der Gesichtshälfte, in der sie drei Monate eine Creme mit 17 Prozent Vitamin C (einer Mischung aus wasserlöslichem und fettlöslichem Vitamin C) anwendeten. Die andere Seite, auf der nur die Cremegrundlage aufgetragen wurde, blieb wie gehabt etwas älter und faltiger. Wirft man noch einen tiefergehenden Blick auf die Haut, so lässt sich feststellen, dass sie nach dem Sonnenbad weniger gerötet ist und auch weniger Zellschäden auftreten, wenn die Haut mit einer Vitamin-C-Lösung vorbehandelt wurde.
* **Regeneriert Vitamin E:** Vitamin C wird beim Kontakt mit UV-Licht in der Haut schnell abgebaut. Im Sommer ist es deshalb sinnvoll, die Vitamin-C-Speicher der Haut auf einem hohen Level zu halten. Wenn es um unsere Haut geht, dann sind Vitamin C und Vitamin E »Best Buddys«. Wird Vitamin E, das vor allem die Zellwände schützt, im Kampf gegen freie Radikale verletzt, dann hilft ihm das Vitamin C wieder auf die Beine, und auch bei der Verteidigung der Haut kämpfen die beiden Seite an Seite. Deshalb ist es sinnvoll, wenn sie auch in einer Creme zusammen enthalten sind.
* **Hellt Pigmentflecken auf:** Unsere Großmütter haben schon geahnt, was sich heute wissenschaftlich belegen lässt: Vitamin C kann Pigmentflecken bleichen. Deshalb träufelten sie Zitronensaft auf die damals unbeliebten, heute aber begehrten Sommersprossen. Um Erfolge zu sehen, war aber

Durchhaltevermögen notwendig. Vitamin C ist tatsächlich ein effektiver Wirkstoff gegen zu viel Hautfarbstoff, denn das Vitamin setzt gleich an mehreren Stellen an. Gehen wir in die Sonne, dann kurbelt unsere Haut die Produktion des Enzyms Tyrosinase an. Dieses Enzym ist ein Werkzeug, das unbedingt notwendig ist, um aus einem Eiweißbaustein das bräunende Hautpigment Melanin zu bilden. Albinos fehlt dieses Enzym, weshalb sie nicht nur helle Haut, sondern auch weiße Haare und ganz helle Augen haben. In Studien konnte man sehr gut nachweisen, dass sich durch die regelmäßige Anwendung von Vitamin C Pigmentflecken aufhellen und beseitigen lassen. Gleichzeitig schützt Vitamin C auch vor Sonnenlicht, wodurch man gleichzeitig neuen braunen Punkten vorbeugen kann.

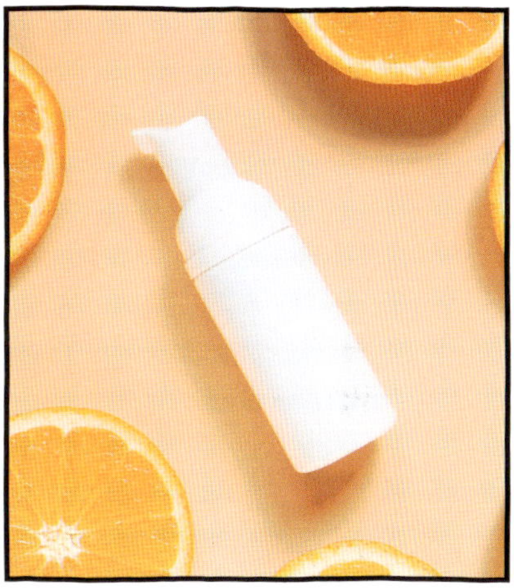

Der Superheld Vitamin C ist lichtempfindlich, deshalb sollten Produkte, die dieses wertvolle Vitamin enthalten, lichtgeschützt aufbewahrt werden.

So wirkt Vitamin C

* Es ist wesentlich an der Kollagenbildung beteiligt und kann dadurch Falten abmildern.
* Es ist ein starkes Antioxidans, das freie Radikale unschädlich macht.
* Es kann Pigmentflecken verblassen lassen.
* Es hilft bei Akne.
* Es wirkt entzündungshemmend.
* Es hemmt die Wirkung von kollagenabbauenden Enzymen.

Hat mein Produkt das richtige Vitamin C?

Ähnlich wie beim Retinol hat auch die Vitamin-C-Familie mehrere Mitglieder, von denen nicht alle gleichermaßen aktiv etwas für ihre Haut tun. Am wirkungsvollsten ist reines Vitamin C, die sogenannte Ascorbinsäure. Auf Kosmetikpräparaten wird sie als »Ascorbic Acid« deklariert. Sie kann direkt wirken und muss nicht erst in die aktive Form umgebaut werden. Allerdings kann man die Ascorbinsäure keiner Creme zusetzen, sondern höchstens in einem Serum verabreichen. Hier muss man auf die Verträglichkeit achten, denn bei zu häufiger Anwendung kann sie zu Hautreizungen führen.

Info

Diese Erkenntnis ist für alle wichtig, die braun werden wollen: Trägt man Vitamin C nicht nur punktuell, sondern als Pflege auf die gesamte Haut auf, wird auch die Fähigkeit zu bräunen etwas reduziert. Die Haut wird zwar etwas heller, erscheint aber auch zarter und ebenmäßiger. Wichtig: auf ausreichenden Sonnenschutz achten.

Die größte Herausforderung für den Kosmetikhersteller ist es, das Vitamin C so stabil und haltbar in eine Creme, Lotion oder Lösung zu verpacken, dass sich auch Wochen nach dem ersten Öffnen die Wirksamkeitsverluste in Grenzen halten. Das reine Vitamin C ist eine Diva und verliert schon bei kleinen Unpässlichkeiten schnell an Effektivität. Vor allem auf den Kontakt mit Sauerstoff und Licht reagiert reines Vitamin C verschnupft, weshalb man es möglichst in dunklen Flaschen kaufen und zur Anwendung nur kurz öffnen sollte. Ideal sind luftdichte Pumpspender.

Wer eine All-in-one-Lösung für den täglichen Gebrauch sucht, greift besser zu einer Creme, die auch entsprechende Pflegeeigenschaften besitzt. Auf der Liste der Inhaltsstoffe sollten Sie dann nach Magnesium Ascorbyl Phosphate oder Ascorbylpalmitat suchen. An diesen Verwandten der Ascorbinsäure wurden kleine chemische Veränderungen vorgenommen, wodurch sie sich besser in eine Creme mischen lassen und bei Weitem nicht so mimosig auf äußere Einflüsse reagieren.

Auch hier gilt: Vitamin C muss im Kosmetikprodukt in ausreichend hohen Konzentrationen enthalten sein, damit man überhaupt einen Effekt erzielen kann. In den meisten Fällen hat sich gezeigt, dass Konzentrationen von mindestens 8 Prozent notwendig sind, um messbare Ergebnisse zu erzielen. Mehr als 20 Prozent sollten es aber auch nicht sein, denn dann reizt das Vitamin, das ja – wie der Fachbegriff »Ascorbinsäure« vermuten lässt – eine Säure ist, die Haut. Optimal sind demnach Produkte, deren Vitamin-C-Konzentration zwischen 10 und 20 Prozent liegt. Wendet man eine 20-prozentige Creme an, dann werden schon nach drei Tagen die maximalen Spiegel im Hautgewebe erreicht, die man durch regelmäßige Pflege dann gut auf einem hohen Level halten kann. Ändert man die Pflegeroutine und verwendet eine Creme ohne Vitamin C, dann ist nach etwa vier Tagen die Hälfte wieder abgebaut. Dennoch ist vor allem beim Vitamin C die Zufuhr von außen der Anwendung von innen überlegen. In der Haut lassen sich auf diese Weise 20- bis 40-fach höhere Konzentrationen erzielen als durch die Einnahme von Vitamin-C-Tabletten. Dennoch spricht natürlich nichts gegen Vitamin-C-reiches Obst und Gemüse!

Info

Wichtig: In Cremeform ist Vitamin C sehr instabil und wird beim Kontakt mit Sauerstoff abgebaut. Dadurch verliert die Creme nach und nach an Wirkung. Deshalb am besten nur kleine Größen kaufen und diese möglichst schnell aufbrauchen.

VITAMIN E SCHÜTZT VORM RANZIGWERDEN

Vitamin E ist das bedeutendste fettlösliche Antioxidans in der Haut und es ist vor allem für den Schutz der Zellmembranen wichtig. Die Zellmembranen enthalten Fette, die hier Lipide genannt werden. Wer schon mal eine Butter oder Margarine zu lange hat herumliegen lassen, weiß, dass Fette ranzig werden können. Das Gleiche kann auch mit den Lipiden in unserem Körper, vor allem in den Zellmembranen, passieren. Hier greift Vitamin E ein und wirkt in einer Kombination mit anderen Antioxidantien am besten. Doch Vitamin E

Info

Tipp: Wenn Sie eine preiswerte Hautpflege mit hochkonzentriertem Vitamin E suchen, dann verwenden Sie doch einfach Vitamin-E-Kapseln. Ja, die zum Einnehmen! Sie können sie mit einer Nadel anstechen oder ein kleines Loch hineinschneiden und das konzentrierte Öl direkt auf die Haut auftragen. Das macht man am besten abends, denn die Konsistenz ist ziemlich ölig und etwas klebrig, stellt aber eine tolle Kur bei trockener und sensibler Haut dar. Wichtig: Das Öl gut in die Haut einmassieren.

ist nicht nur ein wirksamer Radikalenfänger, sondern hat – wenn es ausreichend hoch in den Kosmetika dosiert ist – auch eine (geringe) lichtschützende Wirkung, wobei der Vitamin-E-Gehalt der Haut während des Sonnenbadens abnimmt. Um einen ausreichenden Effekt auf die Haut zu erzielen, sollte die Vitamin-E-Konzentration in Kosmetika bei 2 Prozent oder darüber liegen; auch Konzentrationen von 25 Prozent werden gut vertragen.

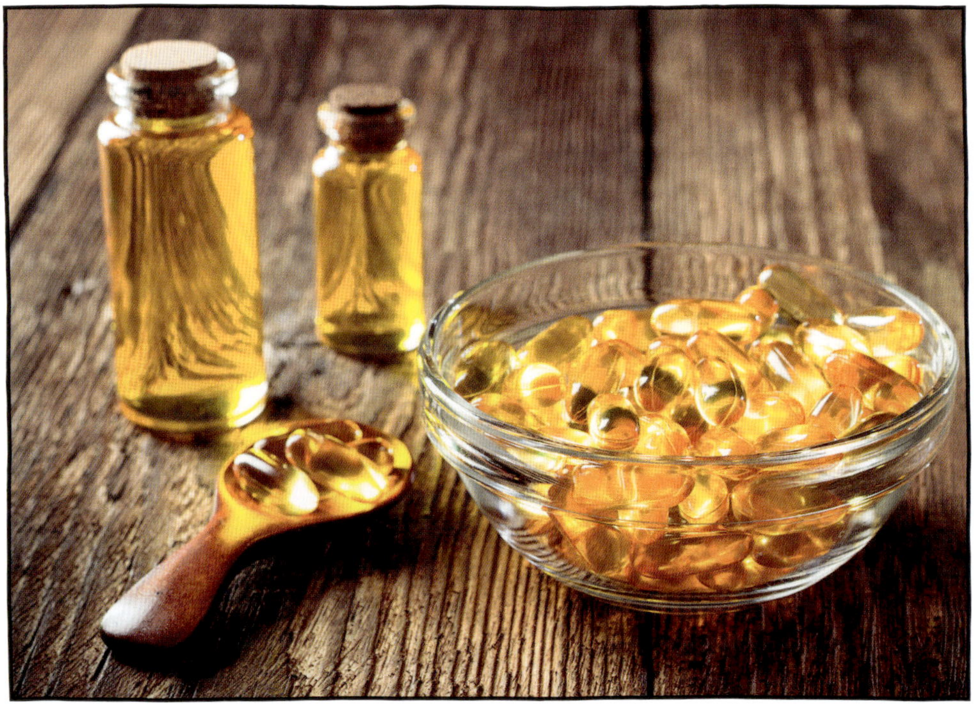

Nicht nur als Nahrungsergänzung von innen, auch direkt auf die Haut aufgetragen wirkt Vitamin E hautschützend.

AUS DER FORSCHUNG

Das sagt die Forschung zu Vitamin E

Innerhalb von vier Monaten ließ sich mit einer 5-prozentigen Vitamin-E-Creme eine deutliche Reduktion von Augenfältchen erzielen.

Eine 5-prozentige Vitamin-E-Pflege kann die Widerstandskraft der Haut gegenüber Sonnenlicht erhöhen.

Noch besser waren die Ergebnisse, wenn das Dream-Team Vitamin C und Vitamin E an einem Strang zog. Bereits nach kurzer Anwendung einer Creme mit 15 Prozent Vitamin C und 1 Prozent Vitamin E entstanden weniger Hautschäden durch UV-Licht und der Schutz vor freien Radikalen war um das Vierfache gestiegen.

In einer Untersuchung an menschlichen Faserzellen konnte Vitamin E die Bildung kollagen- und elastinabbauender Enzyme hemmen.

Q10 GIBT GAS

Mit Q10 ist hier kein neues Modell eines bekannten Autoherstellers gemeint, sondern das Coenzym Q10. Der Fachbegriff für Q10 lautet *Ubiquinon* und stammt vom lateinischen Wort »ubique«, was so viel bedeutet wie »überall«. Und tatsächlich kommt dieser vitaminähnliche Nährstoff in nahezu allen Geweben vor und wird von jeder Zelle benötigt. Auch die Haut macht da keine Ausnahme. Q10 kann vom Körper gebildet oder auch relativ einfach über die Ernährung zugeführt werden. Besonders viel Q10 enthalten Hülsenfrüchte, Soja, Eier, Fisch (vor allem fette Fische wie Sardinen oder Makrelen), Fleisch, Mais und Nüsse. Das Enzym ist notwendig, um jeder Zelle ausreichend Energie zur Verfügung zu stellen. Mit den Jahren sinkt der Q10-Spiegel, da die körpereigene Produktion zurückgeht. Mit 50 ist er etwa 30 Prozent niedriger als mit 20 Jahren. Auch wer Medikamente gegen erhöhte Blutfettwerte (Statine) einnehmen muss, dem fehlt meistens dieses Coenzym. Ein Q10-Mangel führt zu Leistungseinbußen und beschleunigt die Alterung.

Auch in Kosmetikprodukten tut Q10 einiges für die Zellerneuerung, fängt freie Radikale ab und versorgt die Zellen mit Energie. Wichtig für die Wirksamkeit der Creme ist wieder einmal die richtige Konzentration. Ob der Hersteller diesen nicht ganz preiswerten Rohstoff der Creme großzügig zugesetzt hat oder eher sparsam war, können Sie sehen. Coenzym Q10 hat eine intensiv orange Farbe. Deshalb sind Q10-Cremes immer gelblich. Je intensiver der Farbton, desto mehr Wirkstoff ist im Produkt enthalten.

AUS DER FORSCHUNG

Das sagt die Forschung zu Coenzym Q10

* Zu Coenzym Q10 gibt es deutlich weniger Studien als zu Vitamin C, Vitamin E oder Retinol.
* Coenzym Q10 kann »verbrauchtes« Vitamin E wieder auffrischen.
* In der Zellkultur konnte Q10 die Beschädigung von Fasern nach UV-A-Bestrahlung unterdrücken.
* Auf die Haut aufgetragenes Coenzym Q10 kann bis in die tieferen Schichten der Oberhaut vordringen.

GRÜNTEEKOSMETIK FÜR STRAFFE, REINE HAUT

Aus zahlreichen Kosmetikprodukten ist Tee inzwischen nicht mehr wegzudenken. Vor allem grüner Tee wird hier häufig eingesetzt, gelegentlich findet man auch Extrakte aus weißem Tee. Besser untersucht ist die grüne Variante. Bereits mit 2- bis 3-prozentigen Konzentrationen lassen sich nachweisbare Effekte erzielen. Höher dosiert oder zusammen mit der regelmäßigen Tasse Tee kommt die Wirkung allerdings schneller zum Tragen. Im Dienste der Wissenschaft wendeten 40 Frauen mit leichter Hautalterung entweder acht Wochen lang eine Creme mit 10 Prozent Grünteeextrakt an und nahmen gleichzeitig zweimal täglich eine Nahrungsergänzung mit 300 Milligramm Grüntee ein, oder sie bekamen wirkstofffreie Cremes und Kapseln. Auch wenn sich nach acht Wochen noch keine äußerlich sichtbare Veränderung des Hautzustandes feststellen ließ, so hatte sich unter der Haut, in den tieferen Schichten, doch einiges getan: Nur in der »Grüntee-Gruppe« war das Bindegewebe deutlich straffer geworden. Um auch äußerliche Effekte feststellen zu können, ist sicher eine etwas längere Anwendung erforderlich.

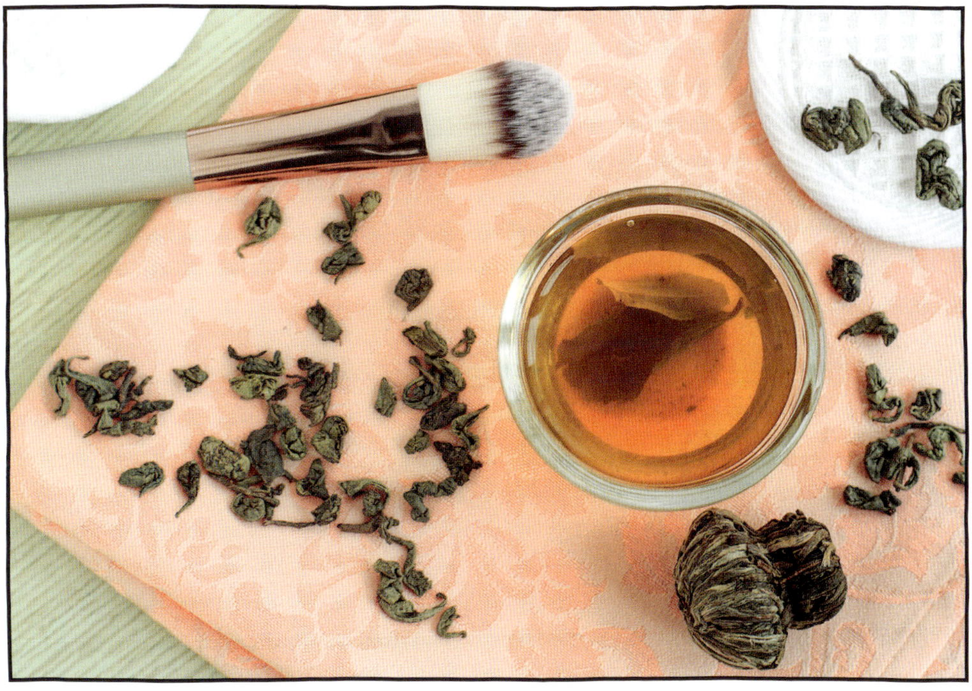

Hautekzeme und Rötungen kann man mit einem Umschlag aus grünem oder auch schwarzem Tee behandeln.

Hornzellen sind die Hauptzellen der oberen Hautschicht, und deren Zustand ist wichtig für einen strahlenden Teint – auch diese werden geschmeidiger, wenn grüner Tee im Spiel ist. Selbst beim Sonnenschutz macht der Muntermacher von sich Reden. Nichts beschleunigt die Hautalterung so sehr wie zu viel Sonnenlicht – grüner Tee reduziert die negativen Effekte der UV-Strahlen gleich mehrfach: Er stärkt das hauteigene Abwehrsystem, lässt Sonnenbrand gar nicht erst so schlimm werden und beugt Schäden an der Erbsubstanz der Zellen vor. Insgesamt besitzen vor allem Grüntee-Polyphenole ein großes Potenzial, die Haut vor Lichtschäden zu schützen sowie Ausmaß und Geschwindigkeit der Hautalterung günstig zu beeinflussen. Zwar ersetzen regelmäßiger Teegenuss oder grünteehaltige Pflegeprodukte nicht das Sonnenschutzprodukt, aber sie können durchaus eine wirkungsvolle Ergänzung darstellen. Sinnvoll ist es jedenfalls, nicht nur in den kühlen Herbst- und Wintermonaten, sondern vor allem auch in den sonnenreichen Monaten des Jahres grünen Tee zu trinken, um den Hautschutz aufrechtzuerhalten.

Info

Wer unter Ekzemen und Rötungen leidet, der kann sich mit Grün- oder auch Schwarzteeumschlägen behelfen. Wichtig: Der Tee sollte in diesem Fall ziemlich stark sein (zwei bis drei Teebeutel oder die entsprechende Menge loser Teeblätter auf eine Tasse Wasser), lange ziehen (damit die wirksamen Gerbstoffe ins Wasser gelangen) und möglichst Bioqualität haben.

AUS DER FORSCHUNG

Das sagt die Forschung zu grünem Tee

* Nach 30-tägiger Anwendung einer 6-prozentigen Grünteecreme verbesserten sich Feuchtigkeitsversorgung, Hautelastizität und -rauigkeit. In der Placebogruppe änderte sich der Hautzustand nicht.
* Grünteekosmetik reduziert Zellschäden und Entzündungen während und nach Sonnenbädern und verringert das Risiko für weißen Hautkrebs.
* Äußerlich angewendeter Grüntee erhöht die Bildung von Hyaluronsäure in der Haut und kann dadurch kleine Fältchen abmildern und die Feuchtigkeitsversorgung der Haut verbessern.

PFLANZLICHER HORMONERSATZ FÜR DIE HAUT DER WECHSELJAHRE

In unseren Breiten kommen Frauen im Durchschnitt mit 51 Jahren in die Wechseljahre – für die Haut ist das ziemlich großer Mist! Hormone machen Frauen weiblich und attraktiv und plötzlich, kaum ist der 50. Geburtstag vorbei, sausen die Hormonspiegel in den Keller. Und ja, man muss es nicht schönreden: Sinken die Hormone, läuft der Hautstoffwechsel auf Sparflamme. Es wird weniger Kollagen, Elastin und Hyaluronsäure gebildet. Innerhalb von fünf Jahren nach Beginn der sogenannten Menopause verlieren Frauen 30 Prozent des Hautkollagens und die Haut verliert zusehends an Elastizität.

Zellen, auch die der Haut, besitzen Rezeptoren, über die sie mit Hormonen kommunizieren. An diese »Andockstellen« können sich nur zum Rezeptor passende Botenstoffe binden und dann eine Wirkung entfalten. Man könnte diesen Mechanismus mit einem Schloss vergleichen, das nur durch einen bestimmten Schlüssel geöffnet werden kann. Körpereigene Hormone passen perfekt zum Rezeptorschloss und kurbeln, nachdem sie sich mit dem Rezeptor verbunden haben, Vorgänge an, die unsere Haut strahlen lassen. Fehlen Hormone, kann sich die Haut nicht mehr richtig regenerieren. Wer in den Wechseljahren keine Hormonpräparate einnehmen möchte, der sollte sich deshalb mal nach Phytohormonen umschauen. Darunter versteht man hormonähnliche Stoffe, die in vielen Pflanzen vorkommen. Diese passen nicht so perfekt in das Rezeptorschloss, haben aber eine ähnliche Struktur wie die »Originalhormone« und können sich deshalb auch mit dem Rezeptor verbinden. Auch sie lösen in den Zellen hormonähnliche, aber deutlich schwächere Effekte aus. Dass es Pflanzen mit hormonartiger Wirkung gibt, ist schon seit Hunderten von Jahren bekannt: Den Landwirten war aufgefallen, dass bei Schafen, die sehr viel Rotklee fraßen, sich deren Menstruationszyklus veränderte. Heute weiß man, dass im Rotklee gleich mehrere Substanzen enthalten sind, die eine östrogenartige Wirkung haben, das heißt den weiblichen Hormonen ähneln.

Milde Wirksamkeit

Die Wirksamkeit von Phytohormonen auf verschiedene Wechseljahresbeschwerden konnte inzwischen in Studien recht gut belegt werden. Es existieren viele Hinweise, dass Pflanzenhormone durchaus einen milden Ersatz für fehlende Hormone darstellen und Altersvorgänge bremsen können. Sie haben natürlich nicht die gleiche Stärke wie rezeptpflichtige Hormonpräparate, aber auch nicht deren Risiken und Nebenwirkungen.

Zu den weiblichen Hormonen gehören nicht nur Östrogene, sondern auch Gestagene (Gelbkörperhormone) oder DHEA – eine Hormonvorstufe –, die etwas andere Funktionen im Körper steuern. Interessanterweise gibt es auch im Pflanzenreich solche, die eher die Wirkung der Östrogene imitieren, und andere, die wie Gestagene oder auch wie männliche Hormone (Androgene) wirken.

Phytoöstrogene, pflanzliche Östrogene also, kommen sogar in ganz normalen Lebensmitteln vor wie zum Beispiel in Soja, grünem Tee, Hopfen und Leinsamen. Einige Studien zeigen, dass diese nicht nur bei innerlicher, sondern auch durch die äußerliche Anwendung die Hautalterung in den Wechseljahren verzögern können.

Info

Östrogenhaltige (verschreibungspflichtige) Kosmetikpräparate können prinzipiell der Faltenbildung entgegenwirken – wenn auch die Spiegel des Progesterons (Gelbkörperhormon) hoch genug sind. Alleine und in hoher Dosierung können Östrogene sogar einen gegenteiligen Effekt haben. Denn dann nimmt die Aktivität der kollagenabbauenden Enzyme zu. Progesteron kann diese bremsen. Gemeinsam führen die beiden weiblichen Hormone zu einer deutlichen Verbesserung des Hautzustandes.

In Kosmetikprodukten finden Sie unter anderem Isoflavone aus Soja oder Diosgenin aus der Yamswurzel. Während Soja-Isoflavone eher Östrogene ersetzen, soll Yamswurzelextrakt eher DHEA oder Progesteron substituieren. Auch deren Spiegel sinken nach den Wechseljahren und lassen uns unter anderem Stress schlechter ertragen.

AUS DER FORSCHUNG

Das sagt die Forschung zu Phytohormonen

* Nach dreimonatiger Anwendung einer Creme mit Soja-Isoflavonen zeigt sich eine Abnahme von Faltentiefe und Hauttrockenheit und eine Zunahme von Hautdichte und Spannkraft.
* Aufhellende Effekte der Haut werden sichtbar.
* Innerlich eingenommen, können Phytohormone Wechseljahresbeschwerden bessern.

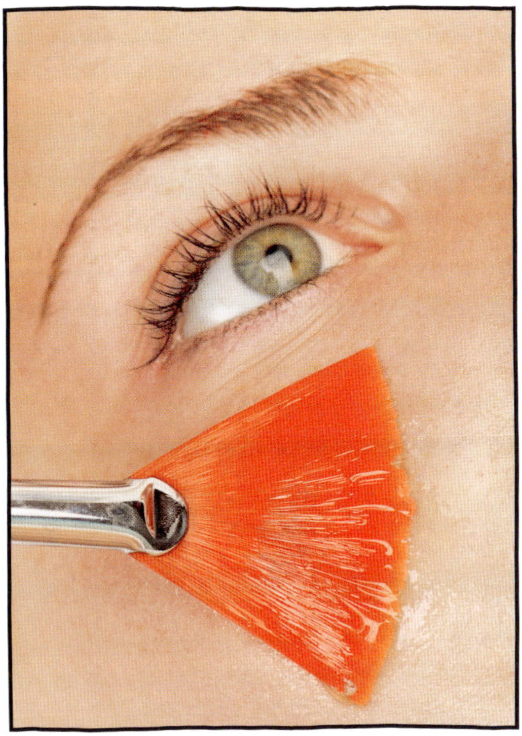

Eine Behandlung mit Fruchtsäuren löst abgestorbene Hornzellen ab und bringt die Haut zum Leuchten.

AHA – UND DER GRAUSCHLEIER IST WEG

Säure ist für unsere Haut etwas Feines. Das gilt nicht nur für den sauren pH-Wert der Haut, auch saure Kosmetik tut ihr gut. Fruchtsäuren ergänzen deshalb die Pflegeroutine hervorragend. Die wichtigsten Vertreter dieser Gruppen hören auf die Namen AHA, BHA und PHA. Ihr Fachgebiet ist vor allem das Glätten und Leuchten: Fruchtsäuren lösen die abgestorbenen oberen Hornzellen ab, die unseren Teint zuweilen fahl und grau erscheinen lassen, und bringen junge, frische Hautzellen zum Vorschein. Wie stark die Hornschicht durch die Säuren abgeschält wird, hängt von der Wirkstoffkonzentration und dem Säuregrad (pH-Wert) des jeweiligen Produkts ab. Je niedriger der pH-Wert, desto größer ist demnach der AHA-Effekt. Der Säurewert sollte bei etwa 3 bis 4 liegen. Oft gibt der Hersteller den pH-Wert auf der Packung an; wenn nicht, dann am besten mal nachfragen. Doch Vorsicht: Je niedriger der pH-Wert und je höher die Konzentration sind, desto höher ist auch das Risiko von Reizungen. Wenn Sie bei der Anwendung ein leichtes Prickeln auf der Haut verspüren, ist das aber völlig okay. Das ist ein Zeichen, dass die Säuren wirken und ihre Arbeit tun.

Das Who's Who der Fruchtsäuren

* **AHAs** (Alpha-Hydroxysäuren) zählen zu den Frucht- und Milchsäuren. Dazu zählen unter anderem Glykolsäure aus Zuckerrohr, Milchsäure, Apfelsäure, Weinsäure oder Zitronensäure. Die Fruchtsäuren können besonders leicht in die Haut eindringen, lösen abgestorbene Schüppchen und sorgen für einen rosigen Teint. In höheren Konzentrationen stimulieren sie die Kollagenproduktion. Für die tägliche Heimanwendung sind Produkte mit 8 bis 10 Prozent Säureanteil geeignet, Kosmetikerinnen dürfen die Säuren bis zu einer maximalen Konzentration von 40 Prozent einsetzen. Höhere Dosierungen gehören dann in die Hand des Hautarztes. Achtung: Hände weg von AHAs bei erweiterten Äderchen und frischen Herpesinfektionen, Vorsicht auch bei sensibler Haut.
* **BHAs** (Beta-Hydroxysäuren, Salicylsäure) haben eine entzündungshemmende und antibakterielle Wirkung und werden deshalb gern zur Behandlung der unreinen Haut eingesetzt. Im Gegensatz zu den AHAs wirken die BHAs nur in den oberen Schichten. Sie reduzieren bei regelmäßiger Anwendung Pickel und Mitesser. Wirkungsvolle Konzentrationen liegen zwischen 1 Prozent (leichte Unreinheiten) und 2,5 Prozent bei ausgeprägteren Pickeln und Mitessern.
* **PHAs** (Poly-Hydroxysäuren) sind für alle mit sensibler Haut das Mittel der Wahl, denn sie reizen weniger stark als die AHAs und eignen sich sogar zur Pflege der Augenumgebung. Das Hautbild wird verbessert und die oberen Hautschichten besser mit Feuchtigkeit versorgt. Wirkungsvolle Konzentrationen liegen zwischen 5 und 15 Prozent.

PEPTIDE – KEINE WIRKGARANTIE, ABER EINEN VERSUCH WERT

Bioaktive Peptide haben seit ein paar Jahren einen festen Platz im Kosmetikregal. Diesen kleinen Eiweißstücken spricht man durchaus die Fähigkeit zu, gealtertes Bindegewebe zu regenerieren und den Kollagenstoffwechsel anzukurbeln. Doch Peptid ist nicht gleich Peptid. Je nach Zusammensetzung können Peptide ganz unterschiedliche Funktionen haben. Sie wirken im Pflanzen-, Tier- und Menschenreich oft als Hormone, die Informationen übermitteln. Einigen Peptiden sagt man Anti-Aging-Eigenschaften nach, denn auch in der Haut sollen sie als Signalmoleküle eine ganze Reihe von Vorgängen starten, die schließlich zur Neubildung von Kollagen oder Elastin führen, Muskeln entspannen oder Zellen erneuern. Andere sollen die Feuchtigkeitsversorgung der Haut verbessern. Bestimmte Wachstumsfaktoren sollen in der oberen Hautschicht eine Signalkaskade in Gang setzen, die dann in tieferen Hautschichten tatsächlich die Neubildung von Kollagen anregt. Nicht alle Inhaltsstoffe einer Creme müssen also bis in die Dermis vordringen, um zu wirken. Es gibt zwar ein paar Studien zur Wirkungsweise von Peptiden und Poylpeptiden, die zeigen, dass sich nach vier bis acht Wochen kleine Veränderungen erzielen lassen. Eine längerfristige Anwendung ist sicher sinnvoll, um deutlichere Ergebnisse zu erzielen. In der Liste der Inhaltsstoffe finden Sie unter anderem Kupfertripeptid, Acetyl-Hexapeptid-3 (Argireline®) oder Palmitoylpentapeptid.

In der folgenden Tabelle finden Sie die wichtigsten Informationen sowie geeignete Dosierungen zu verschiedenen Kosmetikinhaltsstoffen. In der zweiten Spalte steht die INCI-Bezeichnung. Wenn Sie auf der Liste der Inhaltsstoffe Ihres Kosmetikproduktes nachschauen, finden Sie wahrscheinlich diese Bezeichnung. Je weiter hinten der Inhaltsstoff aufgeführt ist, desto geringer ist die Konzentration. Ihre Kosmetik sollten Sie nach Ihren Zielen und den Bedürfnissen Ihrer Haut zusammenstellen; in der dritten Spalte finden Sie deshalb die Effekte, die sie von den einzelnen Wirkstoffen erwarten können.

Wirkstoff	Was steht auf der Packung (INCI)?	Was kann der Wirkstoff?	Dosierung
Vitamin A_1 (Retinol)	Retinol, Retinylpalmitat, Retinal	* Fördert Hautregeneration und Zellerneuerung * Neubildung von Bindegewebsfasern * Reduziert Aktivität der kollagenabbauenden Enzyme * Reduziert die Faltentiefe	Retinol 0,05 bis 1 Prozent
Vitamin C (Ascorbinsäure)	Ascorbic Acid, Ascorbyl Palmitate, Magnesium Ascorbyl Phosphate	* Reduziert Pigmentflecken * Hemmt kollagen- und elastin-abbauende Enzyme * Schützt vor freien Radialen * Steigert die Wirkung von Vitamin E	ab 2 bis 5 Prozent bietet Vitamin C einen Schutz vor freien Radikalen, optimal sind 15 bis 20 Prozent.
Vitamin E	Tocopherol	* Reduziert die Faltentiefe * Schützt die Haut vor Schäden durch Sonnenlicht * Hemmt kollagen- und elastinabbauende Enzyme * Schützt vor freien Radialen * Steigert die Wirkung von Vitamin C	2 bis 25 Prozent
Vitamin B_3	Niacinamid, Niacin	* Stärkt die Hautbarriere * Kurbelt die Bildung von Hautlipiden und Ceramiden bei trockener Haut an * Reduziert Hautrötungen * Reduziert Hautpigmentierungen * Regt die Kollagenproduktion an	2 bis 5 Prozent
Coenzym Q10	Ubiquinone, Ubiquinol	* Verbessert die Abwehr der Haut gegen freie Radikale * Reduziert Entzündungen * Hemmt die Aktivierung kollagenabbauender Enzyme	Mindestens 0,3 Prozent, die Creme sollte einen zumindest leicht gelblichen Ton haben

Grünteeextrakt	Camellia sinensis	* Schützt die Haut vor Schäden durch Sonnenlicht * Stärkt das hauteigene Abwehrsystem * Schützt vor freien Radikalen * Beugt Schäden an der Erbsubstanz der Zellen vor	5 bis 10 Prozent
Säuren	* Citric Acid (Zitronensäure), Tartaric Acid (Weinsäure), Glycolic Acid (Glykolsäure), * Lactic Acid (Milchsäure) * Salicylic Acid (Salicylsäure) u. a.	* AHAs: Bringen den Teint zum Strahlen, regen (in höheren Konzentrationen) die Kollagenbildung an * BHAs: Beseitigen Hautunreinheiten, wirken antibakteriell * PHAs: Verbessern das Hautbild, auch bei sensibler Haut geeignet	* AHAs 8 bis 10 bzw. 15 Prozent * BHAs 1 bis 2,5 Prozent * PHAs 5 bis 15 Prozent
Polypeptide	###xpeptid###x – das Wort »peptid« wird je nach Wirkstoff ergänzt, z. B. Acetyl-Hexapeptide 3, Palmitoyl Pentapeptide-4	* Reduzieren Faltentiefe * Verbessern die Feuchtigkeitsversorgung	
Squalen	* Squalan, Squalane	* Verbessert die Feuchtigkeitsversorgung der Haut * Schützt Lipide (Fette) in der Haut vor Schäden durch freie Radikale	Kann als reines Sqalen verwendet werden
Phytohormone	* Isoflavone * Diosgenin	* Ersetzen fehlende Hormone * Verbessern die Elastizität und Feuchtigkeitsversorgung der Haut	

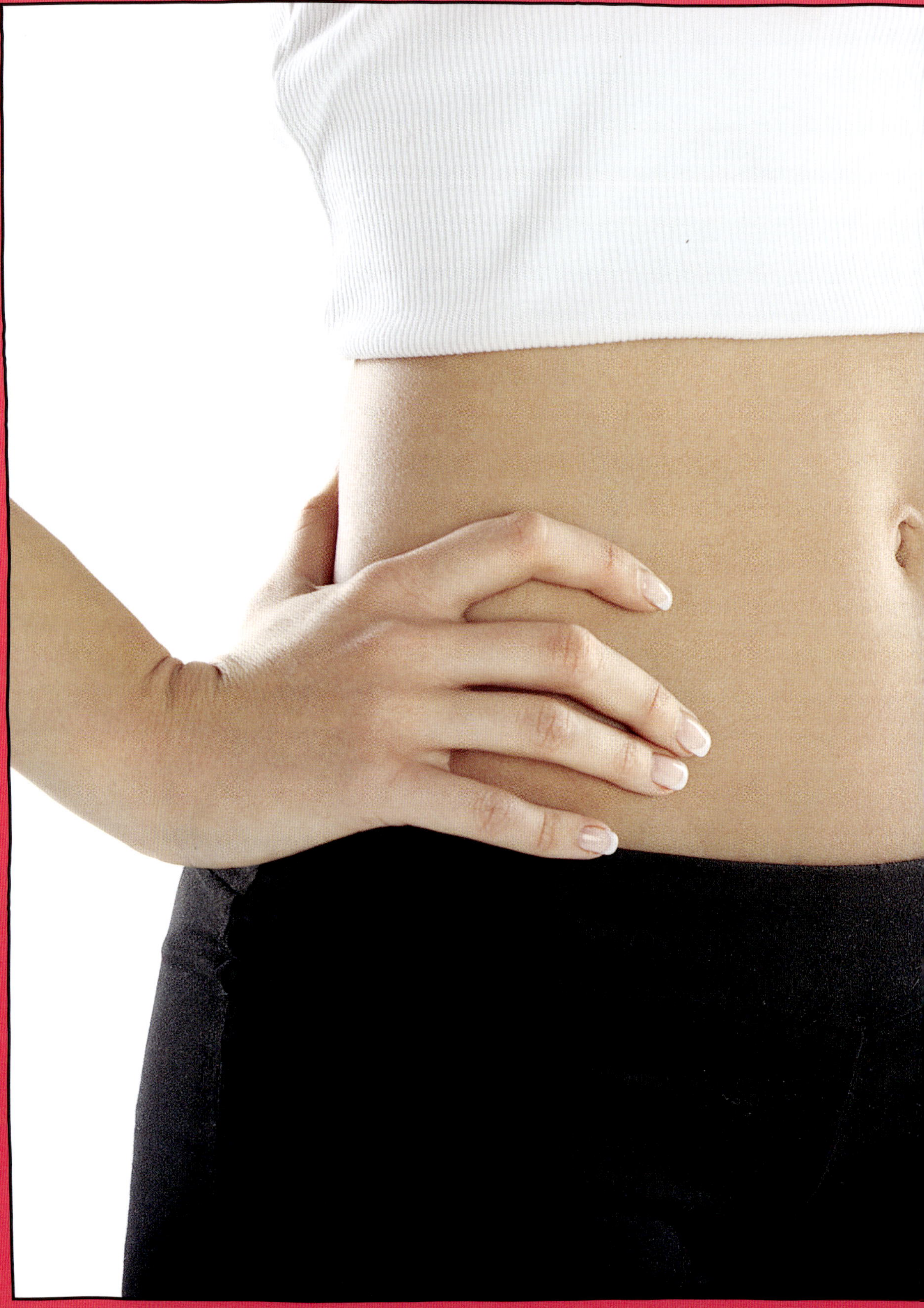

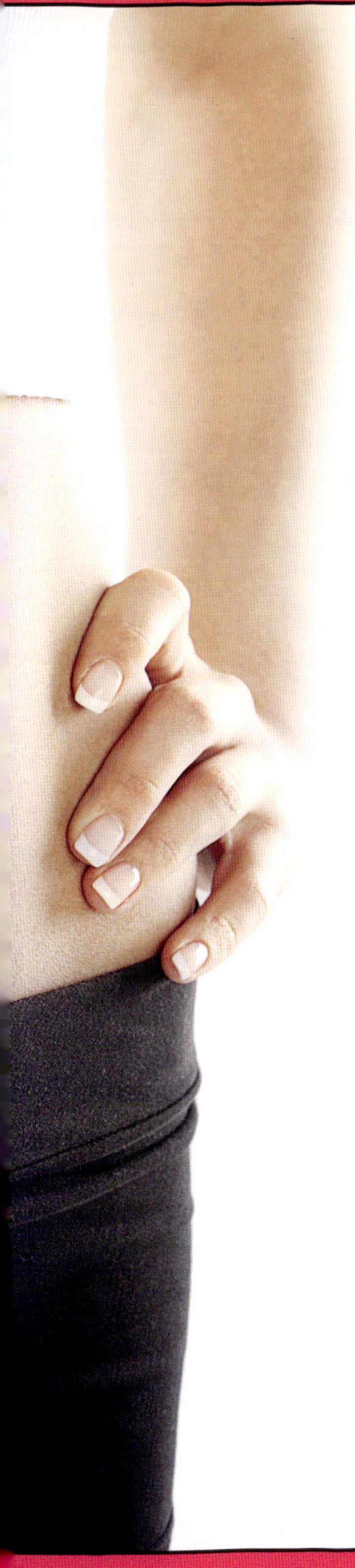

Kapitel 7

SCHÖN MIT DARM

Was der Darm mit der Haut zu tun hat? Eine ganze Menge! Ob Hormone, Vitamine oder Enzyme – eine ganze Reihe von Stoffen, die das Altern der Haut verzögern, den Teint frisch halten und unsere äußere Hülle schützen, können in unserer Körpermitte produziert werden und in diesem Sinne segensreich wirken. Mit Recht kann man also sagen: Eine gesunde, ausgewogene Darmflora und eine schöne Haut gehen Hand in Hand.

DAS KOSMETIKSTUDIO IN UNSEREM BAUCH

Unser Verdauungstrakt hat in den vergangenen Jahren einen erstaunlichen Karrieresprung gemacht, der ihn von einem unterschätzten Organ zum neuen Superstar des menschlichen Körpers beförderte. Zu verdanken hat er diesen Aufstieg vor allem den 100 Billionen Mikroorganismen, die ihn bewohnen und die ganz Erstaunliches leisten. Inzwischen weiß man, dass sich die Darmflora, die heutzutage eher als »Mikrobiom« bezeichnet wird, um unsere Gehirngesundheit und das Immunsystem ebenso verdient macht wie um Figur und Blutzuckerspiegel.

Neu ist jedoch, dass der Darm zwar nicht unbedingt sexy ist, uns aber dennoch attraktiver macht. Denn der lange Arm der Darmflora reicht weit über die Körpermitte hinaus und beeinflusst mit zahlreichen Hormonen, Botenstoffen und Vitaminen auch den Zustand von Haut und Haaren.

Das Mikrobiom ist nämlich in der Lage, Substanzen zu produzieren, die wir eher in der Gesichtspflege oder in Lifestyleprodukten vermuten würden. Über die Bedeutung von Hyaluronsäure, Ceramiden, Milchsäure, Antioxidantien und UV-Schutzfaktoren haben Sie in diesem Buch schon viel gelesen. Nicht umsonst werden diese Substanzen von der Kosmetikindustrie eingesetzt, um die Hautalterung zu verzögern, Falten aufzupolstern und den Teint zum Strahlen zu bringen. Diese Beauty-Elixiere kann aber auch die gesunde Darmflora herstellen und uns damit ganz nebenbei hübscher und optisch jünger machen. Dabei hat jeder Mikroorganismus seine eigenen Spezialgebiete. In einer koreanischen Studie erhielten die Probanden drei Monate lang entweder eine Nahrungsergänzung mit dem Milchsäurebakterium *Lactobacillus plantarum* oder ein Placebo. Das Ergebnis erfreut sicher alle Menschen jenseits des 40. Geburtstags: Allein durch die Einnahme dieses probiotischen Keims verbesserte sich die Feuchtigkeitsversorgung der Haut deutlich, die Hautelastizität stieg um mehr als 20 Prozent an. Und das Überraschendste: Nach zwölf Wochen hatten die Teilnehmer messbar weniger Falten, während sich in der Placebogruppe der Hautzustand nicht veränderte.

Doch damit ist das Potenzial probiotischer Bakterien noch lange nicht ausgeschöpft. Sensible, überempfindliche Haut ist ein Phänomen, an dem sich Hautärzte und Kosmetikhersteller die Zähne ausbeißen. Jeder dritte Erwachsene in Deutschland leidet darunter. Doch nach zwei Monaten Therapie mit *Lactobacillus paracasei* spannte und juckte die Haut der Teilnehmer einer französisch-schweizerischen Studie nicht nur weniger, sondern reagierte auch kaum noch gereizt, wenn die Wissenschaftler den Chiliwirkstoff Capsaicin auftrugen, den wir normalerweise in durchblutungsfördernden Rheumasalben finden und der selbst robuster Haut zusetzen kann.

Antioxidantien sind, wie Sie ja bereits wissen, eine weitere Geheimwaffe für schöne Haut, denn sie schützen vor freien Radikalen, die Tag für Tag auf unsere äußere Hülle einwirken und sie schneller altern lassen. Doch bisher wird die Rolle unserer Darmflora zu wenig berücksichtigt, wenn es um die Frage einer gesunden Ernährung und der Versorgung mit Schutzstoffen geht. Ein Großteil der Antioxidantien in unserer Nahrung zählt zur Gruppe der Polyphenole. Inzwischen weiß man, dass mehr als 90 Prozent dieser sekundären Pflanzenstoffe nicht wie die meisten anderen Nährstoffe schon im Dünndarm in den Körper geschleust werden können, denn unserem Verdauungstrakt fehlen die Werkzeuge, sprich Enzyme, um diese besonderen Wirkstoffe nutzbar zu machen. Deshalb gelangen sie fast unverändert in den Dickdarm. Und erst hier wird der kleine Nahrungsbestandteil Polyphenol durch die Arbeit der Keime für uns Menschen verfügbar. Ohne Bakterien würden die meisten dieser Antioxidantien durch den Darm hindurchwandern und ungenutzt ins Klo plumpsen. Denn selbst eine gesunde Ernährung kann offensichtlich nur im Zusammenspiel mit einer ausbalancierten Darmflora ihre volle Wirkung entfalten. Die bakterielle Unterstützung beim Schutz vor freien Radikalen lässt sich sogar messen: Nahmen gesunde Freiwillige, Leistungssportler oder Personen mit Allergien Bakterienstämme wie *Lactobacillus casei*, *Lactobacillus rhamnosus* oder *Lactobacillus fermentum* ein, so stieg das antioxidative Potenzial im Blut und in der Haut deutlich an. Und auch in Nahrungsmitteln leisten die Keime ganze Arbeit. Wird Milch (egal ob tierisch oder pflanzlich) mithilfe bestimmter Milchsäurebakterien zu Joghurt fermentiert, dann sind im Endprodukt deutlich mehr antioxidative Schutzstoffe enthalten als im Ausgangsprodukt.

Selbst vor Hautschäden durch Sonnenstrahlen sind wir besser geschützt, wenn im Darm alles gut läuft. Mäuse, die vor einer UV-Bestrahlung mit bestimmten Darmbakterien gefüttert wurden, bildeten deutlich weniger kollagenabbauende Enzyme und die Spiegel an freien Radikalen waren niedriger als bei Nagern, die nur ein Placebo erhielten. Und was vielleicht besonders interessant war: Mäuse, die regelmäßig unter dem Solarium »brutzeln« mussten, aber gleichzeitig mit *Bifidobacterium breve* oder *Lactobacillus plantarum* versorgt wurden, entwickelten messbar und sichtbar weniger Falten. Ähnliches fand man auch bei menschlichen Probanden. Unter Keimschutz sank die Lichtempfindlichkeit, und das hauteigene Immunsystem, das durch UV-Licht normalerweise geschwächt wird, regenerierte sich schneller.

Wichtig: Nehmen Sie nicht irgendein Präparat. Jeder Keim besitzt andere Fähigkeiten. Nehmen Sie deshalb ein Präparat, das spezielle hautfreundliche Bakterien liefert, die zu Ihrem Hautproblem passen.

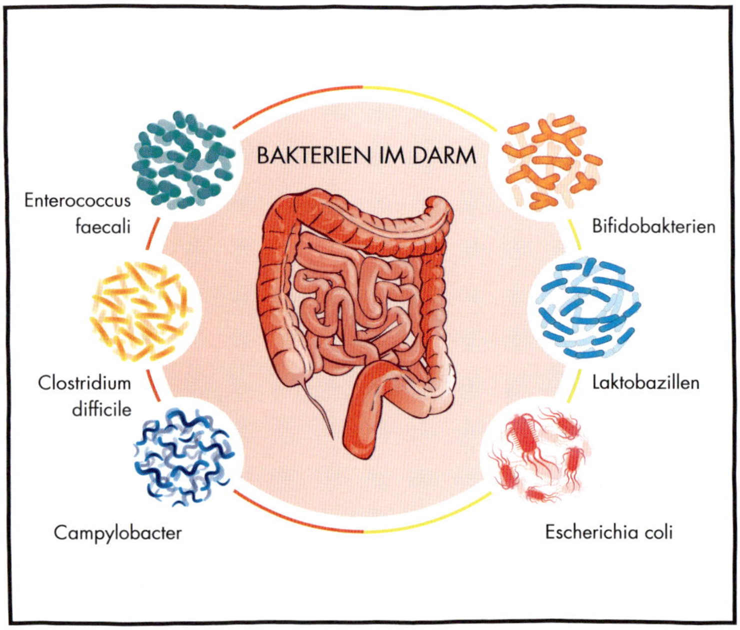

Unter der Vielzahl der Keime, die im Darm siedeln, sorgen einige für den Schutz, die Gesunderhaltung und Regeneration der Haut.

Hautproblem	Geeignete Bakterien
Hilfe bei empfindlicher, sensibler Haut	* L. paracasei, L. plantarum
Hautfeuchtigkeit verbessern, Fältchen mildern	* L. plantarum
Milchsäureproduktion anregen (verbessert pH-Wert und »Glow«)	* Alle Milchsäure produzierenden Bakterien; getestet wurde vor allem L. acidophilus
Hyaluronsäureproduktion anregen	* L. rhamnosus, L. gasseri
Schutz vor freien Radikalen	* B. bifidum, B. animalis, B. infantis, B. longum * L. gasseri, L. acidophilus * Streptococcus thermophiles * L. fermentum
Reduktion von Entzündungen in der Haut, Verbesserung der Feuchtigkeitsversorgung der Haut	* L. casei, L. plantarum, L. rhamnosus, L. paracasei, L. fermentum * B. infantis, B. bifidum * B. longum (äußerliche Anwendung eines Zelllysats) * Streptococcus thermophilus
Steigerung der Ceramidproduktion, Stabilisierung der Hautbarriere	* L. casei, L. gasseri * B. animalis subsp. lactis, B. longum * Streptococcus thermophiles (getestet sowohl als Creme als auch als Nahrungsergänzung)
Schutz vor UV-Schäden und UV-bedingter Hautalterung	* L. plantarum, L. johnsonii * B. breve
Neurodermitis, Ekzeme	* B. lactis, B. breve, L. rhamnosus, L. plantarum, L. paracasei, L. acidophilus, L. fermentum

Je nach Hautproblem können unterschiedliche Bakterienstämme helfen. Manche lösen gleich mehrere Probleme. Sie müssen nicht alle aufgeführten Keime gleichzeitig nehmen. Wenn Sie ein Präparat finden, das zwei oder drei der geeigneten Keimstämme hoch dosiert enthält, ist das meistens ausreichend.

L. = Lactobacillus; B. = Bifidobacterium

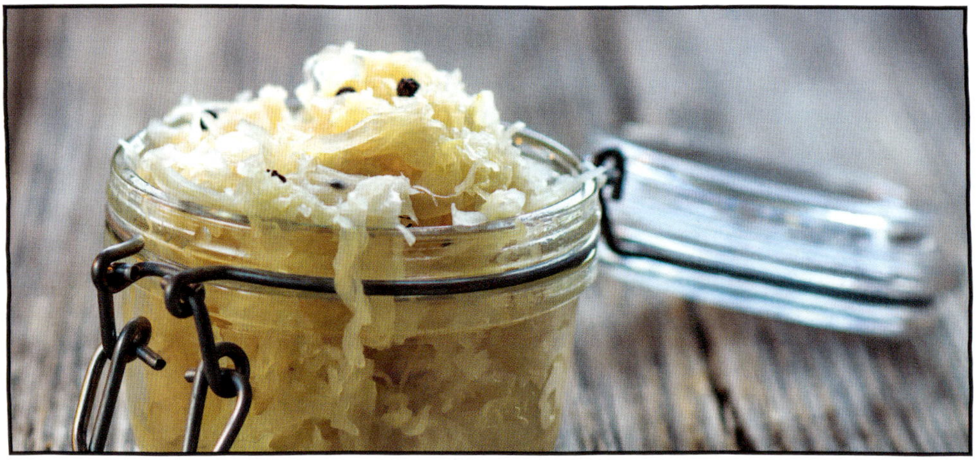

Mit fermentierten Lebensmitteln wie etwa Sauerkraut pflegen Sie das Mikrobiom Ihres Darms – und damit indirekt auch Ihre Haut.

DIE RICHTIGEN BAKTERIEN FÜTTERN

Doch das Kosmetikstudio im Bauch ist kein Selbstläufer. Wer den Darm zu Beauty-Zwecken nutzen möchte, kommt um eine gute Mikrobiompflege nicht herum. Und die funktioniert am besten mit Messer und Gabel. Fermentierte und vergorene Lebensmittel wie Kefir, Käse oder Sauerkraut liefern nützliche probiotische Mikroorganismen wie Milchsäurebakterien oder Bifidokeime direkt in den Verdauungstrakt. Doch nur rund 2 Prozent der Darmkeime lassen sich von außen zuführen. 98 Prozent unserer Darmbewohner sind sogenannte Anaerobier, die beim Kontakt mit Sauerstoff eingehen. Deren Förderung benötigt eine andere Strategie. Das Zauberwort heißt »präbiotische Ballaststoffe«. Diese werden im oberen Verdauungstrakt nicht verdaut und gelangen unverändert bis in den Darm zu den Mikroorganismen. Allerdings findet man diese Präbiotika nur in einigen ausgewählten Nahrungsmitteln wie Lauchgemüse (Zwiebeln, Porree, Knoblauch), Hülsenfrüchten, Haferflocken oder heute eher exotisch anmutenden Gemüsesorten wie Pastinake und Topinambur. Präbiotika füttern im wahrsten Sinne des Wortes die nützlichen Darmbakterien und fördern so die gesunde Entwicklung der Keime, die bereits im Darm leben.

Wer die probiotischen »Beauty-Keime« lieber über Nahrungsergänzungsmittel zuführen möchte, ist nach aktueller Expertenmeinung deshalb mit einem Synbiotikum, das sowohl unterschiedliche Bakterien als auch präbiotisches »Futter« enthält, gut beraten. Vorteil eines Nahrungsergänzungsmittels: Sie wissen, welche Bakterien in welcher Dosierung enthalten sind, und können gezielt die Keime wählen, die für Ihr Hautproblem geeignet sind.

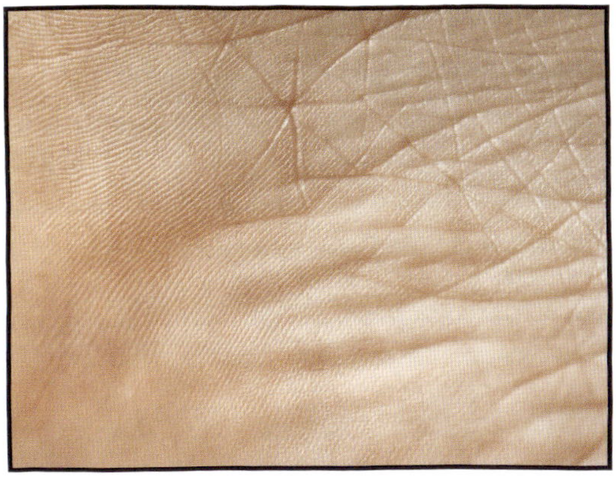

Direkt vor Ort, auf der Haut, siedeln eine Menge Bakterien, die helfen, unsere Hautflora gesund und widerstandsfähig zu erhalten.

Wofür auch immer Sie sich entscheiden: Wenn es um unser Äußeres geht, sollte die Pflege der Darmbakterien den gleichen Stellenwert einnehmen wie die Pflege der Haut.

Mehr Informationen zum Thema Darmflora und schöne Haut finden Sie auch in meinem Buch *Schön mit Darm* (Südwest Verlag) und auf der Seite *www.gesund-mit-darm.de*

KOSMETIK MIT BAKTERIEN – DA LACHT DIE HAUT

Nicht nur der Darm, auch unsere Haut besitz eine »Flora«. Milliarden von Bakterien schützen uns vor Hautkrankheiten, stärken die Barriere und sorgen für den richtigen pH-Wert des Säureschutzmantels. Doch unser moderner Lebensstil setzt auch dem gesunden Gewimmel zu. Experten schätzen, dass wir bereits beim Duschen mit Wasser ein Drittel der Bakterien unserer Hautflora abspülen und auch der Säureschutzmantel leidet. Zwar regenerieren die Keime, die sich in Haarfollikeln und Hautfältchen verstecken, den bakteriellen Schutzschild innerhalb einiger Stunden, doch kommt noch duftender Schaum hinzu oder duschen wir zweimal täglich, steigt die Zahl der gekillten Keime weiter an und auch die Hautbarriere kann schwächeln. Was liegt also näher, als die Haut nach dem Duschen nicht nur rückzufetten, sondern auch die Bakterien auf der Haut zu unterstützen?

»Mother Dirt«, »Mutter Schmutz« heißt das Produkt, das der renommierte Chemiker Dave Whitlock entwickelt hat. Es enthält eine Mixtur aus lebenden Mikroorganismen, die – so der Erfinder – aus Kuh-, Hühner- und Schweineställen stammen. Nach eigenen Angaben dusche der Wissenschaftler seit zwölf Jahren nicht mehr, sondern sprühe sich nur zweimal täglich mit dem Bakteriengebräu ein – müffeln würde er dennoch nicht, denn die natürlichen Schmutzkeime halten Mikroben, die durch ihren Stoffwechsel Körpergeruch verursachen, in Schach. Nicht nur Whitlock forscht im Bereich der Bakterienkosmetik. Das Thema elektrisiert derzeit die gesamte Kosmetikbranche. Denn das wichtigste Ziel einer gesunden Hautpflege ist der Erhalt des sauren Milieus und eine Förderung der gesunden Bakterienflora. Doch der Verbraucher muss erst mal umdenken, wenn ihm Kosmetikprodukte angeboten werden, mit denen er Bakterien auf die Haut sprühen oder cremen soll. Denn jahrelang wurden wir darauf getrimmt, uns im Bereich der Hautpflege so hygienisch wie möglich zu verhalten. Nun plötzlich in der Werbung für Keime zu argumentieren, bringt so manche PR-Agentur in ein Dilemma.

Die Keimschicht kann's richten

Doch mikrobielle Hautpflege bietet einen ganz neuen und vielversprechenden Ansatz. Diese innovativen Pflegeprodukte setzen auf die Kraft von Bakterien. Eingesetzt werden probiotische Keime oder deren Bestandteile, präbiotische Wirkstoffe sowie Stoffwechselprodukte der Mikroben wie zum Beispiel Milchsäure. Diese sollen die Abwehrkräfte der Haut stärken, die Hautflora regenerieren, den pH-Wert im sauren Bereich stabilisieren, Hautkrankheiten und Entzündungen lindern und die Hautalterung verzögern. Zusammen mit einem vorsichtigen Einsatz von Tensiden, Emulgatoren und Konservierungsstoffen sowie einem niedrigen pH-Wert der Pflege sollen die neuen Kosmetika die Haut zu einem Ort machen, an dem gesunde Mikroorganismen wachsen und gedeihen können und die Vielfalt der bakteriellen Landschaft verbessert wird.

Die Keime kommen verkapselt oder gefriergetrocknet in die Kosmetika und werden erst nach der Anwendung durch die Hautfeuchtigkeit aktiviert. Milchsäurebakterien (Laktobazillen) und Bifidobakterien kommen besonders häufig in den neuen Pflegeprodukten zum Einsatz. Da diese Keime meistens sehr sozial eingestellt sind, breiten sie sich nicht nur selber auf der Hautoberfläche aus, sondern fördern auch noch die Ansiedelung verwandter oder befreundeter Keimarten und bringen dadurch unsere Hautflora wieder auf Vordermann.

Auch wenn bisher nur wenige Kosmetikprodukte Bakterien enthalten, wird sich der Trend in den nächsten Jahren in diese Richtung entwickeln. Halten Sie die Augen offen. Wenn Sie ein solches Produkt finden, probieren Sie es ruhig mal aus und kombinieren Sie es eventuell mit anderen sauren Kosmetika. So scheint eine Creme mit einem 10-prozentigen Extrakt aus *Bifidobacterium longum* die Hautbarriere zu stärken und die Hautempfindlichkeit zu senken. Dazu testeten Forscher, wie häufig man einen Klebestreifen – ähnlich wie ein Pflaster – auf die Haut aufkleben und wieder abreißen konnte, bis die Hautbarriere hinüber war. Verrückt, diese Wissenschaftler … Das Ergebnis aber war spannend: Die Anzahl der Strippings, die benötigt wurden, bis die Hautbarriere zusammenbrach, lag bei den Studienteilnehmern, die die Bakteriencreme verwendet hatten, deutlich höher. Insgesamt war die Haut durch die Bakterienkosmetik belastbarer und widerstandsfähiger geworden.

Bakterienbäder gegen Ekzeme und Fußgeruch

Ich selber habe an der Hochschule Coburg mit Experten aus dem Fachbereich Bioanalytik Studien zum Hautmikrobiom durchgeführt. Wir haben unter anderem Neurodermitispatienten mit probiotischen Bädern, also Bädern, die gesunde Keime enthalten, behandelt.

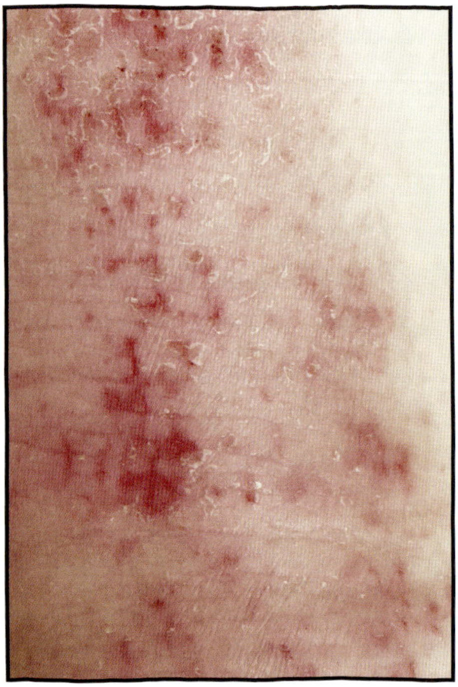

Ekzem vor der Behandlung …

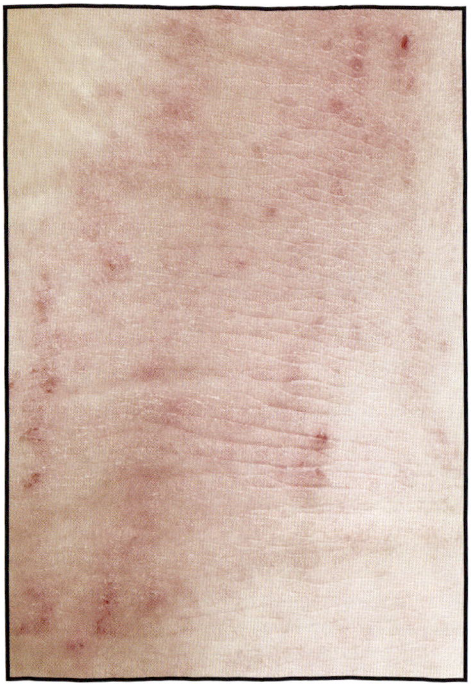

… und nach einer Woche Behandlung im Bakterienbad.

Da es zu diesem Zeitpunkt keine probiotischen Bäder auf dem Kosmetikmarkt gab, haben wir ein Nahrungsergänzungsmittel (Madena Darmkur) verwendet, das man normalerweise einnimmt, um eine gesunde Darmflora aufzubauen. Vor der Behandlung konnten wir feststellen, dass das Hautmikrobiom der Patienten deutlich gestört war und dass sich Keime, die Ekzeme und Hautirritationen fördern (*Staphylococus aureus*), in viel zu hoher Zahl auf der Haut tummelten.

Die meisten Patienten hatten zuvor schon wochen- oder monatelang Kortisonpräparate angewendet, ohne eine Besserung zu erfahren. Bei fast ausnahmslos allen Patienten trat unter den Bakterienbädern innerhalb einer Woche eine Verbesserung der Ekzeme, des Juckreizes und der Rötung auf, die sich mit langfristiger Kortisonbehandlung nicht erzielen ließ. Wir konnten nachweisen, dass sich nicht nur der Hautzustand, sondern vor allem die Bakterienzusammensetzung durch die Bäder wieder normalisiert hat. Dadurch bekam die gereizte Ekzemhaut die Chance, sich zu regenerieren.

Und auch Müffelfüßen bekamen die Bäder gut. Jahrelanger Fußgeruch, der oft auch durch eine ungünstige Bakterienbesiedelung verursacht wird, war nach 14 Tagen wie weggeblasen.

Durchführung der Bakterienbäder

Wir haben im Rahmen der Studie nur Teilbäder durchgeführt, also nur Arme, Füße oder Unterschenkel gebadet. Ekzeme an Hals oder Rücken wurden mit Umschlägen behandelt. Für ein Teilbad 1 bis 2 gehäufte Messlöffel Madena Darmkur® in 2 Liter lauwarmem Wasser auflösen (wird mehr Wasser benötigt, dann sollte mehr Pulver verwendet werden). Badezeit: 1-mal täglich 10 Minuten. Anschließend das Badewasser nicht abspülen, sondern auf der Haut trocknen lassen; nach 30 Minuten kann man eine Pflegecreme auftragen.

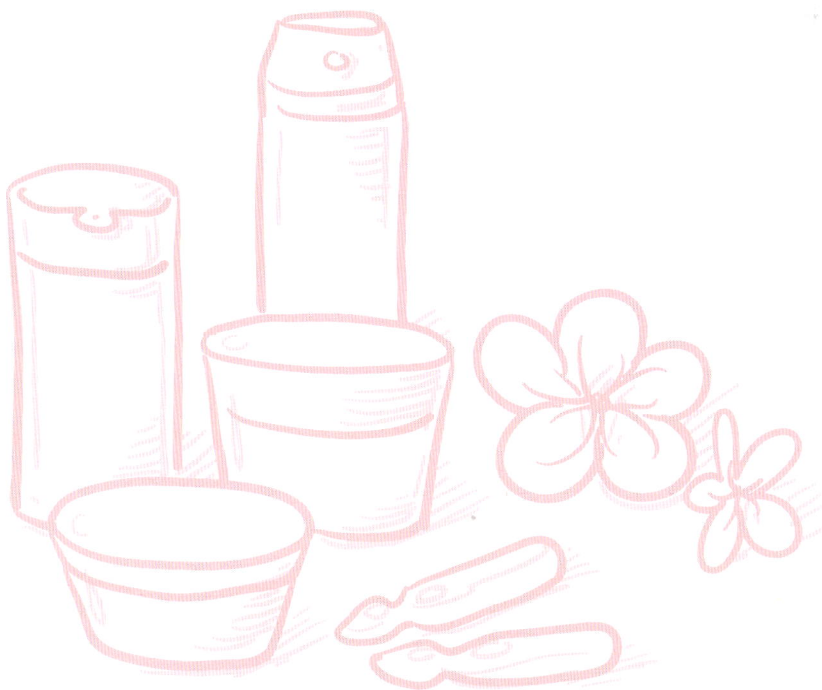

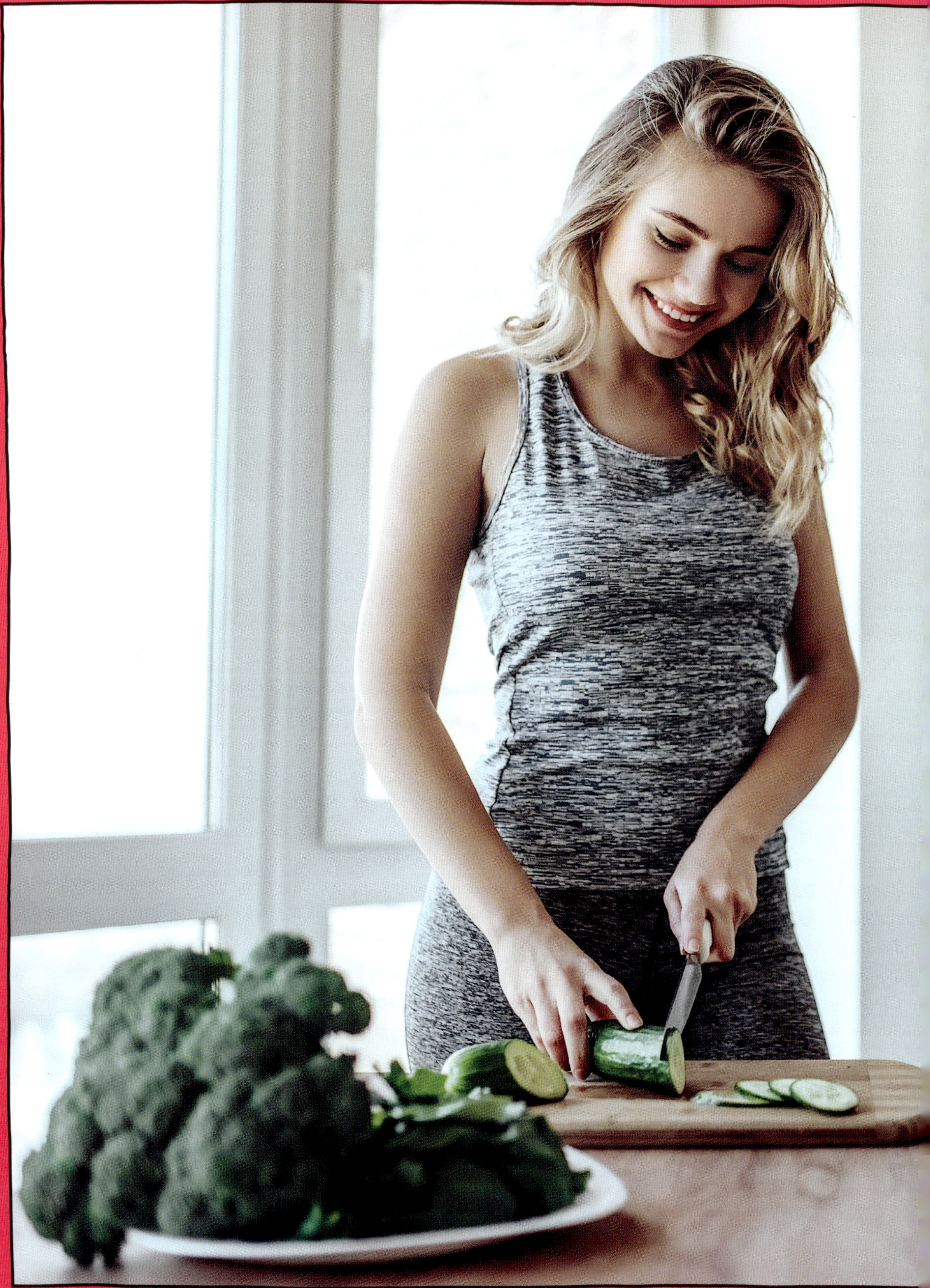

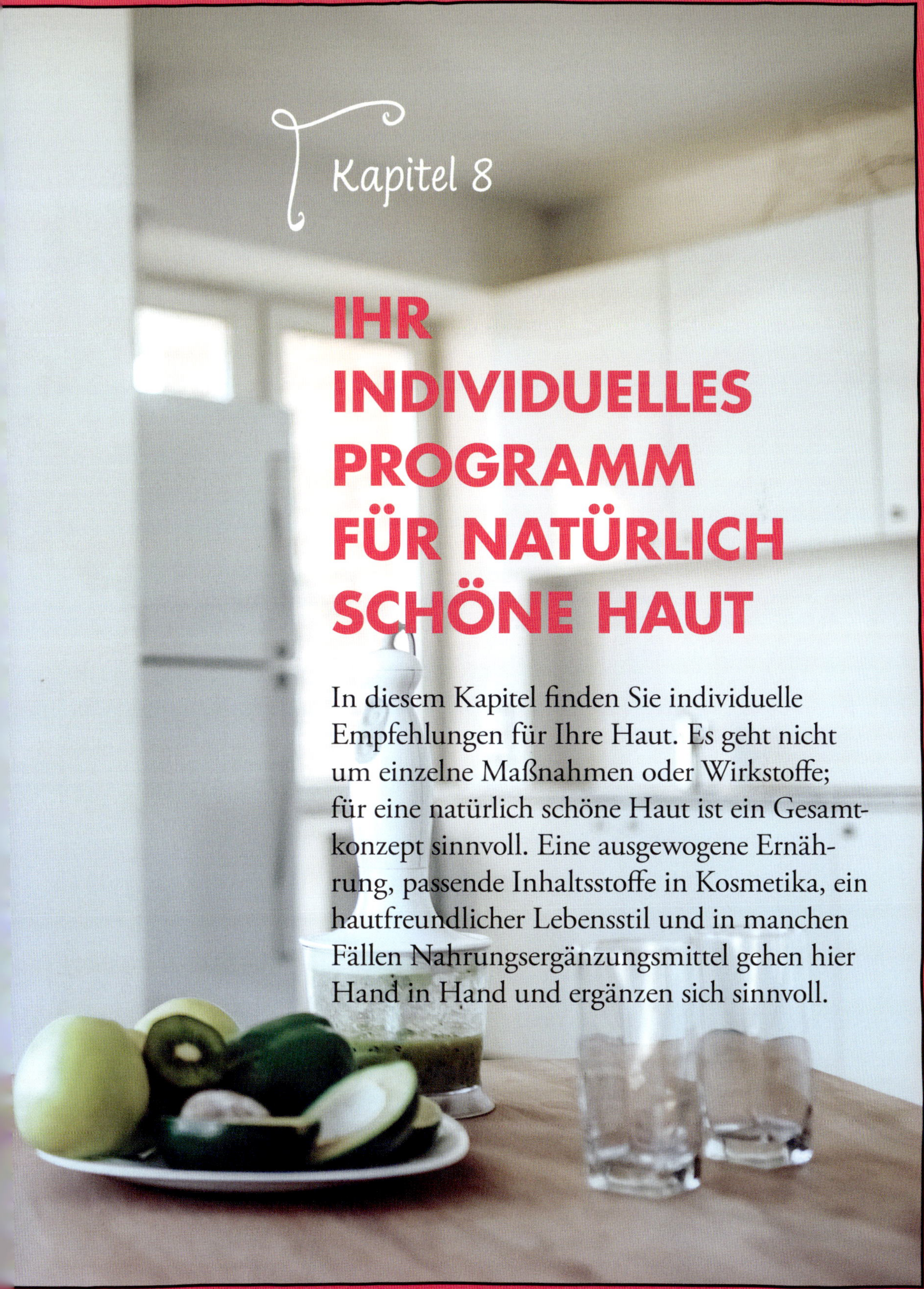

Kapitel 8

IHR INDIVIDUELLES PROGRAMM FÜR NATÜRLICH SCHÖNE HAUT

In diesem Kapitel finden Sie individuelle Empfehlungen für Ihre Haut. Es geht nicht um einzelne Maßnahmen oder Wirkstoffe; für eine natürlich schöne Haut ist ein Gesamtkonzept sinnvoll. Eine ausgewogene Ernährung, passende Inhaltsstoffe in Kosmetika, ein hautfreundlicher Lebensstil und in manchen Fällen Nahrungsergänzungsmittel gehen hier Hand in Hand und ergänzen sich sinnvoll.

SORGEN SIE FÜR EIN KLEINES »EXPOSOM«

Kennen Sie das »Exposom«? Darunter fasst man alle äußeren und inneren Faktoren zusammen, denen wir ausgesetzt, also »exponiert«, sind. Die meisten davon meinen es mit unserer Haut nicht besonders gut. Doch hier lässt sich mit kleinen Maßnahmen Großes erreichen.

Allgemeine Maßnahmen

* Alterungsbeschleunigern aus dem Weg gehen: nicht rauchen, Sonnenbäder nur in Maßen und gut geschützt genießen, Stress reduzieren, wenig Zucker essen, auf ausreichend Schlaf achten.

* Nährstoffreich essen: Obst und Gemüse, pflanzliche Öle und hochwertiges Eiweiß sind unerlässlich für eine gesunde Haut. Die Ernährungsempfehlungen sollten möglichst täglich, zumindest aber mehrmals pro Woche in leckere Gerichte umgesetzt werden. Die wichtigen Pflanzenstoffe lassen sich auf vielfältige Art und Weise zuführen. Es muss nicht immer rohes Gemüse sein, auch Säfte, Suppen, Smoothies und Aufläufe liefern »Beauty-Food«. Wer nicht regelmäßig Fisch isst, bekommt mit einem bis zwei Esslöffeln Leinöl täglich die notwendige Dosis Omega-3-Fettsäuren. So können sich auch Vegetarier und Veganer mit Hülsenfrüchten, Nüssen und Vollkornprodukten ausreichend mit dem wichtigen Baustoff versorgen.

* Alterungsbeschleuniger ausbremsen: Entzündungen, die durch Umweltfaktoren entstehen, durch Ernährung und Pflege lindern. Freie Radikale durch Antioxidantien abfangen. Zuckerschäden durch Fastentage und Nahrungsergänzungsmittel reduzieren.

* Auf Handys, Tablets und am PC entsprechende Programme verwenden, die den Blaulichtanteil des Bildschirms reduzieren.

* Täglich, zumindest von März bis Oktober, eine Hautpflege anwenden, die nicht nur vor UV-B-Strahlen, sondern auch vor UV-A-Licht schützt. Ideal ist auch ein Schutz vor Infrarotstrahlen.

* Mit der Reinigung nicht übertreiben, nicht zu häufig Peelings anwenden. Vor allem bei trockener und sensibler Haut schadet das der Hautbarriere. ABER: Abends sollte Make-up gründlich entfernt werden. Wer sich nicht schminkt, sollte ebenfalls das Gesichts abends reinigen (morgens nur bei fettiger Haut), um Feinstaub, Rußpartikel und andere Fremdstoffe zu entfernen.

INDIVIDUELLE EMPFEHLUNGEN FÜR EINE SCHÖNE HAUT

Die richtige Pflege zu finden ist nicht immer ganz einfach. Was der einen Haut guttut, bringt bei einem anderen Hauttyp oder einem anderen Hautproblem nichts oder schadet vielleicht sogar. Wichtig ist, das Produkt erst mal zu testen, denn es muss sich angenehm anfühlen und verträglich sein. Kaufen Sie deshalb zunächst nur die kleinste angebotene Menge. Hören Sie nicht nur auf Ihr Bauchgefühl, sondern auch auf Ihr Hautgefühl. Die nachstehenden Empfehlungen sollen einen kleinen Wegweiser im Pflegedschungel darstellen.

Info

Der Alterungsprozess beruht vor allem auf Funktionsstörungen, die sich im Lauf des Lebens durch Schäden in den Zellen anhäufen.

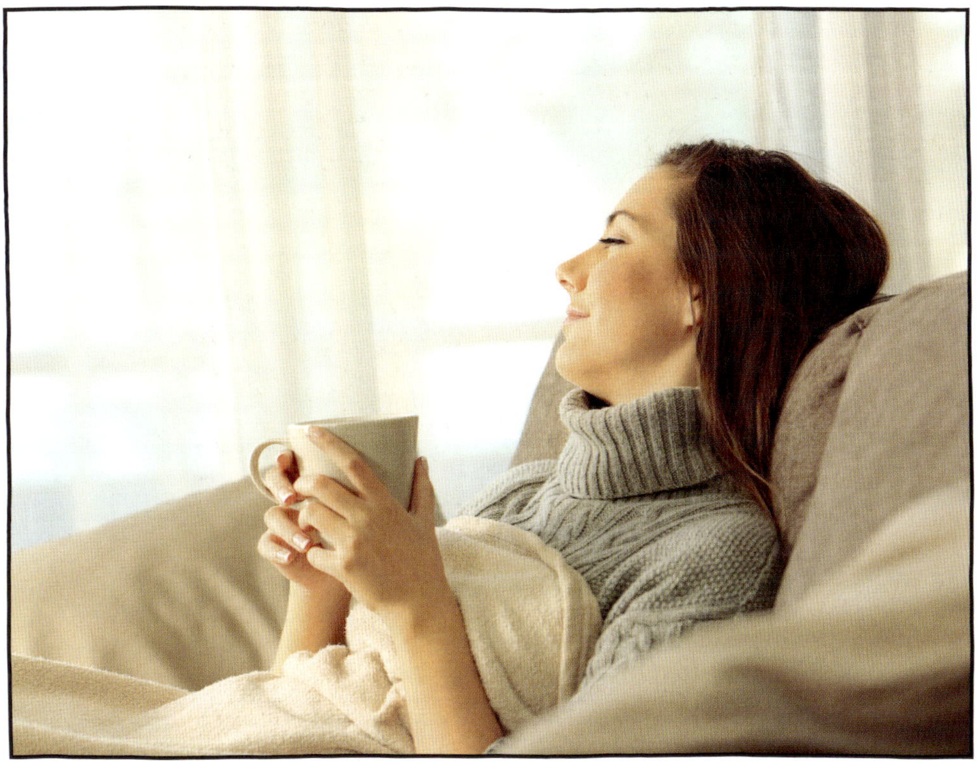

Gesunde Ernährung, eine ausgeglichene Lebensführung mit Stressvermeidung und Entspannung und ab und zu eine Fastenkur halten (auch) die Haut fit.

Sie möchten der Hautalterung vorbeugen

* Täglicher Lichtschutz: Sowohl ein UV-B-Schutz (der wird als Lichtschutzfaktor mit einer Zahl angegeben) als auch ein hoher UV-A-Schutz sind wichtig. Optimal ist ein zusätzlicher Schutz vor Infrarotstrahlen.
* Antioxidantienreiche Hautpflege mit Vitamin C, Vitamin E und Pflanzenstoffe wie Resveratrol, Grüntee et cetera verwenden.
* Auf eine gute Feuchtigkeitsversorgung der Haut achten.
* Probiotika mit *Lactobacillus plantarum* einnehmen.
* Reichlich Antioxidantien, Carotinoide und Omega-3-Fettstäuren in die Nahrung integrieren.
* Mit Kurkuma und Ingwer Entzündungen reduzieren.
* Zuckerkonsum deutlich reduzieren.
* Auf eine ausreichende Zufuhr hochwertigen Eiweißes achten.

Sie möchten bestehende Sonnenschäden und Fältchen mildern

* Täglicher Lichtschutz: Sowohl ein UV-B-Schutz (der wird als Lichtschutzfaktor mit einer Zahl angegeben) als auch ein hoher UV-A-Schutz sind wichtig. Optimal ist ein zusätzlicher Schutz vor Infrarotstrahlen. Dadurch sollen weitere Schäden verhindert werden.
* Pflegeprodukte mit Retinol oder Retinal in ansteigender Dosierung verwenden.
* Fruchtsäuren, eventuell auch als professionelles Peeling bei der Kosmetikerin oder beim Hautarzt. Achtung: In Kombination mit Retinol oder Retinal steigt das Risiko von Hautirritationen. Vorsicht!
* Pflegeprodukte mit Niacin (Vitamin B_3) integrieren.
* Kosmetika mit Feuchthaltefaktoren wie Urea, Hyaluronsäure oder Squalen benutzen.
* Saure Produkte (Creme, Duschgel, Gesichtswasser) in die Pflegeroutine integrieren.
* Sowohl in die Ernährung als auch in die Pflege Substanzen einbauen, die kollagenabbauende Enzyme blockieren, wie zum Beispiel Frauenmanteltee, grünen Tee, Resveratrol in dunklen Weintrauben, Traubensaft, Rotwein, Himbeeren, Kurkuma, dunkle Schokolade und

Zitrusfrüchte. In Kosmetika auf Vitamin C und Vitamin E setzen.

* Probiotika mit *Lactobacillus plantarum* einnehmen.
* Mehr Antioxidantien, Carotinoide und Omega-3-Fettsäuren auf den Teller bringen.
* Nahrungsergänzungsmittel mit Hyaluron und/oder Kollagen verwenden.

Sie möchten Ihren Teint zum Strahlen bringen

* Pflegeprodukte mit Vitamin C und Retinol verwenden.
* Fruchtsäuren in die Pflege einbauen.
* Die Haut gut mit Feuchtigkeit versorgen. Suchen Sie nach Pflegeprodukten mit Urea, Glycerin, Milchsäure oder Hyaluronsäure.
* Carotinoidreiche Obst- und Gemüsesorten in den Speiseplan einbauen, öfter mal Möhren- und Tomatensaft (mit einem Schuss Leinöl) trinken.
* Probiotika mit verschiedenen Milchsäure- und Bifidobakterien einnehmen.

Sie wollen Altersflecken beseitigen

* Täglicher Lichtschutz: Sowohl ein UV-B-Schutz (der wird als Lichtschutzfaktor mit einer Zahl angegeben) als auch ein hoher UV-A-Schutz sind wichtig. Optimal ist ein zusätzlicher Schutz vor Infrarotstrahlen. Dadurch soll die Entstehung neuer Altersflecken verhindert werden.
* Retinol oder Retinal in ansteigender Dosierung.
* Pflegeprodukte mit hoch dosiertem Vitamin C verwenden.
* Fruchtsäuren, eventuell auch als professionelles Peeling bei der Kosmetikerin oder beim Hautarzt. Achtung: In Kombination mit Retinol oder Retinal steigt das Risiko von Hautirritationen. Beides möglichst vorsichtig einsetzen.
* Probiotika mit *Lactobacillus plantarum, Lactobacillus johnsonii* und/oder *Bifidobacterium breve* einnehmen.
* Regelmäßig Kaffee und grünen Tee trinken. Kaffee reduziert Altersflecken, grüner Tee beugt Lichtschäden vor.

Sie möchten Ihre Hautbarriere stärken (bei sensibler, sehr trockener oder zu Ekzemen neigender Haut)

* Jojoba- und/oder Kokosöl zur Pflege verwenden.
* Cremes mit Vitamin E und Vitamin B_3 (Niacin) benutzen.
* Produkte mit Squalen wählen.
* Pflege mit feuchtigkeitsbindenden Inhaltsstoffen (Urea: 2 bis 3 Prozent, Hyaluronsäure, Milchsäure).
* Saure Produkte (Creme, Duschgel, Gesichtswasser) in die Pflegeroutine integrieren.
* Probiotika mit Lactobacillus paracasei und Lactobacillus plantarum einnehmen – diese beruhigen sensible Haut.
* Konsequenter Verzicht auf Pflegeprodukte mit Mineralölen.
* Keine Peelings. Diese schädigen die bereits gestörte Hautbarriere noch weiter.
* Auf Retinol und Fruchtsäuren in der Pflege verzichten! Diese reizen sensible Haut zusätzlich.
* Eventuell das Hautmikrobiom mithilfe probiotischer Bäder stärken.

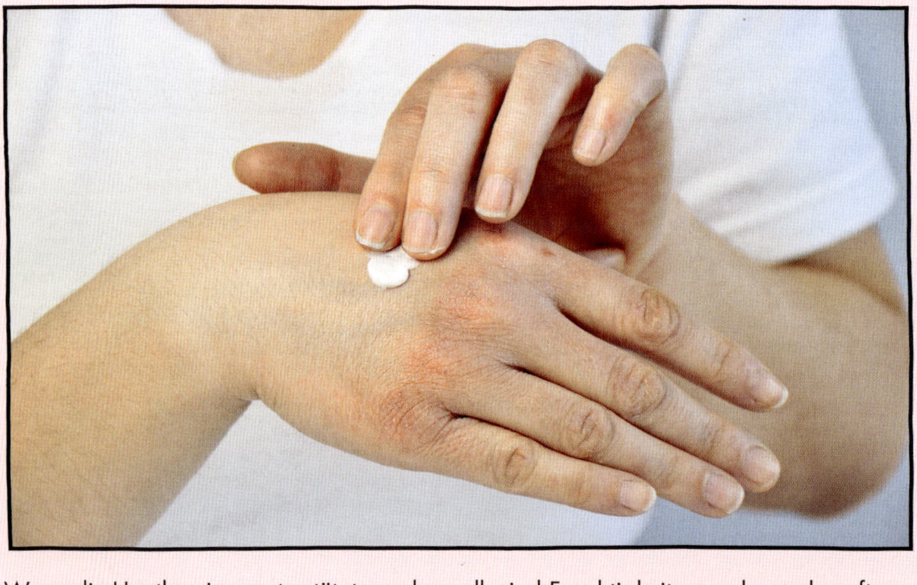

Wenn die Hautbarriere unterstützt werden soll, sind Feuchtigkeitsspender und sanfte Helfer angesagt.

Sie möchten die Haut nach den Wechseljahren glatt erhalten

* Suchen Sie nach Pflegeprodukten mit Pflanzenhormonen, zum Beispiel Soja-Isoflavonen (Soja) oder Diosgenin (Yamswurzel).
* Stellen Sie die Versorgung Ihrer Haut mit Feuchtigkeit sicher. Suchen Sie nach Pflegeprodukten mit Urea, Glycerin, Milchsäure oder Hyaluronsäure.
* Nahrungsmittel, die Pflanzenhormone liefern, sollten regelmäßig auf dem Speiseplan stehen, zum Beispiel Sojaprodukte (Tofu, Sojamehl, Sojamilch), Leinsamen, Sonnenblumenkerne, Kürbiskerne, Sesam, Hopfen (Bier!), Hülsenfrüchte.
* Probiotika mit Lactobacillus paracasei und Lactobacillus plantarum einnehmen.
* Nehmen Sie täglich zwei Esslöffel Leinöl zu sich.
* In der Apotheke gibt es Produkte mit Pflanzenhormonen zum Einnehmen wie Traubensilberkerze, Mönchspfeffer oder Rotklee.
* Nahrungsergänzungsmittel mit Hyaluron und/oder Kollagen verwenden.

Sie möchten Akne und Unreinheiten bessern

* Pflegeprodukte mit Retinol verwenden.
* Fruchtsäurepeelings (AHAs) anwenden oder Produkte mit Salicylsäure einsetzen.
* Milchprodukte, vor allem fettarme Milch, reduzieren beziehungsweise ganz meiden. Studien konnten recht eindeutige Zusammenhänge zwischen Pickeln und Milchkonsum herstellen.
* Schnell verdauliche Kohlenhydrate und Zucker reduzieren beziehungsweise meiden. Zucker, Süßigkeiten und Weißmehlprodukte fördern die Entstehung von Pickeln.
* Regelmäßig grünen Tee trinken. Auch dadurch bessert sich der Hautzustand. Stark gereizte Haut lässt sich auch durch Wattepads, die mit einem sehr starken grünen Tee (lange ziehen lassen) getränkt sind, beruhigen.
* Probieren Sie Kurkumakapseln aus. Diese können entzündliche Hauterkrankungen bessern.

* Nahrungsergänzungsmittel mit Zink (20 bis 30 Milligramm), Selen (50 bis 100 Mikrogramm) und Vitamin E (300 Milligramm) können eine Akne bessern.
* Vorsicht vor Nahrungsergänzungsmitteln mit Biotin und Vitamin B_{12}. Diese können die Akne verschlechtern, da sie unter anderem das Wachstum aknefördernder Bakterien auf der Haut anregen.

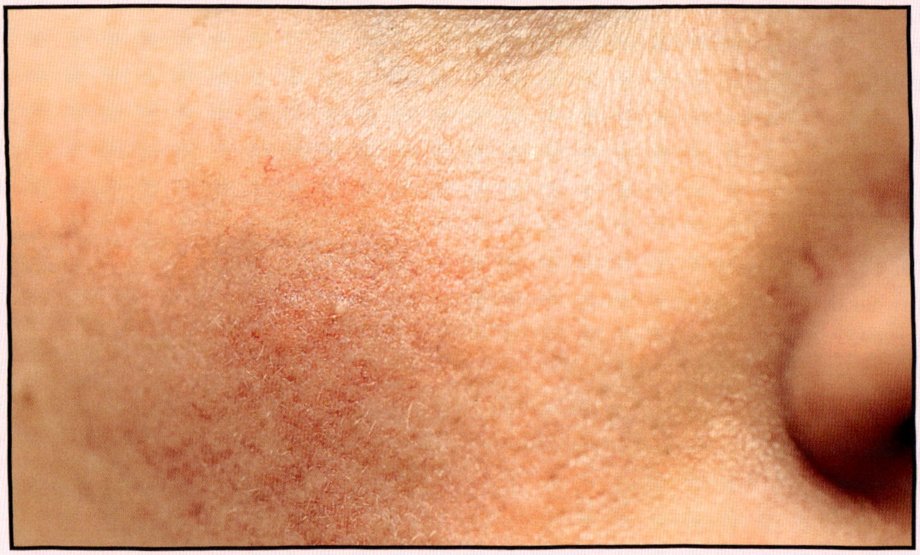

Wer möchte, kann mit einer sanften Camouflage-Creme, die die Haut nicht reizt, Rosazea überdecken.

Sie leiden unter Rosazea und möchten den Hautzustand verbessern

* Keine durchblutungsfördernden oder reizenden Pflegeprodukte wie Retinol, Fruchtsäuren oder Vitamin B_3 anwenden!
* Jeden Morgen ein Produkt mit hohem Lichtschutzfaktor auftragen und auf einen guten Schutz vor UV-A-Strahlen achten.
* Möglichst fettfreie beziehungsweise fettarme Kosmetika anwenden.
* Sie dürfen ausdrücklich Make-up und abdeckende Cremes verwenden. Greifen Sie zu sanften, nicht zu fetthaltigen Produkten.
* Um die Rötung unsichtbar zu machen, könne Sie eine grüne

Make-up-Unterlage verwenden. Lassen Sie sich dazu in der Parfümerie beziehungsweise bei Ihrer Kosmetikerin beraten.

* Keine heißen Getränke trinken, keine scharf gewürzten Speisen essen. Alles, was die Durchblutung der Haut anregt, kann eine Rosazea verschlechtern.
* Regelmäßig abgekühlten grünen Tee trinken. Auch dadurch bessert sich der Hautzustand. Stark gereizte Haut lässt sich auch durch Wattepads, die mit einem sehr starken grünen Tee (lange ziehen lassen) getränkt sind, beruhigen.
* Alkohol strikt meiden – Studien konnten nachweisen, dass selbst kleine Mengen den Hautzustand bei Rosazea verschlechtern können.
* Abklären lassen, ob eine Fehlbesiedelung des Dünndarms mit den »falschen« Bakterien vorliegt (sogenanntes SIBO-Syndrom). Die Untersuchung ist nicht schmerzhaft. Man kann das SIBO-Syndrom durch einen Atemtest nachweisen.
* Geeignete Mikronährstoffe: Zink (20 bis 50 Milligramm), Selen (100 bis 200 Mikrogramm), Biotin (5 bis 10 Milligramm).

Noch mehr Tipps, Informationen und ausgewählte Produkte gibt es unter *www.natuerlich-schoene-haut.de*.

SCHLUSSWORT

Die Haut, ihre Pflege und Gesunderhaltung ist ein spannendes und faszinierendes Gebiet. Ich habe nun versucht, Ihnen auf den vorangegangenen Seiten einen kleinen Einblick zu geben, und hoffe, Sie konnten für sich persönlich den einen oder anderen wertvollen Tipp mitnehmen, den Sie zukünftig in Ihren Alltag integrieren.

Die Haut ist unsere Visitenkarte, denn sie zeigt unserer Umwelt, ob wir uns wohlfühlen, wie wir uns ernähren, ob wir gestresst sind oder zu viel rauchen. Hautpflege endet deshalb nicht beim Auftragen einer Creme, sondern bezieht unser gesamtes Leben mit ein. Der Kosmetikbegriff lässt sich ohne Weiteres auf Bereiche wie Ernährung, Sport oder Psyche ausdehnen.

Wer sich ganzheitlich um seine äußere Hülle kümmert, also nährstoffreich isst, um Faltenbeschleuniger wie Rauchen und Schlafmangel so oft wie möglich einen großen Bogen macht und sich auch noch gut um die Darmflora kümmert, der kann sich nicht nur über eine strahlende Haut, sondern auch über einen gesunden und leistungsfähigen Körper freuen. Denn was unserem Äußeren guttut, das pflegt meistens auch unser Inneres. Und wer jünger aussieht, kann sich häufig sogar über ein paar zusätzliche Lebensjahre freuen, wie die bereits erwähnte Zwillingsstudie gezeigt hat.

Je öfter und dauerhafter wir uns hautfreundlich verhalten, desto deutlichere Effekte können wir erwarten. Doch niemand hält einen neuen Lebensstil durch, wenn dieser uns – im wahrsten Sinne des Wortes – nicht schmeckt oder völlig spaßbefreit erscheint. Selbst der Motivierteste gibt dann irgendwann auf. Aber das Schöne an der hautfreundlichen Lebensweise ist, dass »viele Wege nach Rom führen«, es also mehrere gleichwertige Möglichkeiten gibt. Wenn Sie Grünkohl und Spinat nichts abgewinnen können, dann bekommen Sie Ihre tägliche Portion Carotinoide und Antioxidantien eben aus Karotten und Heidelbeeren.

Wenn Sie nichts so sehr hassen wie Joggen, dann besuchen Sie einen Yogakurs oder gehen Sie tanzen. Der Genuss darf dabei nie auf der Strecke bleiben. Verbissenheit ist kontraproduktiv, denn gerade die Lebensfreude macht attraktiv. Lächelnde Personen sind im Vorteil, wenn andere ihr Alter schätzen sollen – Lachfalten hin oder her: Sie werden fast immer für jünger gehalten, so das Ergebnis einer Studie der Max-Planck-Gesellschaft in Berlin.

Anhand meiner Empfehlungen können Sie sich Ihr persönliches Beauty- und Wohlfühlprogramm zusammenstellen, das optimal zu Ihnen passt. Das gilt natürlich auch für die Hautpflege. Auch da gibt es kein »one size fits all«. Je individueller die Produkte auf die Bedürfnisse Ihrer Haut und auf Ihre Ziele abgestimmt sind, desto schneller werden Sie positive Ergebnisse feststellen können.

Auch die Kosmetikindustrie wird zukünftig weniger auf kurzfristige Effekte setzen, sondern intensiver auf die tatsächlichen Bedürfnisse der Haut eingehen. Dazu zählt die Verbesserung der Hautbarriere, die zum Beispiel durch aggressive Reinigung oder Pflegeprodukte mit Mineralölen geschwächt wird. Dazu zählt auch die Stärkung der Hautflora. Emulgatoren, Konservierungsstoffe und Tenside in Creme und Co. dezimieren derzeit noch viel zu häufig die Zahl der guten Bakterien. »Probiotische Pflege« lautet deshalb ein weiterer Trend der Zukunft, also Bäder und Lotionen, die unsere Oberfläche mit gesunden Mikroorganismen versorgen. Und auch den Säureschutzmantel der Haut gilt es mithilfe der Pflege zu erhalten und nicht zu zerstören.

Kümmern Sie sich auch in Zukunft gut um sich und Ihre Haut, denn, wie Albert Schweitzer schon wusste: »Mit 20 hat jeder das Gesicht, das Gott ihm gegeben hat, mit 40 das Gesicht, das ihm das Leben gegeben hat, und mit 60 das Gesicht, das er verdient.«

LITERATUR

- Abel E., Hendrix S., McNeeley S. G. et al. (2007): Daily coffee consumption and prevalence of nonmelanoma skin cancer in Caucasian women. European Journal of Cancer Prevention. 16 (5): 446–452
- Addor F., Cotta V. J., Abreu M. et al. (2018): Improvement of dermal parameters in aged skin after oral use of a nutrient supplement. Clinical, cosmetic and investigational dermatology 11: 195–201
- Al-Niaimi F., Zhen Chiang N. Y. (2017): Topical Vitamin C and the Skin: Mechanisms of Action and Clinical Applications. Journal of Clinical and Aesthetic Dermatology 10 (7): 14–17
- Asserin J., Lati E., Shioya T. et al. (2015): The effect of oral collagen peptide supplementation on skin moisture and the dermal collagen network: evidence from an ex vivo model and randomized, placebo-controlled clinical trials. Journal of Cosmetic Dermatology. 14 (4): 267–346
- Al-Shobaili H. A. (2014): Oxidants and antioxidants status in acne vulgaris patients with varying severity. Annals of Clinical & Laboratory Science. 44 (2): 202–207
- Axt-Gadermann M., Lorenz V. (2018): Einfluss eines Synbiotikums auf den Gewichtsverlauf. Ernährung & Medizin, 33: 29–34
- Axt-Gadermann M. (2018): Signifikante Verbesserung des atopischen Ekzems durch synbiotischen Badezusatz. Aktuelle Dermatologie. 44: 1–8
- Axt-Gadermann M. (2018): Die Darmflora – wichtig für gesunde Haut. Medical Skincare, Ausgabe 2018/2019, 80ff.
- Axt-Gadermann M. (2017): Schön mit Darm. München, Südwest Verlag
- Axt-Gadermann M., Axt P. (2017): Skin-Food. Mit der richtigen Ernährung zu strahlend schöner Haut. Komplett überarbeitete und aktualisierte Neuausgabe. München, Herbig
- Axt-Gadermann M. (2013): Warum Achterbahnfahren attraktiver macht und Schokolade vor Falten schützt. München, Herbig
- Barolet D., Christiaens F., Hamblin M. R. (2016): Infrared and skin. Friend or foe. Journal of photochemistry and photobiology. B: Biology 155: 78–85
- Bastigkeit M. (2018): Handy Disorder: Einsam, faltig, krank. DocCheckNews 22. August 2018; http://news.doccheck.com/de/216062/handy-disorder-einsam-faltig-krank/
- Bayerl C. (2017): Vitamin B_3 in der kosmetischen Dermatologie. Aktuelle Dermatologie 43: 431–433.
- Bernatoniene J., Kopustinskiene D. M. (2018): The Role of Catechins in Cellular Responses to Oxidative Stress. Molecules 23 (4)
- Bickers D. R., Athar M. (2006): Oxidative Stress in the Pathogenesis of Skin Disease. Journal of Investigative Dermatology 126 (12): 2565–2575
- Binic I., Lazarevic V., Ljubenovic M. et al. (2013): Skin ageing. Natural weapons and strategies. In: Evidence-based complementary and alternative medicine. eCAM 2013: 827248
- Bissett D. L., Oblong J. E., Berge C. A. (2005): Niacinamide: A B vitamin that improves aging facial skin appearance. Dermatologic Surgery 31 (7 Pt 2): 860–865
- Blasbalg T. L., Hibbeln J. R., Ramsden C. E. et al. (2011): Changes in consumption of omega-3 and omega-6 fatty acids in the United states during the 20th century. American Journal of Clinical Nutrition 93 (5): 950–962
- Blume-Peytavi U., Rolland A., Darvin M. E. et al. (2009): Cutaneous lycopene and beta-carotene levels measured by resonance Raman spectroscopy. High reliability and sensitivity to oral lactolycopene deprivation and supplementation. European Journal of Pharmaceutics and biopharmaceutics 73 (1): 187–194
- Burke K. E. (2004): Photodamage of the skin: protection and reversal with topical antioxidants. Journal Cosmetic Dermatology 3 (3): 149–155
- Burnett C. et al. (2011): Absence of effects of Sir2 overexpression on lifespan in C. elegans and Drosophila. Nature 477: 482–485
- Cabrera Á. J. R. (2015): Zinc, aging, and immunosenescence. An overview. Pathobiology of aging & age related diseases 5: 25592
- Carr A. C., Vissers M. C. M. (2013): Synthetic or Food-Derived Vitamin C – Are They Equally Bioavailable? Nutrients 5 (11): 4284–4304
- Chen A. C. et al. (2015): A Phase 3 Randomized Trial of Nicotinamide for Skin-Cancer Chemoprevention. The New England Journal of Medicine 373: 1618–1626.
- Chen A. C. et al. (2014): Nicotinamide and the skin. Australasian Journal of Dermatology 55: 169–175
- Christensen K, Vaupel J. W. et al. (2009) Perceived age as clinically useful biomarker of ageing: cohort study. British Medical Journal, 339: b5262

- Cimino F., Cristani M., Saija A. et al. (2007): Protective effects of a red orange extract on UVB-induced damage in human keratinocytes. BioFactors 30 (2): 129–138
- Claticі V. G., Racoceanu D., Dalle C. et al. (2017): Perceived Age and Life Style. The Specific Contributions of Seven Factors Involved in Health and Beauty. Maedica 12 (3): 191–201
- Cosgrove M. C., Franco O. H., Granger S. P. et al. (2007): Dietary nutrient intakes and skin-aging appearance among middle-aged American women. The American Journal of Clinical Nutrition 86 (4): 1225–1231.
- Creidi P., Vienne M. P., Ochonisky S. (1998): Profilometric evaluation of photodamage after topical retinaldehyde and retinoic acid treatment. Journal of the American Academy of Dermatology 39 (6): 960–965.
- Czichos J. (2016): Kakao gegen Falten. Der Verzehr von Kakaopulver erzeugt ein Stoffwechselprodukt, das den durch die UV-Strahlung des Sonnenlichts verursachten Kollagenabbau in der Haut verringert. Wissenschaft Aktuell. URL: www.wissenschaft- aktuell.de/artikel/Kakao_gegen_Falten1771015590078.html
- Darvin M. E., Sterry W., Lademann J. et al. (2013): Alcohol consumption decreases the protection efficiency of the antioxidant network and increases the risk of sunburn in human skin. Skin pharmacology and physiology 26 (1): 45–51
- Darvin M., Patzelt A., Gehse S. et al. (2008): Cutaneous concentration of lycopene correlates significantly with the roughness of the skin. European Journal of Pharmaceutics and Biopharmaceutics 69 (3): 943–947.
- Darvin M. E., Fluhr J. W., Meinke M. C. (2011): Topical beta-carotene protects against infra-red-light-induced free radicals. Experimental Dermatology 20 (2): 125–129.
- Darvin M. E., Patzelt A., Knorr F. et al. (2008): One-year study on the variation of carotenoid antioxidant substances in living human skin. Influence of dietary supplementation and stress factors. Journal of Biomedical Optics 13 (4); 44028
- Darvin M. E., Sterry W., Lademann J., Patzelt A. (2013): Alcohol consumption decreases the protection efficiency of the antioxidant network and increases the risk of sunburn in human skin. Skin Pharmacology and Physiology 26: 45–51
- Darvin M., Zastrow L., Sterry W., Lademann J. (2006): Effect of Supplemented and Topically Applied Antioxidant Substances on Human Tissue. Skin Pharmacology and Physiology 19: 238–247
- Draelos Z. D., Matsubara A., Smiles K. (2006): The effect of 2 % niacinamide on facial sebum production. Journal of Cosmetic and Laser Therapy 8: 96–101
- Drago F. et al. (2016): Nicotinamide for Skin-Cancer Chemoprevention. The New England Journal of Medicine 374: 789f.
- Duarte G. S., Farah A. (2011): Effect of Simultaneous Consumption of Milk and Coffee on Chlorogenic Acids' Bioavailability in Humans. Journal of Agricultural and Food Chemistry 59 (14): 7925–7931
- Dunaway S., Odin R., Zhou L. et al. (2018): Natural Antioxidants. Multiple Mechanisms to Protect Skin From Solar Radiation. Frontiers in Pharmacology 9: 392
- Fernández E., Fajarí L., Rodríguez G. et al. (2016): Reducing the Harmful Effects of Infrared Radiation on the Skin Using Bicosomes Incorporating β-Carotene. Skin Pharmacology and Physiology 29 (4): 169–177
- Fink, B. (2009). Gesichtsschönheit und Haut, in: Kosmetik – Luxus ohne Verantwortung? Tagungsdokumentation, Hannover
- Fitzpatrick R. E., Rostan E. F. (2002): Double-blind, half-face study comparing topical vitamin C and vehicle for rejuvenation of photodamage. Dermatologic Surgery 28 (3): 231–236
- Fukushima Y., Takahashi Y., Hori Y. et al. (2015): Skin photoprotection and consumption of coffee and polyphenols in healthy middle-aged Japanese females. International Journal of Dermatology 54 (4): 410–418
- Ganceviciene R., Liakou A. I., Theodoridis A. et al. (2012) Skin anti-aging strategies. Dermatoendocrinology 4 (3): 308–319
- GD Gesellschaft für Dermopharmazie (2010): Leitlinie der GD Gesellschaft für Dermopharmazie e. V. »Dermokosmetika gegen Hautalterung«. Köln
- Göllner I., Voss W., Hehn U. (2017): Ingestion of an Oral Hyaluronan Solution Improves Skin Hydration, Wrinkle Reduction, Elasticity, and Skin Roughness. Results of a Clinical Study. Journal of evidence-based Complementary & Alternative Medicine 22 (4): 816–823
- Hesterberg K., Lademann J., Patzelt A. et al. (2009): Raman spectroscopic analysis of the increase of the carotenoid antioxidant concentration in human skin after a 1-week diet with ecological eggs. Journal of Biomedical Optics 14 (2): 24039
- Heyn G. (2007): Den Spuren der Zeit begegnen. Pharmazeutische Zeitung online, Ausgabe 1 https://www.pharmazeutische-zeitung.de/index.php?id=2434

- Hünig S. (ohne Jahresangabe): Sehschaden im Alter vorbeugen und mildern. http://www.augenaerzte-baden-baden.de/cms/docs/doc36179.pdf
- Humbert P. G., Haftek M., Creidi P. et al. (2003): Topical ascorbic acid on photoaged skin. Clinical, topographical and ultrastructural evaluation: double-blind study vs. placebo. Experimental Dermatology 12 (3): 237–244
- Innes J. K., Calder P. C. (2018): Omega-6 fatty acids and inflammation. Prostaglandins, leukotrienes, and essential fatty acids 132: 41–48.
- Jacobsen E. L., Kim H., Kim M. et al. (2007): A topical lipophilic niacin derivative increases NAD, epidermal differentiation and barrier function in photodamaged skin. Experimental Dermatology, 16: 490–499
- Jung S., Darvin M. E., Chung, H.-S. et al. (2014): Antioxidants in Asian-Korean and caucasian skin. The influence of nutrition and stress. Skin Pharmacology and Physiology 27 (6): 293–302
- Kammeyer A., Luiten, R. M. (2015): Oxidation events and skin aging. Ageing Research Reviews 21: 16–29
- Kerscher M., Buntrock H. (2011): Anti-aging creams. What really helps? Hautarzt 62: 607–613
- Krutmann J., Bouloc A., Sore G. et al. (2017): The skin aging exposome. Journal of Dermatological Science 85 (3): 152–161
- Krutmann J., Schikowski T., Hüls A. (2016): Umweltinduzierte (extrinsische) Hautalterung. Hautarzt 67 (2): 99–102
- Lademann J., Köcher W., Yu R. et al. (2014): Cutaneous carotenoids. The mirror of lifestyle? Skin Pharmacology and Physiology 27 (4): 201
- Lademann J., Vergou Th., Darvin M. E. et al. (2016): Influence of Topical, Systemic and Combined Application of Antioxidants on the Barrier Properties of the Human Skin. Skin Pharmacology and Physiology 29 (1): 41–46.
- Lademann J., Meinke M. C., Schanzer S., Jung S., Darvin M. E. (2014): Hautcarotinoide als Marker für ein gesundes Leben. 18. GD Jahrestagung, Berlin
- Latreille J., Kesse-Guyot E., Malvy D. et al. (2012): Dietary monounsaturated fatty acids intake and risk of skin photoaging. PloS one 7 (9): e44490
- Lautenschläger H. (2011): Natur kontra Petrochemie. Öle und Fette in Kosmetika. Beauty Forum
- Law Smith M. J., Perrett D. I., Jones B. C. et al. (2006): Facial appearance is a cue to oestrogen levels in women. Proceedings of the Royal Society B 273: 135–140
- Lee W. J., Kim S. L., Lee K. C. et al. (2016): Effects of Magnesium Ascorbyl Phosphate on the Expression of Inflammatory Biomarkers after Treatment of Cultured Sebocytes with Propionibacterium acnes or Ultraviolet B Radiation. Annals of Dermatology 28 (1): 129–132
- Lee E. J., Kim D. I., Kim W. J., Moon S. K. (2009): Naringin inhibits matrix metalloproteinase-9 expression and AKT phosphorylation in tumor necrosis factor-alpha-induced vascular smooth muscle cells. Molecular Nutrition 6 Food Research 53 (12): 1582–1591
- Liebel F., Kaur S., Ruvolo E. et al. (2012): Irradiation of skin with visible light induces reactive oxygen species and matrix-degrading enzymes. Journal of Investigative Dermatology 132 (7): 1901–1907
- Lin T.-K., Zhong L., Santiago J. L. (2018): Anti-Inflammatory and Skin Barrier Repair Effects of Topical Application of Some Plant Oils. International Journal of Molecular Sciences 19, 70
- Lin X., Huang T. (2016): Oxidative stress in psoriasis and potential therapeutic use of antioxidants. Free Radical Research 50 (6): 585–595
- Logue M. E., Zlotoff B. J. (2015): Reflections on smart phones, tablets, and ultraviolet (UV) light: Should we worry? An observational study. JAAD (Journal of the American Academy of Dermatology) 73 (3): 526ff.
- MacKay D. J., Miller A. L. (2003): Nutritional Support for Wound Healing. Alternative Medicine Review 8 (4): 359–377
- Madhavan J., Chandrasekharan S., Priya M. K. et al. (2018): Modulatory Effect of Carotenoid Supplement Constituting Lutein and Zeaxanthin (10:1) on Anti-oxidant Enzymes and Macular Pigments Level in Rats. Pharmacognosy Magazine 14 (54): 268–274
- Marini A. (2011): Schönheit von innen. Funktioniert das wirklich? Der Hautarzt 62 (8): 614–617
- Megow I.., Darvin M. E., Meinke M. et al. (2017): A Randomized Controlled Trial of Green Tea Beverages on the in vivo Radical Scavenging Activity in Human Skin. Skin Pharmacology and Physiology 30 (5): 225–233
- Mehling A., Poly W. (2006): Chronobiologie der Haut. Innere Uhr und Rhythmen der Haut. Pharmazeutische Zeitung 48
- Meinke M., Nowbary C. K., Schanzer S. et al. (2017): Influences of Orally Taken Carotenoid-Rich Curly Kale Extract on Collagen I/Elastin Index of the Skin. Nutrients 9 (7): 775
- Moon S. H., Kim K. T., Lee N. K. et al. (2009) Inhibitory effects of naringenin and its novel derivatives on hyaluronidase. Food Science and Biotechnology 18 (1): 267–279

- Mudiyanselage S., Swarna E., Thiele J. (2003): Die protektive Rolle von Vitamin E bei der UV-induzierten Alterung der Haut (Photoaging). Ernährung & Medizin 18: 88–93
- Nakashima Y., Ohta S., Wolf A. M. (2017): Blue light-induced oxidative stress in live skin. Free Radical Biology & Medicine 108: 300–310
- Pandel R., Poljšak B., Godic A. et al. (2013): Skin photoaging and the role of antioxidants in its prevention. ISRN Dermatology 2013: 93016
- Pilkington S. J., Belden S., Miller R. A. (2015): The Tricky Tear Trough. A Review of Topical Cosmeceuticals for Periorbital Skin Rejuvenation. The Journal of Clinical and Aesthetic Dermatology 8 (9): 39–47
- Pinnell S. R., Yang H., Omar M. (2001): Topical L-Ascorbic Acid: Percutaneous Absorption Studies. Dermatologic Surgery 27 (2): 137–142
- Proksch E., Schunck M., Zague V. et al. (2014): Oral intake of specific bioactive collagen peptides reduces skin wrinkles and increases dermal matrix synthesis. Skin Pharmacology and Physiology 27 (3): 113–119
- Pe M., Meydani S. N., Wu D. (2012): The Role of Nutrition in Enhancing Immunity in Aging. Aging and Disease 3 (1): 91–129
- Purba M. B., Kouris-Blazos A., Wattanapenpaiboon N. et al. (2001): Skin wrinkling: can food make a difference? The Journal of the American College of Nutrition 20: 71–80
- Rinnerthaler M., Bischof J., Streubel M. et al. (2015): Oxidative stress in aging human skin. Biomolecules 5 (2): 545–589
- Roberts J. E., Dennison J. (2015): The Photobiology of Lutein and Zeaxanthin in the Eye. Journal of Ophthalmology 2015: 687173
- Saric S., Notay M., Sivamani R. K. (2017): Green Tea and Other Tea Polyphenols: Effects on Sebum Production and Acne Vulgaris. Antioxidants (Basel). 6 (1): 2
- Schagen S. K., Zampeli V. A., Makrantonaki E. et al. (2012) Discovering the link between nutrition and skin aging. Dermatoendocrinology 4 (3): 298–307
- Schinner, E. (2018) Protektive Wirkung der Ernährung auf die Hautalterung – was ist wissenschaftlich belegt? Bachelorarbeit, Hochschule Coburg
- Shibagaki N., Suda W., Clavaud C. et al. (2017): Aging-related changes in the diversity of women's skin microbiomes associated with oral bacteria. Scientific Reports 7: 10567
- Sies H., Stahl W. (2003): Non-nutritive bioactive constituents of plants. Lycopene, lutein and zeaxanthin. In: International journal for vitamin and nutrition research. International Journal for Vitamin and Nutrition Research 73 (2): 95–100
- Sikora E., Bielak-Zmijewska A., Mosieniak G. et al. (2010): The promise of slow down ageing may come from curcumin. Current Pharmaceutical Design 16 (7): 884–892
- Stahl W., Heinrich U., Aust O. (2006): Lycopene-rich products and dietary photoprotection. Photochemical & Photobiological Sciences 5 (2): 238–242
- Stahl W., Sies H. (2002): Carotenoids and protection against solar UV radiation. Skin Pharmacology and Applied Skin Physiology 15 (5): 291–296
- Stern R., Maibach H. (2008) Hyaluronan in skin. Aspects of aging and its pharmacologic modulation. Clinics in Dermatology 26 (2): 106–122
- University Hospitals Case Medical Center (2013): Sleep deprivation linked to aging skin, study suggests. Science Daily URL: www.sciencedaily.com/releases/ 2013/07/130723155002.htm
- Urbach E., Lentz J. W. (1945) Carbohydrate metabolism and the skin. Archives of Dermatology and Syphilology 52: 301–316
- Wetzstein J. (2018): »Inflamm-Aging« – Ist das Alter eine Entzündung? idw-Informationsdienst Wissenschaft. URL: https://idw-online.de/de/news692487
- Yamagishi S., Maeda S., Matsui T. et al. (2012): Role of advanced glycation end products (AGEs) and oxidative stress in vascular complications in diabetes. Biochimica et biophysica Acta 1820 (5): 663–671
- Yashin A., Yashin Y., Wang J. Y., Nemzer B. (2013): Antioxidant and Antiradical Activity of Coffee. Antioxidants (Basel) 2 (4): 230–245

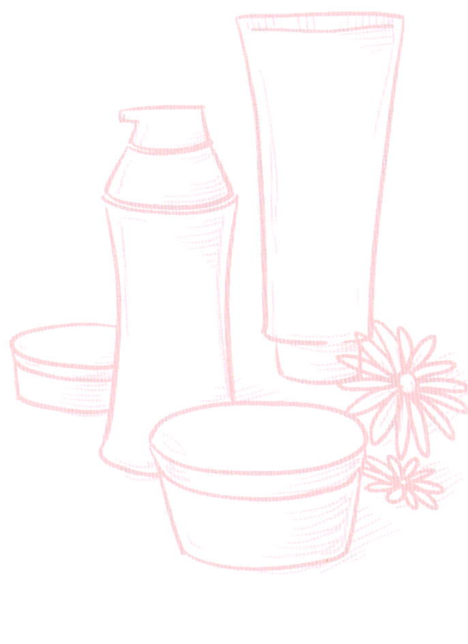

REGISTER

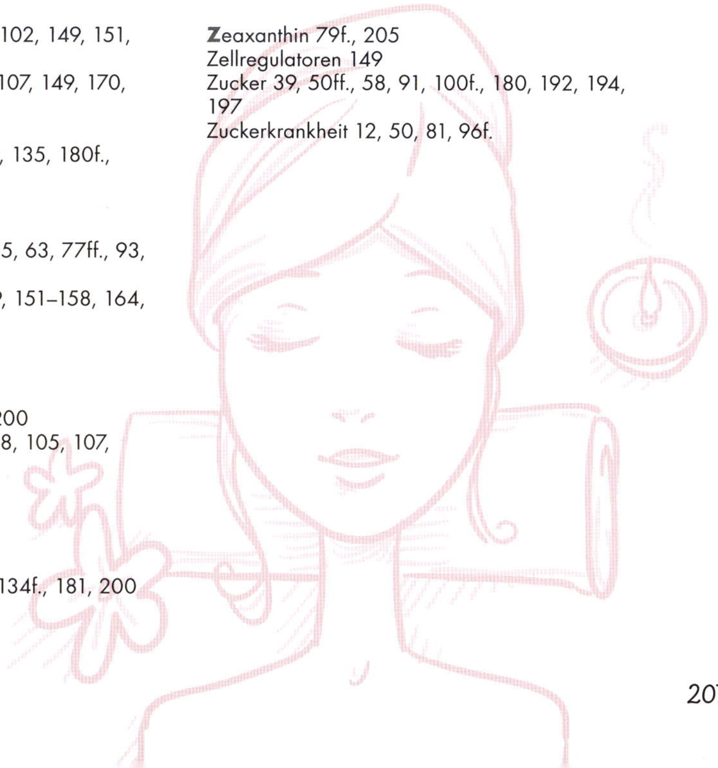

IMPRESSUM

1. Auflage 2019

Bildnachweis

Adobe Stock: 2/3, 4, 5, 6, 7, 9, 12, 48, 158 (danielabarreto), 11 (toropova1964), 16/17 (Syda Productions); akg-Images: 34; Axt-Gadermann, Michaela: 188; Dirkes, Christoph: 154;
iStockphoto: 10/11 (People Images), 14 (FSTOPLIGHT), 29 (Tom Merton), 30 (ttsz), 32/33 (laflor), 42 (shironosov), 46 (SolisImages), 51 (stocksnapper), 54 (Juanmonino), 56 (Freder), 59 (Yuri_Arcurs), 64/65 (Muenz), 69 (pixelpot), 88 (violleta), 92 (AlexPro9500), 96 (Barcin), 105 (apomares), 117 (yocamon), 119 (GomezDavid), 122 (amphotora), 134 (lechatnoir), 138 (luba), 140/141 (andresr), 145 (Tinpixels), 152 (Sasha_Suzi), 156 (PeopleImages), 161 (K_Thalhofer), 178/179 (markos86), 185 (stock_colors), 196 (Cunaplus_M.Faba), 198 (russaquarius); Shutterstock: U1 (tama3), 18 (MatoomMi), 21 (images72), 25 (FotoDuets), 36 (filitova), 38 (LanaElcova), 71 (5PH), 73 (Vitalina Rybakova), 76 (alicja neumiler), 78 (serato), 81 (kuvona), 86 (orinocoArt), 89 (Oleksandra Naumenko), 94 (KatyaPulina), 99 (Goskova Tatiana), 101 (Adrian Baras), 104 (taa22), 110/111, 193 (Antonio Guillem), 113 (Robert Kneschke), 128 (B-D-S Piotr Marcinski), 163 (Orawan Pattarawimonchai), 166 (Dmitrii Ivanov), 169 (kazmulka), 173 (Serghei Starus), 182 (first vector trend), 184 (Dani Vincek), 190/191 (4 PM production)

Hinweise

Projektleitung: Andrei-Sorin Teusianu
Redaktion: Martin Stiefenhofer
Bildredaktion: Tanja Zielezniak
Korrektorat: Susanne Schneider
Layout/Satz/DTP: Christoph Dirkes · 4cSONS mediendesign · www.4cSONS.de

Druck und Bindung: Alcione, Lavis
Printed in Italy

FSC www.fsc.org MIX Papier aus verantwortungsvollen Quellen FSC® C021956

ISBN 978-3-517-09784-8